VADE-MECUM

DU

JEUNE MÉDECIN.

VADE-MECUM

DU

JEUNE MÉDECIN,

CONTENANT :

Un Précis de Nosographie médicale ;

Un Abrégé de Pharmacologie renfermant les médicamens simples et composés, les formules officinales et magistrales les plus usitées ;

Enfin, une Liste des médicamens rangés d'après leurs propriétés médicinales.

PAR F. T. M. BOURGEOISE,

Docteur en médecine de la Faculté de Paris, Chirurgien major du 4ᵉ bataillon de la 3ᵉ légion de la Garde nationale de Paris ; ancien Élève de l'École pratique, ex-Chirurgien aide-major du 29ᵉ régiment d'infanterie légère.

—

A PARIS,

Chez MÉQUIGNON-MARVIS, Libraire pour la partie de Médecine, rue de l'École-de-Médecine, n°. 9.

—

1817.

PRÉFACE.

E_N publiant un abrégé de nosographie et de pharmacologie, je n'ai pas prétendu l'offrir à la méditation de ceux qui s'occupent encore de l'étude de la médecine ; ce n'est pas dans de pareils ouvrages qu'ils peuvent puiser les nombreuses connaissances qu'il est indispensable de posséder pour être à même d'exercer une profession aussi difficile. C'est dans la lecture attentive et dans la méditation des ouvrages que les maîtres de l'art ont publiés sur les diverses parties de cette science qu'ils acquerront une instruction solide : aussi, je le répète, cet abrégé n'est pas destiné aux élèves ; mais je le propose aux jeunes médecins comme un *memento*, ou plutôt, comme un résumé de ce qu'ils ont appris.

Ce petit ouvrage, qui n'est en quelque

sorte qu'un traité de *Posologie*, dans lequel je me suis principalement appliqué à faire connaître les doses auxquelles les praticiens prescrivent les médicamens, ne peut être comparé que sous le rapport des matières qui y sont traitées, aux divers formulaires et traités de l'art de formuler que nous possédons, et parmi lesquels il en est plusieurs qu'il serait difficile de surpasser en précision, en exactitude et en clarté.

L'idée d'un pareil ouvrage m'a été suggérée par les services que le *Vade-Mecum Medicum* du Dr Guillaume Tazewell a rendus aux jeunes médecins; j'avais eu d'abord envie de traduire cet ouvrage; mais j'ai bientôt abandonné ce projet, en réfléchissant que la méthode nosologique de Cullen, qui en forme la première partie, est peu connue en France, et que d'ailleurs il était inutile d'emprunter à l'étranger ce que nous possédons nous-mêmes; j'ai donc substitué, à cette classification, celle de la nosographie philosophique suivie à la Faculté de médecine de Paris, ouvrage qui est en quelque sorte devenu le bréviaire de tous les médecins français. De plus, je n'ai pas trouvé la deuxième partie de l'ouvrage du Dr Tazewell assez complète, et les doses des médicamens m'ont paru, en général, portées trop haut, du moins quant à notre manière de pratiquer la médecine.

Ma deuxième partie est divisée en trois sections.

Dans la première, je traite des médicamens simples (1) pris dans les trois règnes de la nature. Je décris les substances minérales sous les noms qui leur ont été donnés par les chimistes français; j'y joins le nom ancien qui était le plus usité, et la nomenclature nouvelle d'après M.

----

(1) Il faut comprendre, sous le nom de médicamens simples, non-seulement ceux que l'on administre en substance, mais encore ceux qui se donnent dans un excipient quelconque, lorsque leurs propriétés médicinales n'en sont point u n'en sont que très-peu modifiées.

Thénard; j'ai pris cette dernière dans les cahiers de quelques-uns des nombreux élèves qui suivent les leçons de ce célèbre professeur, ainsi que dans les ouvrages de MM. Caventou et Fougeron, pharmaciens distingués.

Après avoir indiqué les substances végétales sous le nom qu'on leur donne le plus communément, je rappelle toujours la synonymie latine prise le plus souvent dans Linnée; j'y joins aussi la classification du même auteur, et celle des familles naturelles de Jussieu, telle qu'on la trouve dans *le Tableau du règne végétal* de Ventenat; de plus, j'indique le lieu où la plante croît naturellement, ou bien celui où elle est cultivée avec avantage; enfin, je dis quelles sont les parties de la plante usitées en médecine.

Pour les substances que le règne animal fournit à la matière médicale, j'ai suivi à peu près le même ordre que pour les précédentes.

Chacun de ces articles est divisé en plusieurs paragraphes: dans le premier, je

traite des formes sous lesquelles les médicamens sont employés, et des doses auxquelles on les prescrit, tant à l'intérieur (1)
qu'à l'extérieur. Dans le second j'indique les
propriétés médicinales de la substance (2).
Lorsqu'un médicament a été ou est plus
spécialement administré dans le traitement
d'une ou de plusieurs affections, je cite ces
maladies dans un troisième intitulé *Cas particuliers*. Souvent, dans un quatrième, sous

(1) Je me suis abstenu de faire mention des
doses élevées auxquelles quelques médecins
d'Italie prescrivent des médicamens très-actifs,
tels que l'émétique, la digitale pourprée, l'eau
distillée de laurier-cerise, etc., parce que les
expériences n'ont point été répétées en France,
de manière à ne laisser rien à désirer, et parce
qu'on ne peut admettre, dans un ouvrage de la
nature de celui-ci, que ce qu'une observation
exacte et rigoureuse nous a bien évidemment
démontré.

(2) J'ai cru devoir me servir des dénomi-
nations anciennes et non de celles qui consistent
à ranger les médicamens d'après leur action sur

le nom d'*Observation*, j'indique sous quelle forme le médicament est le plus ordinairement employé; j'avertis quelquefois des dangers qu'entraîne son usage, ou des précautions particulières qu'il exige; enfin, je dis s'il est ou n'est plus usité.

Dans la deuxième section, qui traite des médicamens composés, officinaux et magistraux, j'ai suivi le même plan que dans la première. Parmi les formules qui y sont rappelées, quelques-unes sont à peu près abandonnées aujourd'hui. Il ne m'a cependant pas semblé inutile de les insérer ici, parce que quelques dispensaires en font encore mention, et que d'ailleurs plusieurs d'entre elles ne sont pas sans vertu.

La troisième section, qui n'est pour ainsi dire qu'une table des médicamens, offre les

chaque tissu en particulier, ou ce qui revient au même, d'après une classification physiologique, parce que je pense que les noms anciens sont plus propres à être mis dans un ouvrage de pratique; ils sont d'ailleurs plus courts à exprimer, et sont encore généralement usités.

principales substances rangées d'après leurs
propriétés médicinales.

Je me suis servi dans les trois sections
de l'ordre alphabétique; j'ai pensé que
c'était la meilleure manière de procéder,
pour qu'on pût chercher et trouver facilement le médicament dont on a besoin.

On ne trouvera dans le *Vade-Mecum*
que les principes et la doctrine professés
par les meilleurs auteurs, sur les diverses
parties dont il se compose. Ainsi, pour la
médecine, j'ai consulté les ouvrages du
professeur Pinel, de Cullen, et le diction-
naire des sciences médicales; pour la chi-
mie, j'ai mis à contribution les traités de
Fourcroy, de MM. Thénard et Bouillon-
Lagrange; pour la botanique, ceux de
Linnée, de Ventenat, de Dalibard, de
MM. Mérat et Chaumeton; pour la matière
médicale, ceux de Lieutaud, de Desbois
de Rochefort, de Peyrilhe, de Vicat, de
Brugnatelli, de Schwilgué, de Morelot,
de MM. les Drs Alibert, Swédiaur, Barbier
et Nysten; enfin, pour la pharmacie, j'ai

eu recours aux ouvrages de Baumé, de Morelot et de Parmentier.

J'ai aussi consulté les notes que j'ai recueillies dans les cours de la Faculté de médecine, du Muséum d'histoire naturelle et de l'Ecole de pharmacie, et dans les leçons de clinique faites dans les divers hôpitaux de Paris.

Indépendamment de ces différentes sources auxquelles j'ai puisé, les conseils de quelques personnes déjà connues par d'utiles travaux, m'ont été aussi très-avantageux; et je me plais à citer ici mes amis, MM. les Drs Marjolin, chirurgien en second de l'Hôtel-Dieu de Paris, Legouas, chirurgien des dispensaires de la Société philanthropique, et particulièrement M. le Dr de Kergaradec, qui a bien voulu prendre part avec moi aux recherches nécessaires à la confection de cet ouvrage et en surveiller l'impression.

TABLE

Des principales abréviations employées dans cet Ouvrage.

PREMIÈRE PARTIE.

Sympt.	*Symptômes,*
Termin.	*Terminaisons.*
Trait.	*Traitement.*
Esp.	Espèces.
Complic.	Complications.
F.	Fièvre.
Var.	Variété.
Septén.	Septénaire.

DEUXIÈME PARTIE.

♃	Prenez.
℔	Livre.
℔ ß	Demi-livre.
℥	Once.
℥ ß	Demi-once.
ʒ	Gros.
ʒ ß	Demi-gros.

b

Э	Scrupule.
Gr. gr.	Grain.
Manip.	Poignée.
N°, n°.	Nombre.
Pinc.	Pincée.
Q. S.	Quantité suffisante.
Q. V.	Quantité voulue.
F. S. L.	Faites selon l'art.
Fr. Fran. Franc.	France.
Cult. Cultiv.	Cultivé.
F. D.	Forme. Dose.
P.	Propriétés.
Cas part.	Cas particuliers.
Obs.	Observations.
Offic.	Officinal.
A l'extér.	A l'extérieur.
A l'inter.	A l'intérieur.
D. D. P.	Dépôts d'eaux minérales à Paris.

VADE-MECUM

DU

JEUNE MÉDECIN.

~~~~~~

PREMIÈRE PARTIE.

ABRÉGÉ DE NOSOGRAPHIE MÉDICALE.

———

CLASSE PREMIÈRE.

FIÈVRES.

—

Ordinairement précédées de langueur, de lassitude et des autres signes de la débilité.

Altération du pouls et de la chaleur ; lésion de la plupart des fonctions, sans maladie locale primitive bien évidente.

Durée déterminée.
~~~~~~

Ordre Ier. F. angioténiques (inflammatoires).

Causes. Jeunesse, tempérament sanguin, hiver, printemps.

Sporadiques, rarement épidémiques.

Symptômes. Céphalalgie, pouls fort, chaleur halitueuse, urines rouges, fonctions cérébrales peu troublées.

Terminaison. Sueurs abondantes, hémorrhagies, urines à sédiment blanc.

Genre I. — *Continue.* Paroxysmes légers, ordinairement le soir.

1re variété. *Ephémère inflammatoire.* *Durée.* De 1 à 4 jours.

2e var. *Synoque inflammatoire. Durée.* De 1 à 3 septénaires.

Traitement. Saignée, délayans, régime antiphlogistique.

Les fièvres inflammatoires rémittente et ntermittente s'observent si rarement, qu'on ne doit point en former un genre.

ORDRE II. F. méningo-gastriques (bilieuses).

Embarras gastrique.

Causes. Celles de la F. bilieuse. (*Voyez ci-après.*)

Embarras stomacal. Céphalalgie sus-orbitaire, anorexie, amertume de la bouche, enduit jaunâtre ou blanchâtre de la langue, nausées surtout le matin, douleur à l'épigastre.

Trait. Vomitif, délayans.

Embarras intestinal. Éructations, flatuosités, borborygmes, coliques, tension de l'abdomen, constipation ou diarrhée, lassitudes des membres abdominaux, douleurs vagues aux jambes et aux genoux, avec ou sans fièvre.

Trait. Délayans, purgatifs, toniques.

Cholera-morbus. Vomissemens violens et répétés, d'abord des alimens, ensuite de matières vertes, brunes, noirâtres; en même

temps déjections alvines de matières semblables ; anxiétés, douleur vive et brûlante
dans différens points de l'abdomen, dé-
pression et resserrement du ventre, pouls
petit et concentré, abattement extrême des
forces ; quelquefois affections spasmodiques variées. Mort en très-peu de temps.

Trait. Adoucissans, calmans, antispasmodiques.

Caractères du 2e *ordre. Causes.* Age
mûr, tempérament bilieux, été, mauvaise
nourriture, affections tristes.

Sporadique, épidémique, endémique.

Sympt. Pouls fort et dur, chaleur âcre
au toucher, céphalalgie sus-orbitaire, douleur à l'épigastre, ordinairement bouche
amère, enduit blanchâtre ou jaunâtre de
la langue, anorexie, désir des boissons
froides et acides, urines foncées, diarrhée
ou constipation ; quelquefois, ictère partiel
ou général.

Termin. Vomissement, diarrhée bilieuse,

sueurs générales, urines à sédiment rose ou briqueté.

GENRE II. — *Continue*. Un ou deux paroxysmes pendant le jour.

Durée. 1, 2, 3 septén. Le 5ᵉ ou le 7ᵉ jour, elle dégénère quelquefois en fièvre adynamique. Elle devient souvent intermittente vers son déclin.

ESP. COMPLIQUÉE. *Bilieuse inflammatoire*. (F. ardente) symptômes réunis des fièvres inflammatoire et bilieuse.

Durée et termin. Les mêmes que dans la F. bilieuse.

Trait. Emétique ou éméto-cathartique, boissons adoucissantes et légèrement acidulées, lavemens émolliens; prévenir ou combattre les complications, favoriser les crises.

GENRE III. — *Rémittente*. Accès de froid et de chaud d'abord vagues, ensuite réguliers; vers la fin, simples paroxysmes, la fièvre devenant alors continue.

Durée. De 14 à 40 jours.

On ne connoît guère les complications de cette fièvre.

Trait. D'abord le même que pour la précédente, ensuite boissons fortifiantes et alimens légers mais nourrissans; vers le déclin, quelques toniques.

Genre IV.—*Intermittente.* Produite particulièrement par l'habitation dans les lieux bas et humides. L'accès commence ordinairement par un sentiment de froid entre les épaules, s'étendant bientôt à tout le corps, et suivi de tremblement; ensuite survient la chaleur, à laquelle succède une sueur plus ou moins abondante.

Type. Accès tous les jours (*F. quotidienne*), tous les deux jours (*F. tierce*), tous les trois jours (*F. quarte*), tous les jours mais se correspondant de deux jours l'un et alternativement forts et foibles. (*F. double tierce.*)

Apyrexie complète entre les accès.

Durée. 3, 5, 7 accès et plus.

Trait. Dans le commencement, le même que pour les deux genres précédens. Après le 6ᵉ ou 7ᵉ accès, toniques forts, surtout le quinquina pendant l'apyrexie.

ORDRE III. F. adéno-méningées (muqueuses).

Causes. Sexe féminin, enfance, vieillesse, tempérament lymphatique, automne.

Sporadiques, épidémiques, endémiques.

Sympt. Pâleur et flaccidité générales; bouche fade et pâteuse, langue humide et blanchâtre, aphthes; pouls peu fébrile, quelquefois plus lent que dans l'état de santé; chaleur modérée; excrétions augmentées dans la muqueuse intestinale, et quelquefois dans plusieurs autres; douleurs contusives des membres; éruptions cutanées fugaces; paroxysmes la nuit. Quelquefois symptômes d'embarras gastrique. (Les matières qui les produisent ne sont pas bilieuses; ce sont des mucosités visqueuses blanchâtres, que l'on rend par les vomissemens ou par les selles.)

GENRE. V. — *Continue*. Paroxysmes la nuit. Vers la fin, elle devient quelquefois intermittente.

Durée. 2, 3, 4 septén.

ESP. COMP. *F. muq. vermineuse.* Symptômes de l'ordre; de plus, dilatation de la pupille; chatouillement aux narines; haleine fétide et aigre; intermittence du pouls; toux sèche; douleurs aux poignets, aux genoux, aux pieds; mouvemens convulsifs, etc.

2e ESP. *F. muq. inflammatoire.* Son existence est contestée. On a vu des F. muqueuses avec phlegmasie locale.

3e ESP. *F. muq. bilieuse.* On a eu plusieurs fois occasion de l'observer.

GENRE VI. — *Rémittente.* Accès en froid et en chaud.

Type. Quotidien, double tierce, tierce, quarte. Vers le déclin, simples paroxysmes; elle devient souvent alors continue.

Durée. 42 jours et plus.

Hémitritée. Accès tous les jours ; plus, tous les deux jours, le matin, seconds accès se correspondant en tierce.

Complicat. Embarras gastrique, F. bilieuse, phlegmasie d'un viscère.

Trait. des F. muq. continue et rémittente. Dans le commencement, vomitif et souvent purgatif. (On préfère l'ipécacuanha à l'émétique, et la rhubarbe unie à un sel neutre, à tout autre purgatif, à cause du grand relâchement de la muqueuse intestinale). Plus tard, légers toniques et quelques purgatifs ; vers la fin, toniques, alimens nourrissans et de facile digestion.

Genre VII. —*Intermittente.* Accès commençant par de légers frissons, d'abord aux pieds, puis dans tout le corps. Pendant l'apyrexie, langueur, inertie.

Type. Tierce, double tierce, plus souvent quotidien ou quarte.

Trait. Le même que pour les précédentes. Insister sur les amers et surtout sur le quinquina.

ORDRE IV. F. adynamiques (putrides).

Causes. Toutes les causes de la débilité. Sporadiques, endémiques, épidémiques, souvent contagieuses.

Sympt. Pouls foible, chaleur âcre au toucher, décubitus en supination, prostration extrême des forces, stupeur générale, langue noire et fuligineuse, excrétions souvent fétides, délire taciturne.

Termin. Mort. Diminution graduée des symptômes (*lysis*). Crises par les urines, qui sont troubles avec un sédiment cendré, par des sueurs générales chaudes, par des parotides, par des abcès.

La convalescence est longue, et les rechutes fréquentes.

GENRE VIII.—*Continue.* Paroxysmes le matin ou le soir, souvent peu marqués. Elle devient quelquefois intermittente vers la fin.

Durée. 1, 2, 3, 4 septén. et plus.

1re ESP. COMPL. *F. putride-inflamma-toire.* Au début, symptômes de la F. inflam-matoire ; le 3e ou 4e jour, adynamie.

2e ESP. *F. bilieuse-adynamique.* D'abord symptômes de la F. bilieuse, ensuite ceux de la F. adynamique.

3e ESP. *F. muqueuse-adynamique.* Réunion des symptômes de ces deux fièvres.

Trait. préservatif. Eloigner les causes prédisposantes, faire usage de fumigations acides.

— *Curatif.* En général stimulant et tonique. (Il varie selon les circonstances.)

GENRE IX. — *Rémittente.* Retour régulier ou irrégulier d'accès en froid et en chaud, sans apyrexie. Durée prolongée.

GENRE X.—*Intermittente.* Apyrexie complète ; retour des accès sous le type quotidien, double tierce, tierce ou quarte. Durée indéterminée.

Trait. des F. adynamiques rémittente et intermittente. Le même que pour le genre précédent. Cependant, comme elles sont de plus longue durée, il est utile de soutenir le malade par quelques alimens de facile digestion. (Le quinquina, même à haute dose, ne gué it pas toujours la F. adynam. intermittente.)

ORDRE V. —Ataxiques (malignes).

Causes. Tout ce qui occasionne la débilité.

Sporadiques, épidémiques, endémiques, contagieuses.

Sympt. Irrégularité et désordre. très-grand dans l'état du pouls, de la chaleur, des sens, de l'entendement, de la locomotion, de la voix, dans la succession ou la marche des symptômes ; anomalies locales très-variées : simulant une phlegmasie, un flux, une névrose; exacerbations très-irrégulières; pouls souvent fort, foible, grand, petit, régulier, irrégulier, intermittent, soit alternativement dans la même artère, soit simultanément dans des artères différentes; chaleur inégale, augmentée dans une partie, diminuée dans une autre; sensibilité excessive d'un 'ou de plusieurs sens, tandis que les autres sont obtus; intelligence très-développée ou nulle, insomnie, vertiges, coma, délire, bégayement, aphonie, carphologie, soubresauts des tendons, convulsions, tétanos; paralysie générale ou partielle, constante ou passagère; hydrophobie, etc.

Termin. Souvent funeste. Peu d'évacuations critiques; métastases aux articulations, aux glandes; cependant, quelquefois crises par les sueurs, par les urines, qui sont sédimenteuses, par la diarrhée, par une éruption miliaire.

GENRE XI — *Continue.* Continuité des symptômes ci-dessus, avec paroxysmes très-irréguliers.

Durée. 2, 3, 4 septén. et davantage.

1re VAR. *F. lente-nerveuse.* Symptômes fugaces; marche très-lente.

2e VAR. *F. cérébrale.* Embarras gastrique au début; ensuite céphalalgie vive, confusion dans les idées, abolition d'un ou de plusieurs sens, stupeur, état comateux, etc.

COMPLICAT. Ce genre peut se compliquer des symptômes propres aux différens ordres précédens; de là les *F. atax. inflammatoire, atax. bilieuse, atax. muqueuse, atax. adynamique.*

Trait. En général, le même que pour la F. adynamique. Insister davantage sur les révulsifs externes; s'attacher à combattre les symptômes prédominans.

GENRE XII.—*Rémittente* (F. pernicieuse). Continuité des symptômes de l'ordre, avec des accès réguliers ou irréguliers, sous le type quotidien, double tierce, tierce, quarte; pendant l'accès un ou plusieurs des symptômes énumérés prédominent. Elle devient souvent continue vers la fin.

Cette maladie est extrêmement grave.

GENRE XIII.— *Intermittente* (F. pernicieuse). Accès sous le type quotidien, double tierce, tierce, quarte, exaspérés par quelque symptôme prédominant, violent et dangereux; intermission complète après l'accès; mort en très-peu de temps.

*Trait. des F. atax. rémittente et inter-
mittente.* Quinquina à forte dose pendant
la rémission et l'intermission. La maladie
bien reconnue, on ne peut recourir trop
tôt à son emploi.

GENRE XIV. *Typhus contagieux. Causes.*
Froid humide, marches forcées, malpropreté, mauvaise nourriture, miasmes putrides ; habitation dans les prisons, les
hôpitaux, les vaisseaux ; affections tristes,
nostalgie.

. Epidémique, éminemment contagieux,
rarement sporadique.

Sympt. Début ordinairement brusque,
précédé quelquefois de malaise, de lassitudes, d'anoxerie, de sommeil fatigant,
de tristesse, d'apathie. 1re *période.* Frisson
suivi de chaleur, froid des parties exposées
à l'air, sentiment de chaleur douloureuse
et de gêne dans celles qui sont couvertes ;
céphalalgie frontale, serrement des tempes,
visage animé, rougeur et douleur de la con-
onctive, larmoiement ; inflammation d'une

ou de plusieurs membranes muqueuses, et particulièrement de celle du poumon, anorexie, langue blanche, nausées, vomissemens, soif, désir des boissons acides mais surtout de l'eau froide pure, diarrhée ou constipation; hypochondres douloureux, douleurs rhumatismales de différentes parties et particulièrement des lombes et du dos, insouciance, inertie, éruptions variées, souvent pétéchies, quelquefois épistaxis et parotides; pouls fréquent, mou et faible, rarement fort et dur; urines rouges. 2e *période.* Disparition de l'éruption, peau et langue sèches, déglutition difficile, pouls petit, chaleur âcre, urines pâles, selles fréquentes et putrides, douleur dans une des cavités splanchniques, souvent phlegmasie d'un ou de plusieurs viscères; exacerbations ordinairement la nuit, tremblemens, soubresauts des tendons, carphologie, *typhomanie,* idée dominante, qui efface toutes les autres. Le 13e, 14e ou 15e jour, souvent exacerbation violente, suivie d'une crise complète par des selles, des urines à sédiment abondant, ou des sueurs. 3e *période.* Quand la maladie se prolonge au-delà, aux symptômes ci-dessus se joignent ceux de la F. adynamique la mieux caractérisée. Elle se termine le 21e, 27e ou 28e jour.

Termin. Souvent la mort.

La convalescence est très-longue ; souvent, pendant la nuit, après la disparition de tous les symptômes, léger délire avec douleurs atroces et comme térébrantes au tibia ou au fémur.

Trait. Délayans, évacuans, antispasmodiques, toniques ; comme il existe presque toujours une affection locale, dérivatifs puissans.

Genre XV. *F. jaune.* (Typhus ictéroïde.)

Causes. Chaleur ardente de l'atmosphère, grande sécheresse, contagion.

Épidémique, endémique, contagieuse, rarement sporadique.

Sympt. 1re *période.* Au début, frisson

suivi de tremblement avec refroidissement
ou augmentation de chaleur, céphalalgie ;
étonnement, terreur; face rouge; yeux fixes,
larmoyans ; langue sèche et chargée vers
son milieu, rouge et humide sur les bords ;
déglutition difficile, anorexie, éructations,
nausées, vomissemens douloureux de matières glaireuses et jaunâtres; hypochondres
douloureux ; douleurs au dos, aux lombes,
aux membres abdominaux; pouls dur ou
déprimé; chaleur âcre, humide ou sèche
de la peau; diarrhée ou constipation; urines
rouges. 2e *période*. Pouls faible, lent ; affaissement, état comateux; augmentation
des vomissemens; ictère des yeux, de la
face, du cou, du tronc et des membres.
3e *période*. Symptômes d'adynamie; hoquets, délire, convulsions, défaillances,
vomissemens de matières noirâtres, déjections de même couleur et très-fétides,
hémorrhagies passives variées, froid des
membres, suppression d'urine, odeur ca-
davéreuse, mort avant le 7e jour.

Type. Ordinairement continu, quelquefois rémittent et intermittent.

Trait. Boissons délayantes, acidulées ; toniques vers la fin ; combattre les accidens. On a beaucoup préconisé l'usage du quinquina à très-forte dose, dès le début de la maladie.

ORDRE VI. F. adéno-nerveuses (peste).

Causes. La contagion.

Sporadiques, épidémiques, endémiques, contagieuses.

Sympt. Série de phénomènes appartenant aux fièvres adynamiques et ataxiques, accompagnée d'éruption de bubons aux aines, aux aisselles et rarement au cou ; d'anthrax aux parties privées de poils : aux joues, au cou, au dos, aux membres ; de pétéchies à la poitrine, au cou, aux membres. Ces trois caractères de la peste existent séparément ou simultanément.

Termin. Très-souvent la mort.

GENRE XVI. — *Continue.* Marche très-aiguë ou très-lente; quelques heures suffisent pour tuer le malade; d'autres fois la maladie dure 2 septén.

COMPLICAT. Embarras gastrique. Les fièvres précédentes.

GENRES XVII et XVIII. — *Rémittente* et *intermittente.* Peu ou point connues.

Trait. préservatif. Calme moral, nourriture succulente mais modérée, toniques, frictions d'huile sur tout le corps; ne pas communiquer avec les pestiférés, ne pas faire usage des objets dont ils se sont servis, avant de les avoir purifiés. Si par devoir on est obligé de visiter les pestiférés ou de demeurer avec eux, l'application d'un exutoire peut être avantageuse. On a aussi proposé l'inoculation de la petite vérole ou de la vaccine.

—*Curatif.* Frictions avec l'huile ou la glace, émétique, sudorifiques; enfin traitement des fièvres adynamiques et ataxiques, varié suivant l'exigence des cas. Faire suppurer les bubons et les anthrax pour prévenir les métastases.

Fièvres hectiques.

Causes. Toutes les causes débilitantes qui persistent long-temps; hémorrhagies, catarrhes, diabétès, masturbation, coït immodéré, fatigues, tristesse, jalousie, nostalgie; terminaisons incomplètes des différentes fièvres, des phlegmasies; maladies organiques.

Presque toujours sporadiques; le plus souvent symptomatiques; très-rarement essentielles.

Sympt. Pâleur, maigreur, flaccidité générales; coloration partielle des joues; soif, chaleur à la paume des mains, à la plante des pieds; pouls fréquent, dur; respiration difficile, toux férine, peau sèche, sueurs partielles qui deviennent générales et gluantes vers la fin, quelquefois appétits vénériens, augmentation des excrétions, diarrhée colliquative, œdème

des membres· abdominaux, amaigrissement, affoiblissement général ; souvent le
malade conserve toutes ses facultés intellectuelles jusqu'à la mort:

GENRE XIX. *Continue.* Symptômes de
l'ordre avec type continu ; paroxysmes le
soir ou la nuit. Durée indéterminée.

GENRE XX. *Rémittente.* Symptômes de
l'ordre avec type rémittent.

Trait. Il varie selon la cause de la maladie et selon les circonstances qui l'accompagnent.

CLASSE SECONDE.
PHLEGMASIES.

Douleur, chaleur, rougeur et souvent
tuméfaction locales, avec ou sans fièvre ;
se terminant par résolution, suppuration,
gangrène, induration, ulcération, délitescence, métastase, passage à l'état chronique.

ORDRE Ier. Phlegm. cutanées.

Rougeur plus ou moins étendue, éruption de boutons, de pustules ou de taches, avec chaleur, douleur ordinairement prurigineuse et brûlante; l'éruption est souvent précédée ou accompagnée de fièvre; elle se termine par desquammation, dessiccation, ulcération, gangrène, métastase.

GENRE I. *Variole.* Tous les sexes, tous les âges y sont sujets dans tous les climats; commune au printemps, elle cesse en hiver; elle n'a lieu qu'une fois dans la vie.

Sporadique, épidémique, contagieuse.

Sympt. Lassitude sans cause, horripilations vagues, chaleur, accélération du pouls, céphalalgie, nausées, vomissemens; chez les enfans, convulsions. Vers la fin du 3e jour ou le 4e, apparition de petits points rouges d'abord autour des lèvres, ensuite à la face, aux bras et au reste du corps; apyrexie complète après l'éruption, qui se termine en 24 heures. Le 7e jour, la fièvre reparait; les pustules, élargies et arrondies, entrent en suppuration. Le 10e jour, la fièvre cesse; les pustules se dessèchent, tombent en écailles furfuracées, et laissent à la peau des traces plus ou moins profondes.

1re VAR. *Variole discrète.* Pustules peu nombreuses, écartées. Apyrexie complète après l'éruption.

2e VAR. — *Confluente.* Eruption souvent prématurée; symptômes précurseurs trèsviolens; les pustules se confondent les unes avec les autres; fièvre après l'éruption; souvent ptyalisme et diarrhée.

COMPLICAT. Fièvres bilieuse, vermineuse, adynamique, ataxique.

Trait. préservatif. Vaccination. Inoculation du virus variolique.

—*Curatif.* Variant selon les circonstances. Souvent l'expectation. Diète, boissons acidulées; saignée, si l'inflammation est trop violente. Dans la variole confluente, qui souvent est compliquée de F. adynamique, stimulans, toniques, rubéfians.

GENRE II. *Varicelle.* Eruption avec ou sans fièvre, de pustules qui passent à peine à l'état de suppuration, se dessèchent en peu de jours, et ne laissent point de cicatrice après leur chute.

1re VAR. *Chicken pox* (pustules de poulet). Petites pustules peu élevées, contenant un liquide limpide et incolore.

2e VAR. *Swine pox* (pustules de cochon). Pustules plus développées, contenant un liquide blanchâtre qui se rapproche du pus.

Trait. Boissons acidulées, régime rafraîchissant.

GENRE III. *Rougeole.* Tous les sexes, tous les âges y sont sujets. Plus commune dans l'enfance et au commencement de l'hiver, elle disparaît l'été. Elle n'attaque qu'une fois dans la vie.

Epidémique, contagieuse.

2

Sympt. Ceux des phlegm. aiguës ; coryza, éternuement, toux violente, larmoiement, tuméfaction des paupières. Le 4ᵉ ou 5ᵉ jour, apparition au visage, à l'abdomen, à la poitrine, de petites taches rouges, semblables, à des morsures de puces, séparées par des intervalles anguleux. L'éruption terminée, la fièvre ne cesse pas ; la toux augmente quelquefois. Le 6ᵉ ou 7ᵉ jour, le rouge vif des taches diminue ; le 8ᵉ ou le 9ᵉ, l'épiderme s'enlève par écailles, et la desquammation a lieu. La toux et la difficulté de respirer subsistent quelquefois long-temps.

Complicat. Fièvres primitives, péripneumonie.

Trait. Exposition à un air tempéré, boissons délayantes et mucilagineuses. Combattre les symptômes prédominans et les complications.

Genre IV. *Scarlatine.* Elle attaque particulièrement les enfans et les adolescens, et paraît dans tous les temps de l'année.

Sporadique, épidémique; elle paraît contagieuse.

Sympt. A ceux des phlegm. aiguës, se joignent une sensation incommode dans la gorge, et une gêne dans la déglutition, causées par le gonflement des tonsilles. Le 2e ou le 3e jour, taches irrégulières, de couleur écarlate, commençant à paraître à la face, au cou; puis à tout le corps. D'abord disséminées, elles se rapprochent ensuite et causent du prurit. Quelquefois apyrexie après l'éruption, souvent persistance des phénomènes précurseurs; œdème des membres abdominaux. Le 6e jour, les taches pâlissent, et les symptômes généraux diminuent. Desquammation le 7e et jours suivans.

L'éruption peut se renouveler jusqu'à trois fois : alors une sueur copieuse, la diarrhée, des urines troubles avec un sédiment abondant terminent la maladie. Elle est aussi sujette à la délitescence et à la métastase.

COMPLICAT. Fièvres primitives, angine gangreneuse.

Trait. Le même que pour la rougeole. Elle est souvent suivie d'anasarque. La convalescence exige les plus grandes précautions.

GENRE V. *Erysipèle. Cause.* Sexe féminin, tempérament bilieux, printemps, automne, certains alimens, insolation, applications irritantes sur la peau.

Sympt. Les signes précurseurs des phlegm. aiguës. Le 2e ou 3e jour, tuméfaction de la peau, légère, inégalement circonscrite, avec rougeur vive qui disparaît sous la pression et revient ensuite, chaleur, douleur brûlante et quelquefois, fièvre plus ou moins forte. Le 6e ou 7e jour, vésicules séreuses, diminution de la douleur et de la tension, formation de croûtes légères qui se détachent du 9e au 10e jour. L'érysipèle attaque particulièrement le visage et les membres; il peut être fixe, ambulant, serpigineux, périodique. Il peut aussi se terminer par gangrène ou par ulcération.

Complicat. Embarras gastrique, fièvres primitives, phlegmon.

Trait. Boissons délayantes, adoucissantes, acides; émétique, lorsqu'il y a embarras gastrique; recouvrir la partie d'une légère couche de farine d'avoine ou de froment; rejeter les corps gras et les onguens.

Genre VI. *Zona.* Paraît tenir de l'érysipèle et de la dartre. Causes éloignées peu connues. On a supposé un miasme spécifique, rien n'en prouve l'existence.

Sympt. Eruption plus ou moins large de pustules très-rapprochées, de couleur blanche ou rouge, occupant un des côtés de la poitrine ou de l'abdomen en forme de demi-ceinture; fièvre, douleur, tension, démangeaison plus ou moins intense.

Durée. Ordinairement de 25 à 3o jours, quelquefois de 4o à 6o.

Trait. Boissons délayantes, émétisées;

2 *

quelques purgatifs vers la fin ; diète végétale. Appliquer sur les pustules de la farine d'orge ou de froment, ou bien les oindre avec une huile douce, l'huile d'œuf, par exemple.

GENRE VII. *Miliaire. Causes.* Sexe féminin, hystérie, hypochondrie, accouchement récent, lieux bas et humides, toutes les causes débilitantes.

Elle paraît contagieuse.

Sympt. Eruption générale de petits boutons isolés ou groupés, plus distincts au toucher qu'à la vue ; précédée et accompagnée de fièvre et d'une sueur aigre. Le 2ᵉ jour, au sommet de chaque bouton, petite vésicule remplie d'une liqueur blanche qui devient jaunâtre. Cette vésicule se rompt au bout de 2 ou de 3 jours, et il survient de petites croûtes qui tombent en écailles. Pendant que cette éruption parcourt ses périodes, d'autres petits boutons se développent. On peut être affecté de la miliaire plusieurs fois.

Le pronostic est d'autant plus favorable, que l'éruption est plus tardive.

COMPLICAT. Fièvres primitives, une autre phlegmasie. On doit craindre la délitescence.

Trait. Tenir le malade dans une température moyenne. Prescrire des boissons délayantes et acidulées. S'abstenir des sudorifiques, à moins qu'il n'y ait tendance à une sueur critique.

GENRE VIII. *Urticaire.* Il y en a de plusieurs espèces : ainsi, la *porcelaine*, la *F. ortiée*, etc.

Sympt. Tubercules aplatis, durs, prurigineux, de couleur pâle. Leur disparition subite est accompagnée d'un sentiment de gêne dans la région épigastrique. La chaleur favorise leur développement. Ils existent tantôt sur un point, et tantôt sur un autre, disparoissent pour revenir ensuite, et se terminent par desquammation.

Durée. Quelques heures.

Trait. Aucun moyen curatif particulier.

GENRE IX. *Hydroa.* Dans les pays chauds, peu de personnes en sont exemptes, surtout parmi les enfans. L'exercice et les boissons froides la produisent.

Petits boutons ou petites taches rouges, sensibles et rudes au toucher. Ils ne demandent aucun traitement particulier.

GENRE X. *Teigne. Causes.* L'enfance, rarement la jeunesse, la malpropreté, l'abus des farineux, la tristesse, la gale, les scrophules, la syphilis.

Paraît héréditaire. N'est pas contagieuse, à moins qu'il n'y ait déjà prédisposition à cette maladie.

Sympt. Prurit plus ou moins violent, rougeur, épaississement du cuir chevelu, gonflement des glandes de l'occiput et du cou, céphalalgie, éruption de pustules ou de vésicules remplies d'une humeur visqueuse, rougeâtre ou jaunâtre, très-fétide. Ces vésicules se rompent, l'humeur s'écoule, se sèche, agglutine les cheveux, forme des croûtes recouvrant une sanie

infecte qui ronge la peau, détruit le bulbe
des cheveux, et menace d'attaquer les os
du crâne.

Durée. Indéterminée.

1re ESP.—*Faveuse.* Tubercules arrondis,
déprimés à leur centre, d'un jaune gris,
formant des croûtes épaisses, qui, après
avoir été enlevées, reparaissent.

2e ESP. — *Granulée.* Tubercules irréguliers, inégaux, bosselés, d'un gris brun.

3e ESP. — *Furfuracée.* Desquammation
légère avec suintement d'une humeur qui,
en se desséchant en écailles, ressemble
assez bien à du son.

4e ESP. — *Amiantacée.* Petites écailles
très-fines, d'une couleur argentine et na-
crée, qui entourent les cheveux.

5e ESP. — *Muqueuse.* Pustules ou vésicules suivies d'ulcérations, qui laissent dé-
couler une humeur tenace ressemblant à
du miel corrompu.

Trait. Lotions faites avec l'eau mercurielle, la décoction de ciguë; frictions avec

les pommades où entrent le mercure, le soufre, le charbon; emplâtre de gomme ammoniaque, calotte de goudron. A l'intérieur, diaphorétiques et purgatifs plus ou moins répétés.

GENRE XI. *Plique.* Malpropreté, mauvaise nourriture. Elle affecte particulièrement les Polonais.

Sympt. Suintement d'une humeur ichoreuse et quelquefois sanguinolente, d'une odeur particulière, qui agglutine les cheveux et les poils, et leur fait prendre diverses formes; ordinairement précédé de céphalalgie, de sueurs fétides, de douleurs aux articulations, de vertiges, de picotemens à la racine des cheveux.

Trait. Lotions émollientes; purgatifs doux, diaphorétiques. Souvent guérison spontanée.

GENRE XII. *Dartres. Causes.* Délicatesse de la peau, malpropreté, scorbut, syphilis, scrophules.

Sympt. Eruption prurigineuse, périodique ou continue de petites vésicules ou de pustules qui se rompent et laissent suinter un liquide formant par sa dessiccation des croûtes ou des écailles ; quelquefois ulcération ou destruction de la peau.

1re ESP. — *Furfuracée*. Exfoliations légères de l'épiderme semblables à de la farine ou à du son.

2e ESP. — *Squammeuse*. Exfoliations plus larges que dans l'espèce précédente.

3e ESP.— *Crustacée*. Croûtes de forme et de couleur variées, qui tombent plus ou moins promptement, et sont remplacées par d'autres.

4e ESP.— *Rongeante*. Boutons pustuleux, ou ulcères fournissant un pus ichoreux, augmentant en largeur et en profondeur, et s'étendant quelquefois jusqu'aux muscles et aux os.

5e ESP.— *Pustuleuse*. Pustules variant par le volume et l'agglomération ; se couvrant d'écailles et de croûtes. Après la chute de ces croûtes, la peau reste plus ou moins rouge.

6ᵉ ESP. — *Phlycténoïde*. Phlyctènes remplies de sérosité ichoreuse, de forme et de grosseur variables, laissant après elles des écailles rougeâtres.

7ᵉ ESP. — *Erythémoïde*. Petits boutons rouges et enflammés, se terminant par desquammation, après un temps plus ou moins long.

Trait. Diaphorétiques, sudorifiques, bains chauds, bains de vapeur; sulfureux et mercuriaux à l'intérieur, et comme topiques; régime végétal, diète blanche.

GENRE XIII. *Gale. Causes.* Tous les âges, réunion d'un grand nombre d'individus, malpropreté, contagion.

Sympt. Eruption de boutons qui se convertissent en pustules, d'abord au dos de la main et dans l'intervalle des doigts, ensuite sur toute la surface du corps, excepté au visage; démangeaison plus ou moins forte, augmentant le soir et par la chaleur; les pustules sont très-petites (*gale miliaire*), ou très-grosses et confluentes

avec prurit considérable (*Gale bouton-
née*). Elles sont produites et entretenues
par la présence d'un insecte (*acarus sca-
biei*).

COMPLICAT. Dartres, syphilis.

Trait. Topiques excitans ; mercuriaux,
sulfureux tant intérieurement qu'extérieu-
rement.

GENRE XIV. *Pemphigus. Sympt.* Eruption de vésicules de grosseur et de forme
variables, remplies d'une sérosité jaunâtre, se manifestant sur la peau et quelquefois sur les membranes muqueuses,
et disparaissant au bout de quelques jours.

Affection assez rare, toujours sporadique, quelquefois chronique.

Trait. Diète sévère, boissons délayantes et acidulées au commencement, légers toniques vers la fin.

GENRE ANNEXE. *Ephélides.* Taches de
grandeur, de forme et de couleur différentes, qui surviennent à la peau et en
changent la nature.

3

1re ESP. — *Lentiforme.* Taches lentiformes, fauves, rousses ou brunes, sans prurit, attaquant particulièrement les parties exposées au soleil ou au feu.

2e ESP. — *Hépatique.* Taches safranées plus étendues que les précédentes, persistantes ou fugaces, se terminant par desquammation. Elles arrivent le plus souvent au tronc.

3e ESP. — *Scorbutique.* Taches plus ou moins étendues, de couleur sale et brunâtre, attaquant le tronc, les parties externes des membres, et quelquefois toute la surface du corps.

GENRE XV. *Psydracia.* Boutons qui se changent en pustules. Leur siége et leur marche varient.

Non contagieux.

GENRE XVI. *Pustule maligne.* Elle attaque le plus souvent ceux qui soignent les animaux ou qui travaillent sur quelques-unes de leurs parties : les bouviers, les vétérinaires, les bouchers, les tanneurs.

Contagieuse.

Sympt. 1re *période.* Prurit incommode, vif et passager ; formation d'une petite vésicule séreuse, qui croît peu à peu, prend une teinte brune, se rompt et laisse échapper un peu de sérosité rougeâtre. 2e *période.* Cette vésicule fait bientôt place à un tubercule dur, rénitent, mobile, de forme lenticulaire, qui devient brun, s'entoure d'une aréole d'un rouge livide, ou orangée, parsemée de phlyctènes. 3e *période.* Ce tubercule s'étend, forme une escarre gangréneuse qui augmente et s'empare du tissu cellulaire environnant. Alors fièvre de mauvais caractère, symptômes d'adynamie ou d'ataxie, mort après un temps plus ou moins long.

Trait. Détruire le point gangréneux au moyen des scarifications ou des caustiques. A l'intérieur, toniques, amers, fortifians, vins généreux.

Ordre II. Phlegm. des membranes muqueuses.

Douleur plus ou moins sourde et gravative, langueur, chaleur, augmentation d'épaisseur de la partie affectée ; exsudation d'abord supprimée, ensuite augmentée. Le fluide excrété, très-liquide les premiers jours, prend peu à peu la consistance du pus.

Marche. Aiguë ou chronique, avec ou sans fièvre.

Genre XVII. *Ophthalmie. Causes.* Introduction d'un corps étranger entre les paupières, coups, trichiasis, exposition à une vive lumière, habitude de fixer la vue sur des corps luisans ou d'un petit volume ; suppression d'affections locales ou générales, d'évacuations habituelles.

Sporadique, épidémique, endémique.

Sympt. Tension et chaleur locales, douleur prurigineuse, augmentant par l'action de la lumière, stries jaunâtres ou rougeâtres sur la conjonctive, augmentation ou diminution de la sécrétion des larmes. Le 2ᵉ ou 3ᵉ jour, les symptômes deviennent plus prononcés; le 9ᵉ, ils diminuent et disparaissent successivement.

Marche. Aiguë ou chronique.

COMPLICAT. Embarras gastrique, F. inflammatoire, F. bilieuse.

Trait. Collyres et cataplasmes, d'abord émolliens, ensuite répercussifs; saignées sangsues, pédiluves, régime *antiphlogistique.*

GENRE XVIII. *Coryza. Causes.* Refroidissement subit et particulièrement des pieds, suppression de la transpiration.

Sympt. Sécheresse des narines, céphalalgie frontale, prurit, pesanteur dans les sinus frontaux, éternuement, larmoiement; suppression dans les premiers temps, puis augmentation de la sécrétion du mucus nasal, qui, de visqueux, limpide, irritant, devient opaque, blanc, jaunâtre et d'une odeur particulière.

Marche. Aiguë ou chronique.

Durée. Quelques jours ordinairement.

Trait. Souvent nul ; quelquefois, fumigations émollientes.

GENRE XIX. *Otite. Causes.* Celles des phlegmasies muqueuses, crises des maladies aiguës, métastases, présence d'un corps étranger ou application de substances âcres dans le conduit auditif.

Marche. Aiguë ou chronique.

Durée. 15 à 20 jours et plus.

Sympt. Otite externe (O. du conduit auditif), douleur peu intense, bourdonnement et tintement d'oreilles, écoulement d'une matière d'abord ténue et roussâtre, ensuite blanche et opaque, gonflement de la membrane muqueuse, s'étendant quelquefois jusqu'au pavillon de l'oreille, affaiblissement du sens de l'ouïe.

— *Otite interne* (O. de la cavité du tympan). Tintemens d'oreilles ou élancemens obscurs, tension qui s'étend souvent à la trompe d'*Eustachi* ; gêne dans la rotation du cou, dans la déglutition; douleurs vives en éternuant, en se mouchant, en toussant; dureté de l'ouïe, quelquefois surdité vers la fin, toux férine, céphalalgie, fièvre le soir, quelquefois insomnie, délire.

Elle se termine souvent par la sortie subite d'une matière fluide par l'oreille ou par la gorge.

Trait. Applications d'abord émollientes, ensuite légèrement stimulantes. Dans l'otite interne, s'il y a inflammation excessive et douleur très-vive, diète, saignée, sangsues, pédiluves, antispasmodiques.

GENRE XX. *Angine gutturale. Causes.* Enfance, adolescence, tempérament sanguin, printemps, automne, vicissitudes atmosphériques, refroidissement subit, boissons à la glace, déglutition de substances irritantes, cris, suppression de certaines évacuations.

Sporadique, épidémique.

Angine tonsillaire : elle attaque les

amygdales; *angine pharyngée* : elle inté-
resse le pharynx.

Sympt. Ordinairement précédée d'un
mouvement de fièvre; accompagnée de
chaleur et de douleur dans l'arrière-bou-
che, avec gêne de la déglutition; rougeur
d'une ou des deux tonsilles et du voile du
palais; exsudation muqueuse supprimée,
ensuite augmentée; quelquefois gêne dans
la respiration qui ne peut s'exécuter par
la bouche.

Durée. 4, 7, 14 jours.

Termin. Résolution; exsudation d'un
mucus opaque et jaunâtre; quelquefois
suppuration ou induration de l'une des
amygdales; métastase sur quelque viscère.

COMPLICAT. F. inflammatoire, F. bilieuse,
F. muqueuse; les autres Phlegmasies ca-
tarrhales.

Trait. Diète, saignée, sangsues, vomitifs, lavemens purgatifs, pédiluves irritans, vésicatoires, gargarismes adoucis-

sans, vapeurs émollientes dirigées vers le pharynx.

GENRE XXI. *Angine gutturale gangréneuse. Causes.* Sexe féminin, enfance, adolescence, tempérament lymphatique, toutes les causes débilitantes.

Epidémique, rarement sporadique.

Sympt. Invasion souvent le matin; vertiges, frissons, sentiment de froid qui simule un accès de F. intermittente; ensuite, chaleur vive, céphalalgie, douleur dans le pharynx, gêne dans la rotation du cou; quelquefois nausées, vomissemens, diarrhée; paroxysmes la nuit, gonflement des tonsilles, rougeur du pharynx, tache irrégulière, d'abord blanchâtre, ensuite grisé, faisant place à un ulcère ou à une escarre; œdématie érysipélateuse de la face, du cou, de la poitrine; délire, incohérence dans les idées, stupeur, coma, sueur colliquative; pouls très-variable.

Trait. Stimulans, toniques, comme dans les F. adynamique et ataxique. Injec-

tions , gargarismes stimulans et antiseptiques.

Genre XXII. *Angine trachéale. Causes.*
Celles des autres angines, corps étrangers
dans le larynx.

— *Aiguë.* Inflammation de la glotte,
du larynx, de la trachée, du commencement des bronches; douleur dans le conduit aérien; respiration petite, fréquente,
laborieuse; voix aiguë, glapissante, sifflante; douleur pendant l'inspiration, toux
rauque, suppression puis augmentation
de l'expectoration, pouls petit et faible,
agitation, anxiété.

Durée. De 3 à 7 jours.

Termin. Suffocation; résolution annoncée par une expectoration abondante de
crachats opaques, par des sueurs générales ,
par des urines sédimenteuses.

Trait. Boissons mucilagineuses et acidulées, fumigations, fomentations émollientes, sangsues, ventouses scarifiées, vésicatoires, synapismes.

— *Chronique.* 1ʳᵉ *période.* Fièvre légère, déglutition peu gênée, aridité dans
le pharynx, douleur fixe vers la base du
sternum, respiration difficile pendant la
marche, changement dans la voix. 2ᵉ *période.* F. lente, douleur de la trachée augmentée, excrétion purulente, toux, voix
grêle, déglutition gênée, anxiété, maigreur. 3ᵉ *période.* Symptômes de la phthisie
portée au dernier degré.

Trait. Mucilagineux unis à l'opium,
aux antispasmodiques, aux préparations
de scille ; séton à la nuque, vésicatoires
volans au cou.

GENRE XXIII. *Croup. Causes.* L'enfance,
surtout depuis 2 ans jusqu'à 7. Saisons
froides, refroidissement subit. Il affecte
plusieurs fois le même individu.

Sporadique, épidémique.

Sympt. D'abord ceux d'un rhume, tristesse, pouls faible, chaleur augmentée,
peu de gêne dans la respiration pendant
les premiers jours ; ensuite, voix rauque,

inspiration avec un bruit semblable au cri d'un jeune coq; respiration sifflante, difficile; douleur au larynx et à la trachée; toux rauque; expectoration nulle, puis visqueuse, limpide, enfin opaque et de consistance couenneuse; pouls fréquent, faible, intermittent; agitation, anxiété, rémission irrégulière, déglutition libre, haleine inodore.

Durée. 4 ou 5 jours.

Termin. Souvent la suffocation; quelquefois retour à la santé annoncé par une sueur générale, par des urines troubles, par des déjections, et surtout par l'expectoration facile de mucosités épaisses et couenneuses.

Trait. Puissans dérivatifs : sangsues, ventouses scarifiées, boissons émétisées, pédiluves, lavemens irritans, synapismes, vésicatoires. Faire respirer les vapeurs émollientes, le vinaigre, l'éther.

Complicat. F. inflammatoire, F. bilieuse, Embarras gastrique, Phlegmasies cutanées ou muqueuses.

GENRE XXIV. *Catarrhe pulmonaire.*

Ire ESP. — *Aigu. Causes.* Saison froide et humide, passage subit du chaud au froid, suppression d'évacuations habituelles.

Sporadique, épidémique, endémique.

Sympt. Débilité, lassitude, stupeur, assoupissement, respiration fréquente, anxiété, oppression, toux opiniâtre, expectoration muqueuse, quelquefois légèrement teinte de sang, ensuite opaque; peu d'accélération dans le pouls, si ce n'est le soir durant le paroxysme; urines tantôt pâles, tantôt foncées.

Durée. De 4 à 21 jours.

Termin. Crachats opaques, sueur générale, urines sédimenteuses, selles glaireuses; chez les jeunes gens, épistaxis.

Trait. D'abord adoucissans, mucilagineux; ensuite expectorans : ipécacuanha, kermès à petite dose; vers la fin, légers stimulans.

COMPLICAT. Embarras gastrique , F. bilieuse, F. adynamique, F. ataxique, coryza, angine.

2ᵉ ESP. — *Suffocant. Sympt.* Invasion très-rapide , intensité très-grande des symptômes, gêne extrême de la respiration , oppression considérable , sentiment d'ardeur et de gêne au milieu de la poitrine ; crachats nuls, muqueux ou sanguinolens ; pouls très-accéléré , anxiété ; ordinairement mort avant le 7ᵉ jour, à compter du jour où il est devenu suffocant.

Trait. Dérivatifs : saignée , sangsues à l'anus, à la poitrine , vésicatoires volans ou à demeure sur le thorax ; mêmes boissons que dans l'espèce précédente.

3ᵉ ESP. — *chronique* (phthisie muqueuse), Si chez les personnes âgées ou lymphatiques. les symptômes précédens diminuent d'intensité , mais que la toux reste et que l'expectoration augmente, la phthisie est imminente. La fièvre hectique se déclare ensuite , si on ne parvient à arrêter les progrès du mal.

Trait. Exutoire, frictions sèches ou aromatiques; polygala, lichen d'Islande, alcornoque, quinquina, *phellandrium* à l'intérieur; moyens hygiéniques.

GENRE XXV. *Gastrite. Causes.* Coups, chutes sur l'épigastre; boissons à la glace; hernie étranglée ou engouée; ingestion de substances âcres; rétropulsion de la goutte, d'exanthêmes.

Sympt. Douleur, chaleur ardente, tension, plénitude dans la région épigastrique; les boissons les plus douces sont rejetées par le vomissement; anxiétés, soif inextinguible; pouls petit, fréquent, inégal; dyspnée, abattement extrême, hoquet, défaillances, convulsions, délire.

Marche Aiguë. Se termine en peu de jours; souvent par la mort. — *Chronique.* Donne souvent lieu au squirrhe ou à la suppuration.

Trait. Adoucissans, mucilagineux. (On ne peut souvent les administrer qu'en lavement.) Si elle est produite par des poisons, neutralisans; si elle est due à la goutte, dérivatifs.

GENRE XXVI. *Entérite. Causes.* Celles de la gastrite.

Sympt. Tumeur oblongue, rénitente, très-douloureuse, formée par la portion d'intestin enflammée; abdomen rétracté, ensuite tuméfié; soif, vomissement, hoquet, constipation, pouls dur et déprimé, respiration fréquente, urines foncées, anxiété, prostration des forces, convulsions.

Marche. Aiguë ou chronique.

Termin. Toutes celles de l'inflammation.

COMPLICAT. Les différens ordres de fièvres.

Trait. Le même que pour la gastrite.

GENRE XXVII. *Diarrhée catarrhale. Causes.* Ingestion de substances âcres, suppression d'une excrétion; les premiers temps de séjour dans une grande ville.

Sympt. Fréquence et liquidité des déjections alvines, avec des coliques plus ou moins fortes, et épuisement.

Marche. Aiguë ou chronique ; se termine souvent d'une manière heureuse ; quelquefois, suivie d'ulcération, d'induration, de squirrhe des intestins.

Trait. D'abord les adoucissans, ensuite les stimulans et les légers toniques.

GENRE XXVIII. *Dyssenterie. Causes.* Séjour dans les camps, les prisons, les vaisseaux ; habitation dans les lieux marécageux ; saison chaude et pluvieuse.

Epidémique, contagieuse, rarement sporadique.

Sympt. Sentiment de commotion dans l'arc du colon, constipation, légère fièvre, anorexie, ensuite, besoin fréquent d'aller à la selle avec ténesme et tranchées, excrétion de mucosités semblables à de la lavure de viande, ou mêlées de sang.

Durée. 20 à 25 jours.

COMPLICAT. Fièvres primitives.

Trait. Ipécacuanha , lavemens émolliens et opiacés au début ; ensuite, mucilagineux, enfin, doux purgatifs , légers toniques.

GENRE XXIX. *Catarrhe vésical. Causes.* Sexe masculin , âge adulte , vieillesse , diurétiques âcres , métastases , calculs urinaires.

Sympt. Douleur à la vessie et à l'extrémité du gland., lors de l'émission de l'urine ; tension au-dessus du pubis ; urine de couleur variée , répandant une odeur ammoniacale et déposant une mucosité grisâtre qui se colle aux parois du vase.

Marche. Aiguë et continue, chronique et intermittente.

Trait. Boissons adoucissantes et mucilagineuses, injections de même nature bains de siége ; ensuite légers stimulans. On a conseillé une forte décoction de têtes de pavot en boisson et un séton à la partie interne et supérieure des cuisses.

Le catarrhe vésical chronique est souvent incurable.

GENRE XXX. *Blennorrhagie. Causes.*
Coït avec une personne infectée ; usage des
cantharides, des diurétiques âcres ; de la
bierre ; métastase arthritique, herpétique.
Elle se développe presque toujours du 4e
au 8e jour après un commerce impur.

Sympt. D'abord titillation, prurit au
sommet du gland ; ensuite rougeur et gonflement de l'orifice de l'urètre ; écoulement
d'une humeur âcre, limpide, verdâtre et
puis blanche ; envies d'uriner, douleur
brûlante lors de l'émission des urines, érec-
tions fréquentes surtout la nuit, quelquefois gonflement des ganglions lymphatiques voisins et des cordons spermatiques.

L'inflammation, ordinairement bornée
à la fosse naviculaire, devient quelquefois
si intense, qu'elle se propage à toute l'é-
tendue du canal, à la grande et aux petites prostates, à la vessie, aux uretères
même ; l'urètre est dur, tendu, douloureux, le pénis recourbé en bas, l'écoule-

ment nul ; il y a ischurie , strangurie.
(*Chaude-pisse cordée.*)

D'autres fois, suppression de l'écoulement par une cause quelconque , fluxion sur un ou sur les deux testicules, qui deviennent gros et douloureux ; l'inflammation se communique au cordon et même au péritoine. (*Chaude-pisse tombée dans les bourses.*)

Durée. De 2 à 7 semaines et plus.

Marche. Aiguë ou chronique. Celle-ci s'appelle *Blennorrhée*, elle dure plus ou moins long-temps.

Trait. Soutenir les testicules avec un suspensoire ; bains locaux et généraux , repos , diète, boissons délayantes et adoucissantes ; plus tard, stimulans , astringens ; dans quelques cas, antisyphilitiques.

COMPLICAT. Très-souvent la syphilis.

GENRE XXXI. *Leucorrhée. Causes.* Toutes les fautes commises contre les règles de l'hygiène , masturbation , abus du coït, coups sur la région de l'utérus , mauvaise manœuvre dans l'accouchement, dérangement de la menstruation, suppression de toutes les évacuations habituelles, métastases.

Sympt. Écoulement par le vagin, d'un liquide variable en quantité, en couleur, en consistance; prurit, ardeur en urinant, deuleur à l'hypogastre s'étendant aux parties environnantes; souvent fièvre et constipation.

Marche. Aiguë ou chronique. Dans ce dernier cas (*fleurs blanches*), elle est le plus souvent constitutionnelle. Elle s'accompagne de langueur, de pâleur générale, de tiraillemens à l'estomac et de perte d'appétit.

Trait. De la leucorrhée aiguë. Boissons, fomentations, injections, lavemens émolliens, demi-bains.

— *de la leucorrhée chronique.* Exercice, habitation dans les lieux élevés, à la campagne; choix de bons alimens; purgatifs, toniques, aromatiques, ferrugineux.

Complicat. La syphilis.

Genre XXXII. *Aphthes. Causes.* En-

fance, vieillesse, habitation dans les marais, saisons chaudes et pluvieuses, mauvaise nourriture.

Sympt. Tubercules de différentes cou-
leurs, ordinairement blanchâtres, de la
grosseur d'un grain de millet ou de chan-
vre, se développant sur les lèvres, dans
la bouche, dans l'œsophage et quelquefois
dans tout le reste du tube intestinal. Ils
laissent suinter une humeur séreuse par une
petite ouverture située à leur sommet, se détachent et tombent en petits fragmens après
un temps indéterminé (*aphthes bénins*).
Ils sont quelquefois si nombreux, qu'ils se
touchent et forment une espèce de croûte
qui revêt toute la cavité buccale (*aphthes
confluens.*)

Durée. 9 à 10 jours et plus.

Trait. Nourriture douce, boissons adoucissantes ; toucher les aphthes avec un pinceau imbibé d'une liqueur résolutive et
stimulante. Dans les *aphthes confluens*, mucilagineux, absorbans, magnésie calcinée

à la dose de 6 à 8 grains répétée deux ou trois fois par jour ; stimulans, légers toniques.

Aphthes des enfans (muguet). Précédés de sommeil, d'agitation dans les muscles de la face; gêne dans la respiration, prostration des forces, vomissemens, pouls faible; lorsque le muguet est *confluent*, ardeur dans la bouche, gêne de la déglutition, cris, douleurs vives, dévoiement de matières âcres et vertes qui excorient l'anus ; gangrène des parties affectées.

Termin. Souvent funeste.

Trait. Faire choix d'une bonne nourrice, d'alimens doux ; si cela ne suffit pas, traitement précédent avec des modifications.

Complicat. Souvent F. muqueuse, quelquefois F. adynamique et ataxique.

Ordre III. Phlegm. des membranes séreuses.

Douleur vive, lancinante, changeant de place, présentant quelquefois des rémissions bien marquées , chaleur brûlante avec fièvre ; se terminant par résolution , par des adhérences , par l'épanchement d'un liquide séreux ou puriforme , par gangrène.

Marche. Aiguë ou chronique.

GENRE XXXIII. *Phrénésie. Causes.* Insolation , ustion , application de substances âcres , coups , chutes sur la tête ; écarts de régime , passions violentes , suppression des écoulemens de toute espèce , métastase.

Sympt. D'abord dégoût , soif , insomnie , anxiété , malaise ; ensuite douleur sourde à la tête , frissons , horripilation , accroissement de la chaleur , de la douleur qui devient vive et piquante , et augmente par le toucher ; conjonctive injectée , quelquefois érysipèle à la face ; agitation extrême , sommeil interrompu par des rêves effrayans , pouls dur et vibrant , respiration rare et haute , urine claire , nausées , vomissemens , constipation , trouble des fonc-

-tions cérébrales, regard féroce, réponses brusques, emportemens de colère, quelquefois joie excessive.

Durée. De 7 à 9 jours.

Termin. Epanchement dans le crâne ou au-dessous du cuir chevelu. Résolution annoncée par un dévoiement, des urines sédimenteuses, une sueur, une épistaxis abondante ; elle est souvent incomplète.

Trait. Saignées du cou, du bras, du pied ; artériotomie, pédiluves, synapismes, vésicatoires, applications froides sur la tête, boissons émétisées, purgatifs, calmans, et surtout moyens hygiéniques.

Genre XXXIV. *Pleurésie. Causes.* Celles des autres phlegmasies ; suppression de la transpiration, d'une hémorrhagie habituelle, de la goutte ; coups, chutes sur le thorax.

Sympt. Frissons, débilité, lassitudes, chaleur ardente ; douleur pongitive à un des côtés du thorax, augmentant par l'inspiration, la toux et la pression ; respira-

tion difficile; inspiration courte, fréquente;
toux férine; pouls dur, fort, développé,
quelquefois petit, concentré; rougeur des
pommettes; paroxysmes le soir ou la nuit.

Durée. De 4 à 14 jours et davantage.

Marche. Aiguë ou chronique.

Termin. 1°. Résolution annoncée par
les sueurs, le flux hémorrhoïdal, des urines
abondantes, des déjections bilieuses, une
légère expectoration; 2°. passage à l'état
chronique; 3°. hydrothorax.

Trait. Saignées; sangsues, ventouses,
vésicatoires sur le point douloureux; boissons adoucissantes et mucilagineuses.

Complicat. Fièvres primitives, les autres phlegmasies.

Genre XXXV. *Péricardite. Causes.*
Tempérament sanguin, suppression de la
transpiration et des hémorrhagies habituelles, travaux forcés du corps et de l'esprit,
usage des boissons à la glace, abus des
alcooliques; métastases, coups, chutes sur
la région du cœur.

Sympt. Au début, sensation de chaleur dans tout le côté gauche de la poitrine se concentrant bientôt dans la région du cœur, douleur vive et brûlante, orthopnée, pouls dur, fréquent et rarement irrégulier ; rougeur des pommettes et surtout de la pommette gauche ; vers le 4e jour, altération de la face, agitation, anxiété, respiration entrecoupée ; pouls petit, fréquent, dur, serré, souvent irrégulier ; défaillances incomplètes, palpitations ; la face s'altère de plus en plus ; la douleur cesse quelquefois ; frissons fugaces, défaillances plus longues, infiltration générale et mort souvent au moment où l'on ne s'y attendait pas.

Marche. Aiguë ou chronique.

Trait. A peu près le même que celui de la pleurésie ; dès le début, saignées copieuses et faites promptement ; ensuite un ou plusieurs vésicatoires sur le point douloureux. Le traitement doit être très-actif.

Complicat. Fièvres primitives, les autres phlegmasies de la poitrine.

. GENRE XXXVI. *Péritonite. Causes.*
Tempérament sanguin, compression des viscères abdominaux, suppression des ex-crétions et des écoulemens habituels, excès dans le régime ; passions violentes, tristes.

Sympt. Horripilations vagues, frisson général, malaise, tremblement, engour-dissement des membres, chaleur plus ou moins forte ; abdomen douloureux à la plus légère pression, tension des hypochondres, tumeur oblongue et rénitente vers les circonvolutions des intestins ; ballonnement, météorisme du ventre ; décubitus sur le dos, hoquets, nausées, vomissemens, anxiété, respiration fréquente, inspiration très-pé-nible, diarrhée ou constipation ; pouls dur, serré, fréquent ; céphalalgie, pâleur, sueur froide ; face grippée, quelquefois animée ; regard fixe, audacieux ; soif extrême, agi-tation, insomnie, convulsions, mort.

Durée. De 5 à 10 jours.

Marche. Aiguë ou chronique.

Termin. Résolution, suppuration, gangrène. La péritonite chronique produit quelquefois l'hydropisie ascite.

Trait. Saignées, sangsues à la vulve et à l'anus, bains tièdes, boissons et lave-mens adoucissans; combattre la constipation par de doux laxatifs.

Péritonite des femmes en couche. (F. puerpérale.) *Causes. Avant l'accouchement,* les mêmes que les précédentes. *Pendant l'accouchement,* travail long et pénible, mauvaises manœuvres, imprudences. *Après l'accouchement,* visites trop nombreuses, entretiens trop longs, contrariétés, affections tristes ou gaies, imprudences dans le régime, relevailles trop précipitées, impression d'un air froid et humide.

Sympt. Ceux de la péritonite; affaissement des mamelles, suppression des lochies. (Ce dernier symptôme est souvent cause de la maladie.) Ordinairement elle se déclare du 2ᵉ au 9ᵉ jour après l'accouchement ; elle peut cependant survenir pendant l'allaitement.

Durée. Marche. Term. Trait. Les mêmes

4 *

que dans la péritonite. L'ipécacuanha donné dès le début, a quelquefois fait avorter la maladie.

COMPLICAT. F. gastrique, F. adynamique, métrite.

ORDRE IV. Phlegm. du tissu cellulaire et parenchymateux.

Douleur pulsative ou gravative, tumeur, chaleur halitueuse, tendance à la suppuration ou à l'induration, fièvre plus ou moins forte.

GENRE XXXVII. *Phlegmon. Causes.* Toute cause irritante interne ou externe, chaleur vive, ligatures, coups forts, compressions, blessures, application de substances âcres.

Sympt. Frisson, chaleur générale, soif, fièvre plus ou moins forte, tumeur circonscrite avec ardeur, douleur tensive ou pulsative, rougeur foncée ne disparaissant pas sous l'impression du doigt.

Durée. Indéterminée.

Marché. Aiguë ou chronique.

Termin. Résolution, suppuration, induration, gangrène.

Trait. Saignées plus ou moins répétées, diète, boissons acidulées, lavemens adoucissans, cataplasmes émolliens ou maturatifs, selon l'exigence des cas.

COMPLICAT. Embarras gastrique, érysipèle.

GENRE XXXVIII. *Oreillons. Causes.* Enfance, jeunesse, exposition au froid, à l'humidité ; ils affectent rarement deux fois le même individu.

Sporadiques, Épidémiques.

Sympt. Frissons, fièvre ; tuméfaction, chaleur, rougeur et douleur tensive au-dessous d'une ou des deux oreilles, s'étendant quelquefois au cou et à la face.

Durée. Ordinairement de 4 jours.

Termin. Résolution, suppuration, induration, délitescence suivie de métastase sur les testicules chez les hommes, sur les mamelles chez les femmes, et de ces derniers organes quelquefois sur le cerveau.

Trait. Favoriser le développement de la tumeur par des cataplasmes émolliens et maturatifs; la fixer au moyen d'un vésicatoire ou d'un cautère, si elle tendait à la métastase.

GENRE XXXIX. *Céphalite. Causes.* Celles de la phrénésie.

Sympt. Douleur sourde, vague, profonde, correspondant à un point du crâne, principalement à l'occiput; sensibilité excessive ou insensibilité de la vue, convulsions de quelques membres, hémiplégie, état comateux; pouls mou, faible, irrégulier.

Trait. Le même que pour la phrénésie.

GENRE XL. *Péripneumonie. Causes.* Course, danse, lutte, chant, cris, équitation contre le vent, air froid, boissons à la glace.

Sympt. Frisson suivi de chaleur, pouls fréquent et dur, ardeur et douleur dans un

des côtés du thorax, dyspnée, expectoration muqueuse ou sanguinolente, rougeur de la pommette du côté affecté, paroxysmes très-marqués le soir ; quelquefois
face très-animée, conjonctives injectées,
délire.

Durée. 1, 2 et 3 septénaires.

Termin. Résolution annoncée 1°. par
l'expectoration libre, abondante de crachats blancs, opaques ; 2°. par la diarrhée ;
3°. par l'urine copieuse avec sédiment d'a-
bord rouge, ensuite blanchâtre. Suppuration annoncée par la diminution des phénomènes inflammatoires, l'absence des signes de la résolution, la mollesse du pouls,
les horripilations vagues, etc.

Trait. Saignées plus ou moins répétées ;
sangsues, ventouses scarifiées, vésicatoires
sur le point douloureux ; boissons adoucissantes, potions, lavemens de même nature ; ensuite stimulans et même légers toniques.

COMPLICAT. Fièvres gastrique, adynamique, ataxique; pleurésie, angine, etc.

GENRE XLI. *Cardite. Causes.* Celles de la péricardite. Ces deux maladies existent souvent ensemble.

Sympt. Il est difficile de les distinguer de ceux de la péricardite : cependant ils sont plus intenses, il y a douleur vive, poignante, profonde, dans la région du cœur, et syncopes répétées.

Termin. Souvent suppuration, ulcération, gangrène.

Trait. Celui de la péricardite.

COMPLICAT. Les mêmes que celles de la péricardite.

GENRE XLII. *Hépatite. Causes.* Coups, chutes sur l'hypochondre droit et sur la tête, plaies du foie, grandes fatigues, concrétions biliaires, immersion dans l'eau froide, abus des drastiques ou des émétiques, suppressions d'évacuations habituelles, répercussion de maladies cutanées.

Sympt. Douleur sourde et profonde,

avec sentiment de pesanteur dans l'hypochondre droit et dans l'épigastre , vomissemens bilieux , souvent ictère , urines jau-
nes , constipation , selles blanches ; si l'inflammation occupe la partie convexe du
foie , il y a douleur au-dessus de la clavi-
cule droite ; décubitus impossible sur le
côté affecté , respiration difficile ; souvent
toux et fièvre.

Marche. Aiguë ou chronique.

Termin. Résolution le 7ᵉ jour annoncée
par une hémorrhagie de la narine droite,
des urines abondantes, la sueur, la diarrhée
et quelquefois des vomissemens. Suppuration annoncée par la chaleur incommode,
la pesanteur dans l'hypochondre , les frissons , etc. ; gangrène ; induration.

Trait. Saignées , sangsues à l'anus et sur
l'hypochondre droit , boissons acidulées
et légèrement laxatives.

COMPLICAT. Fièvres inflammatoire , bilieuse ; les autres phlegmasies , une hémorrhagie.

GENRE XLIII. *Splénite. Causes.* Celles de l'hépatite, quelques fièvres intermitten-tes, abus du quinquina.

Sympt. Tension avec chaleur et tumeur dans l'hypochondre gauche, douleur aug-mentant par la pression, absence des signes de la néphrite.

GENRE XLIV. *Néphrite. Causes.* Celles des autres phlegmasies de l'ordre : habi-tude de rester trop long-temps au lit ; danse, équitation immodérées, diurétiques âcres, excès de boisson, vie sédentaire, suppres-sion d'une hémorrhagie, calculs rénaux, plaies, contusions.

Sympt. Frisson, refroidissement des pieds et des mains ; douleur pongitive, ar-deur brûlante, pesanteur dans la région de l'un ou des deux reins ; nausées, vomis-mens bilieux, éructations, fièvre aiguë ; urine rouge ou aqueuse, rendue en petite quantité, quelquefois tout-à-fait supprimée ; engourdissement de la cuisse, douleur à l'aine, rétraction du testicule du côté affecté.

Termin. Résolution vers le 7ᵉ et avant le 15ᵉ jour, par un flux abondant d'urines rousses et épaisses ; suppuration ; induration ; gangrène.

Trait. Boissons mucilagineuses, nitrées ; lavemens émolliens, saignées, sangsues à l'anus.

GENRE XLV. *Métrite. Causes.* Manœuvres imprudentes pendant l'accouchement, suppression brusque des menstrues et des lochies, abus du coït, syphilis, âge critique.

Sympt. Invasion subite ou précédée de frisson et de chaleur ; ardeur, douleur, pesanteur, tension dans l'hypogastre ; face altérée, débilitée, pouls faible et dur, douleur aux mamelles, céphalalgie ; diminution, suppression des menstrues ou des lochies ; quelquefois vomissement, léger délire, rêvasseries ; écoulement rougeâtre par le vagin.

5

Marche. Aiguë ou chronique.

Termin. Résolution, suppuration , gangrène, induration.

Trait. Saignées, sangsues à la vulve, fomentations émollientes sur l'hypogastre, lavemens de même nature, bains tièdes, bains de vapeur ; boissons mucilagineuses.

Complicat. F. gastrique, F. adynamique ; Péritonite.

Ordre V. Phlegm. des tissus musculaire, fibreux et synovial.

Douleur déchirante, augmentée par la distension, le froissement, la contraction ; tendance à la métastase et aux retours périodiques, réguliers ou irréguliers.

Genre XLVI. *Rhumatisme musculaire.*
Causes. Tous les âges , tempérament sanguin , constitution irritable , saisons froides et humides , vicissitudes atmosphériques , exercice forcé , intempérance , réfroidissement subit, supression d'évacuations.

Sympt. D'abord frisson, anxiétés, cha--

leur, pouls dur et fréquent, paroxysmes le soir ; ensuite douleur dilacérante fixe ou vague, changeant de place avec promptitude, ayant son siége dans le corps des muscles, augmentant par le moindre mouvement, la moindre secousse ; mouvemens de la partie impossibles ou très-douloureux ; rarement gonflement et changement de couleur de la peau ; quelquefois céphalalgie, rougeur de la face, soif, sécheresse de la peau, insomnie, urine rouge.

Marche. Aiguë ou chronique.

Durée. De 5 à 60 jours.

Termin. Résolution accompagnée de sueurs générales, d'urine briquetée, d'une éruption cutanée, etc. Suppuration ou formation d'une substance gélatineuse dans le corps du muscle.

1re ESP. *Pleurodynie.* Rhumatisme des muscles qui forment les parois de la poitrine. Douleur de côté augmentant par le toucher.

2e ESP. *Torticolis.* Rhumat. du muscle

sterno-mastoïdien et quelquefois des autres muscles de la partie latérale et postérieure du cou.

3ᵉ ESP. *Lumbago*. Rhumat. des muscles érecteurs de la colonne rachidienne, ayant son siége dans la masse commune au sacro-lombaire et au long dorsal.

4ᵉ ESP. *Sciatique*. Rhumat. ayant son siége dans les muscles fessiers et dans ceux des parties latérales externes et postérieures de la cuisse.

5ᵉ ESP. *Diaphragmite*. Le plus souvent symptômes de la phrénésie : délire gai ou furieux, ris sardonique ; respiration très-difficile, vomissemens, constriction du diaphragme, toux sèche, fièvre continue, pouls tendu et irrégulier.

Trait. Si le rhumatisme est aigu, boissons délayantes, repos, diète sévère, chaleur du lit, quelques bains. S'il est chronique, diaphorétiques à l'intérieur, rubéfians et vésicatoires à l'extérieur.

GENRE XLVII. *Rhumatisme fibreux.*

Causes. Tous les âges, principalement l'âge adulte et la vieillesse, sexe masculin, saisons froides, variations de l'atmosphère, suppression d'évacuations.

Sympt. Frisson au début; douleur déchirante, suivant le trajet des parties fibreuses; suspension du mouvement dans les parties affectées, pouls fréquent et dur, peau chaude et sèche, sécheresse de la bouche, soif, face rouge, insomnie, sécrétions lésées, métastase rapide d'une partie à une autre.

Marche. Aiguë ou chronique.

Durée. De 7 à 60 jours.

Termin. Presque toujours résolution. Il est très-sujet à la récidive et à devenir chronique.

Trait. Régime *antiphlogistique*, s'il est aigu. Sudorifiques, bains de vapeurs, rubéfians, vésicatoires, s'il est chronique.

Genre XLVIII. *Goutte. Causes.* Nourriture animale abondante, suppression d'une hémorrhagie habituelle, abus du vin et des plaisirs vénériens, vie sédentaire, application à l'étude, veilles prolongées, évacuations excessives. Elle peut être héréditaire, et se transmet souvent alors du grand-père au petit-fils.

Sympt. de l'accès. Invasion ordinairement le soir ou dans la nuit, par une espèce de frisson et de fourmillement dans l'articulation du gros orteil; ensuite douleur plus ou moins vive, qui diminue à mesure que l'articulation se gonfle et rougit; tous les soirs, paroxysme, qui chaque jour est moins marqué. Vers la fin de l'accès, sueur plus abondante, urines à sédiment briqueté; enfin, guérison parfaite. Si la maladie est récente, il ne se forme point de nodus, et le second accès ne revient qu'au bout de deux ou trois ans. Plus ancienne, la maladie se renouvelle plus souvent; des concrétions d'urate de soude se forment dans les articulations et les gênent dans leurs mouvemens. On appelle *régulière* la goutte qui parcourt ses périodes avec régularité;

irrégulière, celle dont la marche n'est point cuniforme; *atonique*, celle qui se complique de l'atonie de quelque viscère; *rétrograde*, celle qui, se manifestant à une articulation, change de place et se porte tout à coup sur un viscère; *errante*, celle qui passe rapidement d'une articulation à une autre, d'un viscère à une articulation, et réciproquement.

Durée de l'accès. Variant de 15 jours à plusieurs mois, selon le degré d'ancienneté.

Trait. Si la goutte est régulière, couvrir la partie affectée avec des corps propres à y maintenir une douce chaleur, favoriser la transpiration générale, au moyen de boissons légèrement sudorifiques. Si elle se déplaçait et qu'elle attaquât un organe interne, tel que l'estomac, employer les rubéfians sur la partie primitivement affectée, afin de l'y rappeler. On s'est quelquefois bien trouvé des alcooliques et des rubéfians, appliqués sur la partie même.

COMPLICAT. Mélancolie, hypochondrie, asthme, scorbut, syphilis, affections cutanées.

CLASSE TROISIÈME.

HÉMORRHAGIES.

—

Exhalation de sang à la surface de plusieurs tissus, principalement à celle des membranes muqueuses; ordinairement précédée de pesanteur, de tension aux environs de la partie, et de refroidissement des extrémités, et accompagnée d'un pouls vif, plein et quelquefois dur.

Elles peuvent être *constitutionnelles*, *supplémentaires*, *critiques*, *accidentelles*, *passives* ou *actives*.

Lorsqu'elles sont *passives*, les battemens et la force du pouls ne sont point augmentés; elles s'accompagnent toujours de faiblesse générale et ne sont qu'un symptôme de la cachexie scorbutique.

Ordre Ier. Hémorrh. des membranes muqueuses.

Exhalation de sang active ou passive à la surface des membranes muqueuses.

Genre I. *Epistaxis. Causes.* Enfance, jeunesse, tempérament sanguin, bonne chère, abus des boissons spiritueuses, introduction des doigts ou de corps étrangers dans les narines.

Sympt. Refroidissement des pieds et des mains ; sentiment de tension, de chaleur, de prurit dans les fosses nasales ; céphalalgie, vertiges, éblouissemens, face gonflée ; yeux animés, rouges, étincelans ; battement des artères carotides et temporales, urine pâle, constipation, écoulement par le nez d'un sang vermeil et prompt à se coaguler.

L'épistaxis *passive* n'est point précédée de congestion locale ; elle s'accompagne ordinairement des symptômes de scorbut.

Trait. Ne pas supprimer l'épistaxis active modérée, surtout si elle est critique. Si elle est trop abondante, exposer le malade au froid, le tenir dans une position verticale, comprimer la narine affectée; appliquer les réfrigérans autour du nez, aux tempes, au scrotum, au cou, etc. S'il y a fréquentes récidives, régime végétal, boissons acidulées et nitrées, légers purgatifs, saignée du bras. Si elle est passive, applications astringentes telles que le vinaigre, l'acide sulfurique affaibli, la solution alumineuse; quelquefois tamponnement des fosses nasales.

GENRE II. *Hémoptysie. Causes.* Jeunesse, mauvaise conformation du thorax, sensibilité et irritabilité excessives, suppression d'hémorrhagies, omission d'une saignée habituelle, cris et chants forcés.

Sympt. Léger refroidissement des extrémités, horripilations, pâleur de la peau, céphalalgie, rougeur des pommettes, toux, dyspnée; titillation à la glotte, sentiment de bouillonnement avec chaleur et pesanteur dans la poitrine ; expectoration d'un sang vermeil et écumeux.

Durée. Variable.

Marche. Aiguë ou chronique, souvent périodique. Dans l'hémoptysie *passive*, il n'y a point de symptômes précurseurs.

Trait. Repos, diète, boissons émulsionnées, nitrées, légèrement acidulées ; légers astringens, quelquefois la saignée.

GENRE III. *Hématémèse. Causes.* Coups, chutes sur la région épigastrique, purgatif donné à contre-temps, colère, profond chagrin, refroidissement des pieds et des mains, suppression d'une hémorrhagie ou d'une saignée habituelle.

Sympt. Douleur profonde et quelquefois pongitive dans la région épigastrique, refroidissement des extrémités, oppression à l'estomac ; quelquefois syncope, vertiges, éblouissemens, tintemens d'oreilles, etc. Sang variable en quantité, en consistance, en couleur, réjeté par le vomissement et quelquefois par les selles, pur ou mêlé avec les alimens et les matières fécales.

Marche. Aiguë ou chronique, quelquefois périodique, souvent passive.

Trait. Boissons froides et acidulées, légers astringens et laxatifs, repos, position horizontale, applications froides sur l'épigastre; quelquefois saignée; sangsues à la vulve et à l'anus.

Mélœna. Mêmes causes que l'hématémèse; il n'en diffère que par la couleur du sang qui est plus ou moins noire; il suit ordinairement les fièvres aiguës continues ou intermittentes, et accompagne souvent les altérations de tissu des viscères abdominaux.

Trait. Limonade minérale ou végétale; eau de Rabel unie à une infusion ou à une décoction tonique ou astringente; enfin le traitement convenable aux autres hémorrhagies passives.

GENRE IV. *Flux hémorrhoïdal. Causes.* Age mur, vieillesse, tempérament bilieux et mélancolique, disposition héréditaire, bonne chère, passage de la vie active à l'oisiveté, purgatifs drastiques, colère, tristesse, hypochondrie.

Sympt. Douleurs gravatives et pression dans le dos et les lombes, stupeur des cuisses et des jambes, légers frissons, pâleur, pouls dur et serré, sécheresse de la bouche, céphalalgie, diminution de l'urine, flatuosités, quelquefois selles muqueuses et blanchâtres ; douleur, prurit à l'anus, avec apparition de tubercules livides et douloureux, qui, le plus souvent, laissent écouler une plus ou moins grande quantité de sang. Cet écoulement est ordinairement périodique et sert à conserver la santé. Il ne requiert les soins du médecin que lorsqu'il est excessif et souvent répété : alors il se joint à des symptômes de mauvaise nature et peut faire périr de consomption le malade. Sa suppression est souvent aussi cause de beaucoup d'accidens.

Trait. Si l'écoulement est trop abondant,

régime végétal, bains froids, position horizontale sur un lit dur, boissons rafraîchissantes et acidulées, doux laxatifs; applications froides aux lombes, au périnée, à l'intérieur des cuisses. S'il s'est
supprimé mal à propos, vapeurs émollientes dirigées vers le rectum, sangsues à l'anus, bains de siége, quelquefois purgatifs
drastiques.

GENRE V. *Hématurie*. *Causes*. Vieillesse, suppression du flux hémorrhoïdal
ou de quelque autre évacuation sanguine,
bonne chère, ivrognerie, pléthore, équitation, usage des cantharides à l'intérieur,
chutes et contusions sur les reins, calculs
urinaires.

Sympt. Écoulement de sang par l'urètre,
variable en quantité, en consistance et en
couleur, selon qu'il vient des reins ou de la
vessie. Lorsqu'il vient des reins, anxiété, refroidissement aux mains, douleur dans les
lombes et dans la région du pubis, que le
cathétérisme ne soulage pas. Lorsque l'hé

morrhagie vient de la vessie, fréquentes envies d'uriner, ardeur dans la région de l'anus, ténesmes, douleur pongitive vers l'extrémité du pénis, constipation; quelquefois sentiment de prurit, de tiraillemens, de pression derrière le pubis, augmentant par le moindre mouvement.

L'hématurie est le plus ordinairement passive et de très-longue durée; le sang peut se coaguler dans la vessie et empêcher plus ou moins l'éjection de l'urine.

Trait. En général celui qui convient à toutes les hémorrhagies passives : boissons froides, acidulées; applications froides aux lombes, au périnée, au pubis; éviter ce qui peut irriter les reins et la vessie; obvier à la constipation par de doux laxatifs.

GENRE VI. *Accidens du flux menstruel.*

Ménorrhagie. Causes. Vie sédentaire, nourriture succulente, abus des liqueurs fortes, exercices violens, frayeur, colère, hystérie, avortement, manœuvres mal dirigées pendant l'accouchement, décollement d'une portion du placenta, affections organiques de la matrice.

Sympt. Tension et gonflement dans les hypochondres ; douleurs dans les régions du dos, des lombes et de l'abdomen, assez semblables à celles qui précèdent l'accouchement ; froid des extrémités, pâleur de la face, fréquence du pouls, constipation ; écoulement de sang abondant par le vagin ; douleur à l'hypogastre, débilité excessive, défaillances, syncopes. Le sang est quelquefois retenu dans la cavité de l'utérus. (*Hémorrhagie interne.*)

Dans la ménorrhagie passive, il n'y a pas de symptômes précurseurs.

Trait. Position horizontale, exposition à l'air frais, boissons froides et acidulées, applications froides aux environs de la matrice, frictions sur la région hypogastrique, terminaison de l'accouchement, délivrance, quelquefois tamponnement.

Aménorrhée. Causes. Très-variées et souvent très-opposées : disposition innée, pléthore, épuisement, impression du froid, crapule, coït trop souvent répété, frayeur, colère, diverses maladies.

Sympt. Rétention ou suppression du flux menstruel, suivie le plus souvent d'une fièvre, d'une phlegmasie, d'une névrose ou d'une maladie organique ; quelquefois remplacé par des hémorrhagies insolites qui ont lieu par les sutures du crâne, les points lacrymaux, les narines, les oreilles, les gencives, les dents, les poumons, les intestins, la vessie, les mamelles, les doigts, la surface des ulcères, des plaies, etc.

Durée. Indéterminée. On l'a vue cesse spontanément, après avoir résisté aux moyens médicaux les mieux dirigés.

Trait. Il varie suivant la cause et suivant les effets qui en résultent. Moyens hygiéniques, boissons acidulées et mucilagineuses, légers toniques, martiaux, narcotiques, pédiluves, bains de siége, sangsues à la vulve, saignées de pied, vapeurs dirigées vers le vagin, frictions stimulantes vers l'hypogastre, vésicatoires à la partie interne et supérieure des cuisses.

ORDRE II. Hém. des systèmes cutané, cellulaire, synovial.

GENRE VII. *Hémorrhagies du système cutané.*

Causes. Exercices violens et long-temps continués, danse, course, bains de vapeurs. Elles accompagnent quelquefois la fièvre inflammatoire, et particulièrement le scorbut.

Sympt. Sentiment de tension, de chaleur, de rougeur à la partie de la peau qui doit en être le siége ; suintement d'une humeur plus ou moins rouge, qui teint les vêtemens. Cette hémorrhagie peut être *active* ou *passive*, *partielle* ou *générale* ; quand elle est passive, elle n'est point précédée de signes de congestion locale.

GENRE VIII. *Hém. du tissu cellulaire.* Peu connues. On peut rapporter à ce genre quelques éphélides scorbutiques et quelques abcès sanguins.

GENRE IX. *Hém. des membranes séreuses.* On a trouvé, dans les ouvertures de cadavres, une sérosité sanguinolente épanchée dans le péricarde, les plèvres, etc.

GENRE X. *Hém. des membranes synoviales.* Peu ou point connues.

CLASSE QUATRIÈME.

NÉVROSES.

—

Lésions de la sensibilité et de la contractilité, sans fièvre idiopathique, ni inflammation, ni lésion de structure apparente, essentielles.

ORDRE Ier. Névr. des sens.

Sensibilité augmentée, diminuée, pervertie ou abolie.

Ier SOUS-ORDRE. *Névr. de l'ouïe.*

GENRE I. *Dysécée. Causes.* Eternuemens fréquens, sons bruyans des cloches, du canon ; efforts pour jouer des instrumens à vent, vomissemens produits par le mal de mer, grossesse, bains chauds, chagrins, métastases.

Sympt. Audition plus ou moins faible de sons souvent très-forts. C'est la surdité commençante.

Trait. Légers stimulans appliqués dans le conduit auditif, vésicatoires derrière les oreilles, séton à la nuque, électricité, galvanisme. On diminue cette incommodité au moyen des cornets acoustiques.

GENRE II. *Paracousie. Causes.* Celles de la dysécée.

Sympt. Audition confuse des sons forts et aigus, douleur lorsqu'ils sont discordans. Quelquefois les sons les plus faibles sont entendus, lorsqu'en même temps on frappe fortement un corps sonore. Le son peut être en même temps perçu d'une manière exacte par une oreille, et inexacte par l'autre.

Trait. Il varie selon la cause ; cette affection le plus souvent accompagne le catarrhe de l'oreille et disparaît avec lui.

GENRE III. *Tintouin. Causes.* Celles des affections précédentes ; de plus, pléthore, débilité provenant de l'inaction, des excès du coït, d'une longue maladie.

Sympt. Audition d'un son importun, imaginaire : comme d'un coup de fusil, d'une roue qui tourne, d'une cloche, de l'eau qui tombe en cascade, etc.

Trait. Avoir égard à la cause qui l'entretient ; si c'est la débilité, fortifians, analeptiques ; si c'est la pléthore, saignées, délayans.

GENRE IV. *Surdité. Causes.* Les mêmes que dans les affections précédentes ; de plus, absence, atrophie, compression du nerf acoustique ; destruction totale de la membrane du tympan.

Sympt. Abolition complète, persistante ou momentanée des fonctions de l'ouïe; les sons les plus forts, les plus long-temps continués, comme les plus faibles, ne peuvent être entendus.

Trait. Si la surdité dépend d'un vice organique, elle est incurable. Si elle vient de métastase, rappeler la maladie primitive.

IIe SOUS-ORDRE. *Névr. de la vue.*

GENRE V. *Berlue. Causes.* Exposition à l'ardeur du soleil, habitude de regarder à la loupe ou au microscope des corps très-petits, pléthore, suppression de quelque hémorrhagie habituelle, cataracte commençante.

Sympt. On croit voir de petits corps voltigeant dans l'air, tels que des mouches, des plumes, des toiles d'araignées.

Trait. Il varie selon la cause. Si c'est la pléthore, saignée, régime doux, boissons délayantes. Si elle vient de l'exposition à l'ardeur du soleil, lotions froides sur les yeux, sur la tête.

Genre VI. *Diplopie. Causes.* Ivresse, usage des narcotiques, frayeur, coups sur la tête.

Sympt. Le malade voit les objets doubles, triples, quadruples, etc.

Trait. Variant selon la cause.

Genre VII. *Héméralopie. Causes.* Age avancé, immobilité de la pupille, sensibilité moindre de la rétine, habitude de regarder les corps brillans.

Sympt. On ne peut voir que les objets exposés à une grande lumière, la vue devient confuse à mesure que le soleil descend à l'horizon, et s'éteint tout-à-fait lorsqu'il fait nuit; cette affection est le commencement de l'amaurose.

Trait. Emétiques; vésicatoires, séton à la nuque; vapeurs ammoniacales ou sulfureuses dirigées vers la conjonctive; quinquina uni à la valériane. Si elle dépend de la suppression de la transpiration, sudorifiques.

GENRE VIII. *Nyctalopie. Causes.* Sensibilité très-grande de la rétine, dépendant le plus souvent de l'habitation dans des lieux sombres.

Sympt. Le malade distingue facilement les objets lorsqu'ils sont peu éclairés et même dans les ténèbres ; il ne peut les regarder lorsque la lumière est vive.

Trait. Applications narcotiques sur l'œil, saignées.

GENRE IX. *Amaurose. Causes.* Action des narcotiques, chagrins, veilles, études opiniâtres, impression continue d'une lumière vive, colère, pléthore, fièvre continue ou intermittente, affections hystériques, blessures des sourcils et du front, coups sur la tête, abus du coït, métastases.

Sympt. Abolition de la vue sans vice organique manifeste ; quelquefois subite, d'autrefois précédée de céphalalgie, de vertiges , d'étourdissemens ; accompagnée ordinairement de dilatation et d'immobilité de la pupille. Elle est complète ou incomplète. Presque toujours continue , l'amaurose peut être périodique , lorsqu'elle accompagne une vésanie.

Trait. Le même que pour l'héméralopie ; de plus, frictions éthérées sur les sourcils, sternutatoires, électricité, galvanisme. Elle est souvent incurable.

Ordre II. Névr. des fonctions cérébrales.

Fonctions cérébrales exaltées, diminuées, perverties ou abolies souvent sans maladie locale bien évidente, avec ou sans fièvre.

1er SOUS-ORDRE. *Affections comateuses.*

Suspension de l'action des sens , de l'entendement, de la locomotion , avec assoupissement profond que la plus vive irritation ne peut faire cesser.

GENRE X. *Apoplexie. Causes.* Tempérament sanguin, excès de table ou du coït, suppression de quelque hémorrhagie, vie sédentaire, chagrins, contention d'esprit; coups, chutes sur la tê...

Sympt. Signes précurseurs. Tintemens d'oreilles, somnolence, bégaiement accidentel, vertiges, engourdissement des extrémités, légers mouvemens convulsifs, affaiblissement ou perte d'un des sens. L'apoplexie est *faible* ou *imparfaite* : alors, embarras de la langue, distorsion de la bouche, diminution de sensibilité et de contractilité dans une moitié du corps, sensations affaiblies. Elle est *forte* ou *violente* : alors, diminution ou abolition des sensations, stupeur, état comateux, hémiplégie plus ou moins complète, pouls fort et développé, respiration ordinairement stertoreuse. Enfin, on l'appelle *foudroyante*, si la mort survient sur-le-champ.

Trait. Emétique, si elle a lieu après le repas; saignées générales plus ou moins répétées, artériotomie, ventouses scari-

fiées, boissons émétisées, lavemens irritans, frictions de même nature, synapismes, vésicatoires.

GENRE XI. *Catalepsie. Causes.* Tempérament nerveux et mélancolique, contention d'esprit, travail excessif, vers intestinaux.

Sympt. Privation momentanée et totale
du sentiment et du mouvement, battemens du cœur et mouvemens de la respiration presque imperceptibles ; les différentes parties du corps conservent la position qu'elles avoient avant l'attaque ou
celle qu'on leur donne.

Durée. Indéterminée.

Trait. Pendant les attaques, légères
frictions sur les membres ; infusion aromatique tiède. Dans l'intervalle, combattre
la cause.

GENRE XII. *Epilepsie. Causes.* Enfance,
âge adulte ; compression, lésions de la
tête ; hydrocéphale, métastase d'affections
cutanées sur le cerveau, frayeur, vers in-

testinaux, dentition difficile, éruption de la variole, affections hystériques et hypochondriaques.

Sympt. Attaque souvent brusque, quelquefois précédée de malaise, de vertiges, d'assoupissement; perte totale du sentiment, chute rapide, distorsion des yeux, renversement du corps en arrière, convulsions des membres; les pouces sont dans l'adduction et fortement serrés contre la paume des mains; gonflement successif de l'abdomen, de la poitrine et du cou; visage rouge, pourpre ou violet; bouche écumante; nul souvenir de ce qui s'est passé après l'attaque qui dure 20 ou 25 minutes, et dont le retour est régulier ou irrégulier, rare ou fréquent.

Trait. Variable selon la cause; on a obtenu de bons effets de la valériane, du camphre, du quinquina, de l'opium, des feuilles d'oranger, du nitrate d'argent fondu. On peut éloigner les attaques en

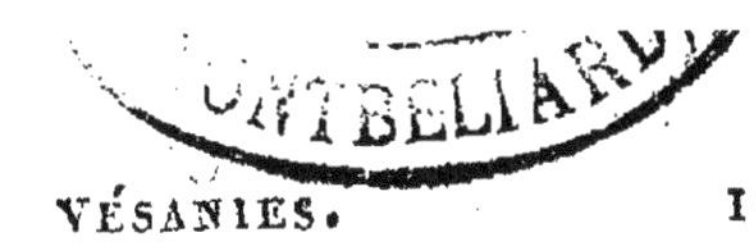

faisant respirer les vapeurs ammoniacales,
le gaz oxigène, etc.

IIe SOUS-ORDRE. *Vésanies.*

Perversion ou irrégularité dans les fonctions des sens, de l'entendement, de la locomotion.

Idiopathiques ou symptomatiques, continues ou intermittentes.

GENRE XIII. *Hypochondrie. Causes.*
Tempéramens bilieux ou mélancolique, âge
mûr, F. intermittente trop tôt supprimée,
frayeur, chagrin, ennui, contrariétés ;
abus des narcotiques, du coït ; suppression
des règles, des hémorrhoïdes ; affections
organiques de l'abdomen.

Sympt. Tension et gonflement de l'estomac et du tube intestinal, pulsations irrégulières dans quelques points de l'abdomen, nausées, alternatives d'anorexie et
d'appétit vorace, aversion pour certains
alimens, digestions difficiles, flatuosités,
éructations, coliques, borborygmes, com-

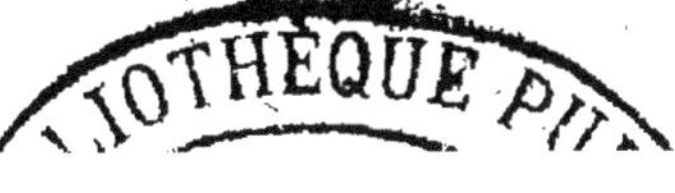

6 *

tipation ou diarrhée, spasmes de la poitrine, respiration difficile, céphalalgie, vertiges, inquiétudes, anxiétés, tristesse profonde, défiance extrême, terreur panique, caprices variés, trouble dans les idées.

Marche. Continue ou intermittente.

Trait. Peu ou point de médicamens; emploi constant et long-temps prolongé des moyens hygiéniques, séjour à la campagne, société choisie et gaie, exercices de la gymnastique.

GENRE XIV. *Mélancolie. Causes.* Les mêmes que pour l'hypochondrie.

Sympt. Face livide, maigreur générale, pouls lent et concentré, caractère irascible, défiance ombrageuse, terreur, pensées et images lugubres, passion dominante et poussée à l'excès, inactivité, vie sédentaire, quelquefois penchant au suicide, enfin aliénation mentale plus ou moins complète.

Trait. Changer peu à peu le régime de vivre et les habitudes du malade; s'étudier à lui faire perdre l'idée principale qui l'occupe ; le recréer, le divertir, le distraire par tout ce que la médecine morale et l'hygiène peuvent fournir de moyens.

GENRE XV. *Manie. Causes.* Ecarts de régime, travaux forcés, insolation, études opiniâtres, veilles prolongées, passions vives, maladies aiguës, blessures à la tête ; suppression des menstrues, des hémorrhoïdes, de la sécrétion du lait.

Sympt. Manie sans délire. Nulle altération bien sensible de l'entendement ; mais perversion dans les fonctions affectives, avec impulsion aveugle à faire des extravagances et à commettre des actes de fureur. *Manie avec délire* ; lésion d'une ou de plusieurs fonctions de l'entendement, délire sur plusieurs objets avec des émotions tristes ou gaies, extravagantes ou furieuses.

Marche. Continue, intermittente, périodique.

Trait. Il se rapproche de celui de la mélancolie ; saignées, délayans, calmans, mais surtout moyens moraux et hygiéniques.

GENRE XVI. *Démence. Causes.* Souvent innée ; elle peut être produite par intempérance, apoplexie, frayeur vive, chagrin, suppression des lochies, vieillesse.

Sympt. Existence automatique, incohérence dans les idées ; succession rapide d'émotions légères, d'actions isolées et désordonnées, avec entier oubli de ce qui a précédé.

Trait. Variable suivant la cause. La démence sénile est incurable.

GENRE XVII. *Idiotisme. Causes.* Mauvaise conformation du cerveau, joie et frayeur excessives ; usage immodéré des bains, du coït, des saignées, des narcotiques ; apoplexie.

Sympt. Oblitération plus ou moins complète de l'intelligence et des affections de l'âme, taciturnité, aphonie, opiniâtreté ou emportement.

Trait. Il varie selon les causes. L'idiotisme originaire est incurable.

Genre XVIII. *Somnambulisme. Causes.*
Tempérament sanguin et nerveux, adolescence, imagination vive; quelquefois une
dispostion particulière.

Sympt. Excitation forte de l'imagination
pendant le sommeil avec exercice de la
locomotion et des facultés intellectuelles, et
répétition des actions qu'on a coutume de
faire pendant la veille. Quand on est ré-
veillé, nul souvenir de ce qui s'est passé.

Trait. Empêcher que le somnambule ne
s'expose dans ses courses nocturnes; tâ-
cher de le réveiller par tous les moyens
possibles, lorsqu'il n'est pas dans une si-
tuation dangereuse; dans l'intervalle de
de l'accès, combattre la cause, ordonner
des travaux pénibles et fatigans, etc.

Cauchemar. Causes. Pléthore, digestions pénibles, habitude de se coucher sur
le dos, hydrocéphale, vers intestinaux,
hypochondrie.

Sympt. Difficulté de respirer et sorte de délire pendant le sommeil, avec sentiment d'un poids insupportable qui comprimerait la poitrine ou la région épigastrique ; lassitude et souvent palpitations lors du réveil.

Trait. Variable selon les causes.

GENRE XIX. *Hydrophobie. Causes.* Morsure d'un animal enragé, inoculation, absorption de sa bave (*Hydroph. communiquée*). Frayeur, colère, écarts de régime, insolation, fièvre de mauvaise nature (*Hydroph. spontanée*).

Sympt. Hydroph. spontanée. Elle a lieu immédiatement après que la cause a agi. *Hydroph. communiquée.* Elle ne se développe qu'après 30 ou 40 jours et plus, précédée d'inquiétude, de tristesse, d'anorexie, de recherche de la solitude, d'affections nerveuses variées. Les cicatrices se boursouflent, rougissent, se rouvrent et causent de la douleur ; sentiment d'ardeur et de constriction spasmodique à la gorge; horreur des liquides, fureur à leur aspect ainsi qu'à celui des corps brillans ; susceptibilité extrême des sens, visage rouge, chaleur à l'épigastre, respiration gênée ; pouls dur, tendu, inégal ; délire, sputation d'une salive écumeuse, envies de mordre ; mort au milieu des convulsions ou d'une lipothymie.

Durée. 3, 4, rarement 7 jours.

Trait. Avant les premiers accès, cautériser ou exciser le plus tôt possible les parties infectées ; entretenir pendant 40 jours la suppuration au moyen des vésicatoires ; bains, délayans, sudorifiques, antispasmodiques, frictions mercurielles. La rage confirmée est incurable.

ORDRE III. Névr. de la locomotion et de la voix.

Iᵉʳ SOUS-ORDRE. *Névr. de la locomotion.*

GENRE XX. *Névralgie. Causes.* Impression du froid, suppression de quelque évacuation ; lésion, contusion, compression d'un nerf ou de ses filets.

Sympt. Douleur vive et déchirante , quelquefois pulsative ou avec des élance-mens et des tiraillemens, le long du trajet d'un nerf et de ses ramifications , sans rougeur, tension ni gonflement apparens; fièvre plus ou moins forte , intermittence régulière ou irrégulière. On distingue les névralgies en *frontale, sous-orbitaire, faciale, maxillaire, iléo-scrotale, fémoro-poplitée, fémoro-prétibiale, plantaire, cubito-digitale, anomale.*

Trait. Variable selon les circonstances ; les mêmes moyens ont tour à tour réussi et échoué. Elles sont quelquefois incura-bles.

GENRE XXI. *Tétanos. Causes.* Consti-tution irritable , les premiers jours de la naissance ; certains alimens , chaud ou froid excessifs, affections vives de l'âme, chagrin, frayeur, poisons, vers intestinaux, métastases , plaies avec déchirement des nerfs ou des parties tendineuses, fractures, luxations.

Sympt. Invasion brusque ou lente. Dans ce dernier cas, bâillemens, douleurs variées, ptyalisme, syncope, tremblement des membres ; ensuite contraction forte et involontaire des muscles élévateurs de la mâchoire (*trismus*), des extenseurs du tronc (*opisthotonos*), des fléchisseurs (*emprosthotonos*), des muscles, d'un seul côté du corps (*pleurosthotonos*), sans alternative de relâchement, accompagnée de fièvre et quelquefois de délire.

Trait. Antispasmodiques, sudorifiques, quinquina, opium à forte dose, musc, mercure, bains chauds alcalins.

GENRE XXII. *Convulsions. Causes.* Drastiques, vomitifs, poisons, vapeurs délétères, éruption de la variole, vers intestinaux, dentition difficile, rétention du méconium, couches laborieuses, suppression d'hémorrhagies ou d'exanthèmes, plaies, luxations, fractures.

Sympt. Contraction d'un, de plusieurs ou de tous les muscles avec état alternatif

7

de relâchement, sans perte de connois-
sance, quelquefois avec délire passager.
Elle est habituelle ou accidentelle, continue
ou intermittente, avec paroxysmes réguliers ou irréguliers.

Trait. Variable suivant la cause : antispasmodiques, toniques, astringens, révulsifs, etc.

GENRE XXIII. *Chorée. Sympt.* Sorte de
mélange de paralysie et de convulsions,
qui n'attaque guère que les jeunes gens aux
approches de la puberté ; caractérisée par
une espèce d'idiotisme avec gesticulations
irrégulières et involontaires des différentes
parties du corps ; souvent simple faiblesse
et traction de l'une des jambes.

Trait. Saignées, purgatifs, assa-fœtida,
camphre, quinquina, nitrate d'argent,
bains, électricité.

GENRE XXIV. *Paralysie. Causes.* Pléthore, froid ; suppression d'une saignée,
d'une hémorrhagie, d'un exanthème ; narcotiques, ivresse, lésions du crâne, apo-

plexie; lésions du cerveau, de la moelle rachidienne, d'un nerf, d'un muscle.

Sympt. Diminution plus ou moins grande ou abolition de la contractilité musculaire et quelquefois de la sensibilité d'une partie (*paralysie partielle*), de tout un côté du corps (*hémiplégie*), des parties inférieures du tronc et des membres abdominaux (*paraplégie*).

Trait. Stimulans, toniques, frictions irritantes, eaux thermales, galvanisme, respiration du gaz oxigène uni à l'air atmosphérique.

II.e SOUS-ORDRE. *Névr. de la voix.*

GENRE XXV. *Voix convulsive. Sympt.* D'abord difficulté plus ou moins grande de parler, ensuite succession de sons discordans.

GENRE XXVI. *Aphonie nerveuse. Sympt.* Abolition totale de la voix.

Trait. Les causes de ces deux affections sont peu connues. On peut essayer les vé-

sicatoires, le moxa à la nuque ; faire respirer les antispasmodiques, tels que le
camphre, l'éther.

ORDRE IV.

Ier SOUS-ORDRE. *Névr. de la digestion.*

GENRE XXVII. *Spasme de l'œsophage.*
Causes. Usage des boissons froides, dégoût extrême ; irritation portée dans l'œsophage, l'estomac ou les intestins.

Sympt. Déglutition difficile, douloureuse, souvent impossible, avec sentiment
de constriction dans le pharynx ou l'œsophage ; quelquefois vomissemens.

Trait. Sédatifs à l'extérieur ou en lavement si le malade ne peut avaler, vésicatoire à la partie antérieure du cou.

GENRE XXVIII. *Cardialgie. Causes.*
Allaitement trop long-temgs continué, poisons, émétique, drastiques, affections vives
de l'âme, suppression des règles et des hé-

morrhoïdes, dyssenterie, vers intestinaux, métastases.

Sympt. Anxiété et resserrement douloureux dans l'épigastre, souvent lipothymie. La *gastrodynie* en diffère en ce qu'il n'y a point de lipothymie.

Trait. Combattre les causes ; on a préconisé l'oxide de bysmuth à l'intérieur. Le traitement de la gastrodynie est en général le même.

GENRE XXIX. *Pyrosis. Causes.* Viandes salées et fumées, corps sucrés et fermentescibles. Elle est souvent symptomatique.

Sympt. Douleur ardente dans l'estomac, le long de l'œsophage, jusqu'au pharynx et à la bouche, suivie d'éructation d'un liquide limpide et souvent acide.

Trait. Boissons mucilagineuses, nitrées, magnésie pure, viande fraîche, lait.

GENRE XXX. *Vomissement spasmodique. Causes.* Présence de matières étrangères dans quelques points du tube alimentaire, grossesse, hernie étranglée, calcul dans les uretères, chute sur la tête, éruption de la variole, métastase.

Sympt. Rejet par la bouche des matières contenues dans l'estomac, avec contractions plus ou moins fortes du diaphragme et des muscles abdominaux, souvent précédé d'anxiétés, de douleur à l'épigastre et de hoquet.

Trait. Ether sulfurique, extrait gommeux d'opium, eau de fleurs d'oranger, gaz acide carbonique, columbo ; vésicatoire sur l'épigastre, si les convulsions sont fortes.

Genre XXXI. *Dyspepsie. Causes.* Flatuosités, excès des alimens, leucorrhée, coït immodéré.

Sympt. Digestion lente, pénible, souvent douloureuse, accompagnée de lésions locales ou générales.

Trait. Emploi bien ordonné des alimens, exercice, amers, aromatiques, ferrugineux.

Genre XXXII. *Boulimie. Causes.* Exer-

cice forcé, vers intestinaux, F. intermit—
tente, convalescence.

Sympt. Faim insatiable ou envie de
manger une plus grande quantité d'alimens
que l'estomac n'en peut digérer.

Trait. Sage distribution des alimens;
elle cesse souvent d'elle-même.

GENRE XXXIII. *Pica. Causes.* Enfance,
chlorose, grossesse, scorbut.

Sympt. Aversion pour les alimens dont
on faisait journellement usage; désir de
ceux qu'on ne pouvait souffrir. *Malacia*,
désir de manger des substances qui ne
sont pas nutritives.

Trait. Combattre les causes.

GENRE XXXIV. *Colique nerveuse. Causes.* Froid, suppression d'évacuations ou
d'exanthèmes, flatuosités, corps étrangers
dans les intestins.

Sympt. Sentiment douloureux de tiraillement dans l'ombilic ou dans le trajet du
colon, n'augmentant point par la pression
et quelquefois diminué par elle.

Trait. Antispasmodiques : éther, extrait gommeux d'opium, lavemens émolliens.

GENRE XXXV. *Colique de plomb. Causes.* On l'observe chez les individus qui travaillent le plomb : peintres en bâtimens, plombiers, fondeurs, potiers d'étain, mineurs, etc.; chez ceux qui font usage de vins falsifiés avec la litharge, de vaisseaux de plomb pour préparer leurs mets.

Sympt. Douleur abdominale sourde, déjections alvines difficiles et douloureuses, constipation, tranchées surtout vers l'ombilic; abdomen rétracté, mais peu douloureux au toucher ; nausées, vomissemens, excrétion de l'urine difficile ou impossible, pouls dur et lent, respiration gênée ; quelquefois douleurs vagues, paralysie, tremblemens, convulsions, surtout des membres thorachiques.

Durée. 7 à 8 jours. Quelquefois elle est suivie de fièvre lente.

Trait. On a conseillé les adoucissans, les mucilagineux, les antispasmodiques, surtout dans la première période. Le meilleur traitement est celui de la Charité de Paris. (*Voyez* remède contre la colique des peintres, 2ᵉ part., 2ᵉ sect.)

GENRE XXXVI. *Iléus nerveux. Causes.* Vers, corps étrangers dans les intestins ; hernie étranglée, endurcissement des matières fécales, coups et chutes sur l'abdomen, affections vives, métastases.

Sympt. Vomissemens répétés des matières contenues dans le canal alimentaire avec constipation, anxiété, douleur répondant à l'ombilic ou au trajet du colon.

Trait. Antispasmodiques comme dans la colique nerveuse ; combattre la constipation par des lavemens émolliens, ensuite purgatifs.

IIᵉ SOUS-ORDRE. *Névr. de la respiration.*

GENRE XXXVII. *Asthme convulsif.* *Causes.* Dérangement du flux menstruel ou hémorrhoïdal, saignée habituelle négligée, hypochondrie, répercussion d'un exanthème, goutte.

Sympt. Accès souvent le soir ou la nuit; invasion subite, resserrement de poitrine, besoin de se tenir debout et de respirer un air frais, inspiration et expiration sifflantes, embarras dans la langue, pouls naturel ou légèrement fébrile, urine abondante et claire, face diversement altérée; ces symptômes subsistent, quoique portés à un moindre degré, pendant le cours de l'accès qui dure toute la nuit et une partie de la matinée; rémission incomplète dans l'après-midi; le paroxysme revient vers minuit; rémissions de plus en plus marquées, surtout lorsque l'expectoration est copieuse vers le déclin de l'accès.

Trait. Antispasmodiques, fumigations émollientes et narcotiques dirigées vers la trachée-artère, respiration du gaz oxigène pur ou mêlé à l'air atmosphérique, boissons rafraîchissantes, nourriture douce, équitation, navigation.

GENRE XXXVIII. *Coqueluche. Causes.*
Enfance, constitution détériorée, hypochondrie, répercussion d'un exanthème, embarras des premières voies. Sporadique, souvent épidémique, elle n'attaque qu'une fois dans la vie.

Sympt. Pendant 15 ou 20 jours, ceux d'un catarrhe pulmonaire ; ensuite *quintes* de toux périodiques, suivies d'expectoration ou de vomissement, de mucosités ou de sérosités ; accompagnées de hoquet, rougeur du visage, battement des artères, difficulté de respirer, inspiration sonore, menaces de suffocation, excrétion involontaire des urines et des matières fécales.

Durée. De 1 à 3 mois et plus.

Trait. Vomitifs à petite dose pour provoquer des nausées, doux laxatifs ; on a recommandé le musc, l'assa-fœtida, la ciguë, les cantharides. Un vésicatoire sur un des côtés de la poitrine a été utile.

GENRE XXXIX. *Asphyxie. Causes.*
Débilité du nouveau-né, amas des muco-

sités dans les bronches, *submersion*, *stran-gulation*, *respiration de gaz délétères*, tels que l'azote, l'hydrogène, l'hydrogène carboné ou sulfuré ; émanations des fosses d'aisance, des cimetières, des usines et des marais.

Sympt. D'abord, vertiges, céphalalgie, délire, convulsions, (suivant la cause de l'accident), diminution et altération de la circulation et de la respiration ; ensuite, suspension totale de ces mêmes fonctions et de celles du cerveau, membres flasques (excepté dans l'asph. par submersion) ; face livide et gonflée, extérieur du corps froid.

Trait. Exposer le malade à l'air libre, réveiller l'action des organes pulmonaires par des odeurs fortes, introduire de l'air atmosphérique ou du gaz oxygène dans la bouche, asperger d'eau froide la face et la poitrine, introduire dans la bouche un corps sapide ; frictions sèches ou aromatiques, électricité, galvanisme.

— *de l'asph. par submersion.* Transporter le plus tôt possible le noyé dans un lieu commode, le déshabiller sans secousse, le coucher enveloppé dans une couverture auprès du feu ; appliquer un corps chaud aux pieds ; faire des frictions avec une flanelle sèche ou imbibée d'alcool camphré ou d'ammoniaque ; mettre dans la bouche quelques gouttes de vin chaud ou d'eau-de-vie ; introduire de l'air dans les poumons ; chatouiller les narines avec les barbes d'une plume, la fumée de tabac ou l'ammoniaque ; stimuler les gros intestins par des lavemens irritans ou des fumigations de tabac ; saigner s'il y a encore de la chaleur, et que la face soit rouge ou violette.

— *de l'asph. par strangulation.* Si l'épanchement de la sérosité ou du sang dans le crâne n'est point formé, saignée du cou ou du bras, frictions, liqueurs alcooliques dans la bouche, irritation des narines et du pharynx, bains chauds.

— de l'asph. par les gaz délétères. Eloigner le malade du lieu méphytisé, l'exposer à l'air, le déshabiller, l'asperger d'eau froide, faire avaler de l'eau et du vinaigre, administrer des lavemens irritans, irriter les narines, faire inspirer les gaz oxigène ou acide muriatique oxigéné, recourir à l'électricité ou au galvanisme. Ce traitement doit être très-actif.

— de l'asph. des nouveaux-nés. Eloigner ce qui empêche l'accès de l'air dans les poumons, placer l'enfant sur le côté, irriter le nez et la bouche; frictions, insufflations répétées de l'air par les narines, bains chauds.

IIIe Sous-ordre. *Névr. de la circulation.*

Genre XL. *Palpitations nerveuses.*
Causes. Sexe féminin, enfance, tempérament nerveux, affections vives, antipathie, toutes les causes affaiblissantes.

Sympt. Battemens du cœur, forts, précipités, irréguliers, de peu de durée, se renouvelant facilement.

Trait. Dans les intermissions, éloigner les causes ; dans l'accès, antispasmodiques et moyens hygiéniques.

GENRE XLI. *Syncope. Causes.* Celles du genre précédent, dégoût, frayeur, vers intestinaux, inanition, évacuation d'une grande quantité de sang, de pus ou de sérosité ; elle est souvent un symptôme de maladie du cœur ou des gros vaisseaux.

Sympt. Diminution ou suspension de l'action du cœur, de la respiration, des sensations, de la locomotion et des autres fonctions ; précédée de malaise, de pâleur de la face, de faiblesse, de vertiges ; suivie d'anxiété dans la région du cœur, de vomissemens et même de convulsions.

Trait. Exposer le malade à l'air, ôter toutes les ligatures ; aspersions d'eau froide au visage, respiration des vapeurs irritantes.

ORDRE V. Névr. de la génération.

Ier SOUS-ORDRE. *Névr. des fonctions génitales de l'homme.*

GENRE XLII. *Anaphrodisie. Causes.* Attouchemens fréquens du pénis, surtout avant la puberté; masturbation, imagination frappée, amour violent, paralysie des muscles érecteurs, toutes les causes débilitantes.

Sympt. Faiblesse extrême ou impossibilité de l'érection du pénis, sensibilité extrême, éjaculation du sperme à la moindre irritation.

Trait. Variable selon les causes : continence, exercice, toniques, bonne nourriture.

GENRE XLIII. *Dispermatisme. Causes.* Érection trop forte, vieillesse, masturbation.

Sympt. Lenteur ou empêchement de l'éjaculation dans le coït, l'homme jouissat d'ailleurs des attributs de la virilité.

Trait. Variable : s'il tient à trop de vigueur, bains tièdes, camphre.

GENRE XLIV. *Satyriasis. Causes.* Abstinence ou abus du coït, puberté prompte ou tardive, crétinisme, malpropreté, affection dartreuse des parties génitales.

Sympt. Désir effréné du coït, faculté de le répéter souvent sans épuisement ; fureur extrême, si ce penchant est contrarié.

Trait. Moyens hygiéniques, habitation à la campagne, étude, promenade, saignée, bains chauds, cataplasmes émolliens, boissons rafraîchissantes, camphre. Eloigner les objets lascifs ; s'il y a débilité, toniques.

GENRE XLV. *Priapisme. Causes.* Vésicatoires, usage des cantharides à l'intérieur, calculs urinaires, blennorrhagie.

Sympt. Erection forte et douloureuse du pénis, sentiment d'ardeur brûlante, nul penchant pour le coït.

Trait. Supprimer les vésicatoires ou l'usage des cantharides ; boissons et lave-

mens mucilagineux, bains de siége, sangsues au périnée ; s'il est causé par un calcul,
lithotomie.

IIe Sous-ordre. *Névr. des fonctions*
génitales de la femme.

Genre XLVI. *Nymphomanie. Causes.*
Puberté, lectures lascives, retraite, masturbation, affection dartreuse des parties
génitales.

Sympt. 1er *degré.* Idées lascives et obs-
cènes, tristesse, inquiétude, taciturnité,
perte du sommeil et de l'appétit ; combat
entre la pudeur et les désirs effrénés. 2e *de-*
*gré.*Oubli de la pudeur et de la bienséance :
regards, propos, gestes indécens ; sollicita-
tions et instances à l'approche d'un homme.
3e *degré.* Obscénité dégoûtante, fureur
aveugle, chaleur brûlante sans fièvre, enfin
délire maniaque.

Trait. Moyens hygiéniques, habitation
à la campagne, étude, exercice, nourriture douce et végétale, bains tièdes, boissons

nitrées, camphre, nénuphar. Proscrire les bals et les réunions, éloigner toutes les causes du mal.

GENRE XLVII. *Hystérie. Causes*. Tempérament nerveux, abus du coït, affections vives et fréquentes, conversations et lectures voluptueuses, veuvage, suppression d'un écoulement habituel ou périodique.

Sympt. Accès subit ou précédé de bâillemens, de vertiges, de pleurs et de ris involontaires, de rougeur et de pâleur alternatives de la face; ensuite sentiment d'une boule qui semble partir de l'utérus, rouler dans l'abdomen, monter à la poitrine et jusqu'à la gorge, avec suffocation et strangulation; suivant le degré du mal, convulsions, syncope, dyspnée, grandes variétés dans la sensibilité, la contractilité, la caloricité.

Durée de l'accès. Depuis quelques minutes jusqu'à plusieurs jours.

Trait. Moyens hygiéniques, antispasmodiques : assa-fœtida, castoréum, etc. Eloigner les causes.

COMPLICAT. Hypochondrie, mélancolie, épilepsie.

CLASSE CINQUIÈME.

LÉSIONS ORGANIQUES.

Changement dans la figure, le volume ou le poids des organes, et dégénérescence de leur tissu.

ORDRE Ier. Lésions organiques générales.

GENRE I. *Syphilis.* Elle se communique par contact immédiat aux parties génitales, à l'anus, à la bouche, aux mamelles. Elle peut être d'abord locale et ensuite générale.

Sympt. 1re *période.* A la partie infectée, un ou plusieurs petits ulcères enflammés, d'où il sort un pus ichoreux. Si c'est à la bouche, il s'y forme un et rarement plusieurs ulcères, dont le fond est d'un blanc sale, les bords durs, comme déchirés et coupés à pic ; presque toujours au voisinage, bubons suppurés; taches sur la peau; pustules d'abord transparentes , ensuite couvertes de croûtes; végétations diverses, appelées, suivant leur forme, *crétes, candylomes , poireaux , choux-fleurs*, etc.

2ᵉ période. Les parties situées profondément s'affectent; il y a alors *périostoses, exostoses*, douleurs ostéocopes et rhumatismales nocturnes ; ulcérations dans le conduit auditif, dans les fosses nasales.

3ᵉ période. Augmentation des douleurs ostéocopes, carie, nécrose, ramollissement des os, suppuration abondante ; quelquefois affection d'un organe important, fièvre hectique, mort.

Trait. Vérole récente. Mercuriaux en friction, en boisson, en pilules ; régime doux, bains chauds, boissons diaphorétiques. *Vérole invétérée.* Fortes décoctions sudorifiques, quelquefois unies aux mercuriaux.

GENRE II. *Scorbut. Causes.* Mauvaise nourriture, salaisons, disette, maladies longues, fatigues, affections tristes, nostalgie, humidité, air corrompu, malpropreté.

Sympt. 1re *période.* Visage pâle ou livide, lassitude et débilité générales, paresse, douleurs vagues; gencives rouges, tuméfiées et saignantes; éphélides, rouges bleues et livides sur différentes parties du corps. 2e *période.* Impossibilité de marcher, contraction des muscles fléchisseurs des jambes, enflure des extrémités, syncopes fréquentes, hémorrhagies passives variées; gencives fongueuses et douloureuses, bouche fétide, induration du tissu cellulaire des jambes, ulcérations douloureuses de ces mêmes parties. 3e *période.* Ulcères sordides et fongueux des jambes, fournissant une sanie fétide; adynamie, sueurs fétides, pétéchies, hémorrhagies passives copieuses et fréquentes, caries plus ou moins profondes, fièvre hectique, mort.

Trait. Sucs et préparations où entrent les crucifères, sudorifiques, quinquina et autres amers, emploi sage des règles de l'hygiène, habitation à la campagne, distraction, bonne nourriture, vin généreux.

GENRE III. *Gangrène. Causes.* Ligatures, compression des gros vaisseaux, contusions des nerfs ou de la moelle rachidienne, congélation, inflammation violente, plaies, fractures, luxations, pression long-temps continuée sur une partie, fièvres de mauvais caractère, scorbut, variole confluente, vieillesse, mauvaise nourriture, seigle *ergoté.*

Sympt. Mort partielle ; couleur pâle, cendrée, livide, noire, et consistance molle de la partie, avec phlyctènes remplies d'un liquide ichoreux et rougeâtre, d'une odeur particulière. On appelle *escarre* la gangrène de la peau ; *sphacèle,* celle de toute l'épaisseur d'un membre ; ici, il y a insomnie, petitesse du pouls, sueur froide et gluante, syncope, délire, coma, mort si la gangrène ne borne pas ses progrès.

Trait. S'il y a inflammation excessive, saignées, délayans, diète sévère ; si la congélation en était cause, frictions successivement avec la neige, la glace, l'eau froide, dont on augmentera par degrés la température, cordiaux à l'intérieur ; si elle dépend d'une cause délétère et qu'il y ait fièvre adynamique (*voyez le traitement de la pustule maligne*).

GENRE IV. *Cancer. Causes.* Age critique, suppression de quelques évacuations, contusion de différentes glandes, et peutêtre disposition héréditaire ou particulière de l'individu.

Sympt. D'abord éruption particulière, ulcération, ou tumeur dure, indolente, circonscrite, sans changement de couleur à la peau (*squirrhe*); ensuite douleur lancinante, chaleur ardente de la partie, formation d'un ulcère douloureux à bords renversés, à fond inégal, fongueux et livide, laissant écouler un ichor fétide, saignant facilement, et qui tend à s'élargir; état variqueux des vaisseaux voisins, couleur jaune et plombée de la face, fièvre hectique.

1re ESP. *Cancer de l'œsophage.* Tumeur et rétrécissement de ce conduit, déglutition gênée, vomissement muqueux et fétide.

2e ESP. — *de l'estomac.* Tumeurs vers le *cardia* ou le *pylore*, rots acides, vomissement des alimens quelque temps après le repas. Dans la suite, les matières vomies sont visqueuses, brunâtres, noirâtres et très-fétides.

3e ESP. — *des intestins.* Tumeur souvent sensible au toucher; d'abord constipation opiniâtre, ensuite diarrhée purulente, ichoreuse, mêlée de sang.

4e ESP. — *de l'utérus.* Tumeur à l'orifice de l'utérus, dure, rénitente, indolente, ensuite douloureuse au toucher; écoulement de sanie et d'ichor très-fétides par le vagin.

Trait. Extirper le cancer externe de cause externe non adhérent, si le malade se porte bien d'ailleurs. Si l'extirpation est impossible, mucilagineux, calmans, narcotiques, nourriture végétale, lait, applications sédatives.

GENRE V. *Tubercules.* Ils affectent presque toutes les parties du corps et particulièrement quelques viscères. Tumeurs plus ou moins volumineuses, simples ou agglomérées, enkystées ou non enkystées, formées d'une substance qui a la consistance de l'albumine ou du plâtre, susceptibles d'entrer en suppuration après un temps plus ou moins long.

1re ESP. *Phthisie pulmonaire tuberculeuse. Causes.* Thorax mal conformé, scrophules, hémorrhagies, diabétes, diarrhée, leucorrhée, sueurs excessives, allaitement, chagrins, études prolongées, suppression d'un exutoire ou d'un ulcère ancien.

Sympt. 1re *période.* Engourdissement, inertie, catarrhe pulmonaire répété, douleur de poitrine, respiration gênée, toux, hémoptisie, chaleur à la paume des mains et à la plante des pieds, ardeur pour le coït, disposition à la colère. 2ᵉ *période.* Titillation au larynx, veilles, voix rauque ou grêle; toux particulière avec retours irréguliers, surtout la nuit; rejet des alimens, crachats épais, blancs, cendrés, verdâtres, d'un goût fade ou salé; petite fièvre le soir, souvent avec frissonnement, rougeur et chaleur des joues. 3ᵉ *période.* F. hectique continue (*voyez* cette dernière), aggravant les symptômes locaux.

Trait. 1ʳᵉ *période.* Eviter les passions vives, habitation à la campagne, voyages, boissons émulsionées, lait, farineux, fruits bien mûrs, bains tièdes, exutoire, etc. 2ᵉ et 3ᵉ *période.* Crucifères, balsamiques, quinquina, alcornoque, digitale, ciguë aquatique, opium.

2ᵉ ESP. *Carreau* (*tubercules mésenté-riques*). *Causes.* Scrophules, écarts de ré-

gime, mauvaise nourriture, répercussion
d'un exanthême.

Sympt. 1re *période.* Mauvaise digestion,
flatuosités, dévoiement, anorexie, bouf-
fisure du ventre, transpiration acide, haleine forte, pâleur de la face, mélancolie.
2e *période.* Ventre tuméfié, induration
sensible au toucher, anorexie ou voracité,
quelquefois constipation; selles liquides,
blanches ou de couleur d'argile; vers intestinaux rendus, gonflement du cou. 3e *pé-*
riode. Glandes engorgées augmentant
de volume et entrant en suppuration; selles
blanches, chyleuses, lientériques; F. hectique, marasme; mort, quelquefois précédée d'hydropisie ascite.

Trait. Habitation à la campagne, promenade au soleil, coucher sur un lit fait
de substances aromatiques, frictions, bains
froids et de mer, frictions sèches et aromatiques; amers à l'intérieur.

COMPLIC. Dartres, scrophules, syphilis.
GENRE VI. *Scrophules. Causes.* Se ma-

nifestant depuis l'âge de trois ans jusqu'à sept et quelquefois plus tard, tempérament lymphatique, lieux humides, mauvaise nourriture, vie indolente, affections tristes, disposition héréditaire. Elle ne paraît pas contagieuse.

Sympt. (*Constitution scrophuleuse.*) Lèvre supérieure gonflée et gercée ; nez épaté, rouge et douloureux ; yeux ordinairement bleus et chassieux, vue faible, suintement des oreilles ; peau blanche, molle et flasque ; cerveau volumineux, nonchalance, gaîté, réparties spirituelles. 1re *période.* Gonflement indolent et dur des ganglions lymphatiques du cou, de la mâchoire, ou de l'occiput, sans changement de couleur à la peau ; cet état peut exister plus ou moins long-temps. 2e *période.* Ces tumeurs grossissent, rougissent, se ramollissent souvent et laissent écouler un pus séreux dans lequel nagent des flocons albumineux ; ces glandes ne suppurent jamais en totalité : de là, des fistules qui durent quelquefois

8*

long-temps, se cicatrisent et se rouvrent de nouveau; quelquefois les glandes sous-claviéres et axillaires s'affectent de la même manière. 3e *période*. Phthisie, carreau ; gonflement, ramollissement et carie des os spongieux; marasme, F. hectique.

Trait. Toniques, ferrugineux, quinquina, digitale pourprée, muriate de baryte; moyens hygiéniques : habitation dans un lieu salubre, changement de climat, exercice, insolation, bains de mer, nourriture animale, bon vin.

COMPLICAT. Syphilis, rachitis, scorbut, gale, teigne, dartres.

GENRE VII. *Rachitis. Causes.* Tous les âges et particulièrement l'enfance, lieux bas et humides, syphilis, scorbut, scrophules, goutte, masturbation, castration, suppression d'exanthêmes.

Sympt. Tête volumineuse, maigreur et débilité générales, gonflement et augmentation du ventre, endurcissement des viscères abdominaux; les os longs se courbent et leurs extrémités deviennent volumineuses ; les os courts se tuméfient ; les vertèbres se ramollissent, et la colonne rachidienne se dévie ; atrophie, dévoiement colliquatif, F. hectique, souvent diverses hydropisies.

Trait. Alimens de facile digestion, vin généreux, vêtemens chauds, lit composé de plantes aromatiques sèches, habitation à la campagne dans un lieu sec et élevé, exercice, frictions sèches et aromatiques, bains froids, moxa, vésicatoires, cautères ; toniques, antiscorbutiques.

Genre VIII. *Eléphantiasis des Grecs.*
Causes. Malpropreté, mauvaise nourriture, usage exclusif de poisson.

Contagieux, héréditaire.

Sympt. Diminution des fonctions des sens, lassitudes, alopécie, voix faible et enrouée, peau recouverte de tubercules inégaux, passant successivement à un état d'ulcération qui détruit les ongles et occasionne la chute des doigts.

Trait. Diaphorétiques, sudorifiques, régime végétal, bains émolliens, bains de mer, bains de vapeurs; toniques, excitans.

GENRE IX. *Eléphantiasis des Arabes. Causes.* Peu connues.

Endémique dans certaines contrées de l'Asie, de l'Afrique et même de l'Europe. Il n'est ni contagieux, ni héréditaire.

Sympt. Invasion ordinairement brusque; tumeur semblable à une corde ou à un chapelet, suivant le trajet des vaisseaux lymphatiques, attaquant ordinairement les membres inférieurs; accompagnée de douleur, rougeur, nausées, vomissemens répétés, fièvre. Impossibilité de remuer la partie affectée, sans renouveler les accidens. Cette affection revient par accès.

Trait. Saignée, sédatifs, quinquina uni à l'opium; bandage compressif.

GENRE X. *Yaws. Causes.* Enfance, jeunesse; il attaque particulièrement les nègres. Contagieux; sujet à la récidive.

Quelques auteurs pensent que c'est une variété de la syphilis.

Sympt. Petites taches rouges qui s'étendent et forment une croûte dont la chute laisse voir un fongus ressemblant assez bien à une fraise ou à une mûre; elles se développent particulièrement à la face, aux aisselles et aux aines.

Trait. Sulfureux, sudorifiques et surtout mercuriaux; si le mal n'est plus que local, caustiques.

Ordre II. Lésions organiques particulières.

Ier SOUS-ORDRE. *Lésions organiq. du cœur et des vaisseaux.*

GENRE XI. *Anévrisme du cœur. Causes.* Exercices violens, grands efforts des membres thorachiques, toux convulsive, menstruation irrégulière, ossification de l'aorte et des valvules du cœur, polypes des mêmes parties, passions vives. Des obser-

vations tendraient à faire croire cette maladie héréditaire.

Sympt. 1er *degré.* Symptômes fugaces,
palpitations, sentiment douloureux dans la
région du cœur, pouls variable suivant l'espèce, respiration haute et courte au moindre
exercice, rhumes fréquens avec toux vive
et sèche, figure animée, étourdissemens,
éblouissemens, céphalalgie fréquente,
sensation de vapeurs chaudes qui montent
vers la tête. 2e *degré.* Battemens du cœur
plus forts, plus étendus, se faisant sentir
dans le côté droit de la poitrine et dans
la région épigastrique; pouls dûr, vibrant,
fréquent; épistaxis répétées; respiration
gênée, surtout dans la position horizontale; toux forte, figure bouffie, joues et
lèvres rouges ou violettes, œdématie des
jambes; percussion de la poitrine rendant
un son clair, excepté à la région du cœur.
3e *degré.* Palpitations souvent nulles,
bruissement particulier qui se fait sentir
sous la main; pouls petit, fréquent, inégal

intermittent, insensible; veines gonflées et saillantes, suffocation imminente, toux sèche, convulsive; expectoration sanguinolente ou puriforme, face infiltrée ou maigre; visage bleu, violet, livide; abattement; sens émoussés.

Ire ESP. *Anévr. actif ou avec épaississement des parois.* Battemens du cœur brusques, violens, sensibles à la vue, quelquefois même au travers des vêtemens, et soulevant la main appliquée sur la région précordiale; pouls fréquent, dur, vibrant; face vultueuse, yeux injectés.

2e ESP. *Anévr. passif ou avec amincissement des parois.* Battemens faibles, lents et rares, cependant sensibles au toucher dans une grande étendue; pouls faible, mou, peu sensible, plus ou moins fréquent, facile à déprimer; face pâle, souvent injectée et violette.

Trait. Chercher à détruire la cause. Le Ier *degré* est seul curable. Dans la Ire espèce, saignées répétées, diète sévère, dé-

bilitans , bains chauds des membres thorachiques. Dans la 2ᵉ *espèce*, toniques.
Dans le 2ᵉ et 3ᵉ *degré*, palliatifs.

Genre XII. *Rétrécissement des orifices
du cœur. Causes.* Peu connues ; les végétations qu'on observe sur les valvules,
paraissent dépendre de la syphilis.

Sympt. Très-obscurs. *Rétrécissement des
cavités droites.* Bruissement particulier,
sensible au pouls et à la region précordiale. — *de l'ouverture auriculo-ventriculaire droite.* Irrégularité du pouls. —
de l'origine de l'aorte. Irrégularité du
pouls plus marquée ; palpitations fortes et
fréquentes. Ce rétrécissement est souvent
causé par des polypes qui oblitèrent quelquefois l'artère, alors lipothymies, battemens réitérés, palpitations, pouls irrégulier, insensible ; mais intermittence dans
les symptômes. Si ces polypes sont situés
à l'orifice auriculo-ventriculaire gauche,
les symptômes sont moins intenses et les
intermittences plus fréquentes.

COMPLICAT. Anévrisme du cœur et de l'aorte.

Trait. Palliatifs. S'il y a lieu de soupçonner une cause vénérienne, moyens antisyphilitiques.

GENRE XIII. *Anévr. de l'aorte. Causes.* Celles de l'anévr. du cœur.

Sympt. Variables suivant le siége, le volume et l'étendue de la tumeur. Bruissement au-dessus de la région précordiale avec battemens isochrones à ceux du cœur; son mat du côté gauche de la poitrine; pouls petit, irrégulier, souvent ne battant pas de la même manière aux deux bras. La tumeur peut comprimer l'œsophage ou la trachée-artère; de là, respiration sifflante, déglutition difficile, disposition à l'apoplexie. La tumeur peut se rompre dans l'œsophage ou la trachée-artère.

Trait. Celui des anévrismes du cœur; si la tumeur proémine au dehors, applications froides et astringentes.

GENRE XIV. *Tumeurs hémorrhoïdales.*

Causes. Constipation, chute fréquente du rectum, équitation, grossesse, calculs vésicaux ; tumeurs de la vessie, de l'utérus ou du vagin.

Sympt. Tumeurs de grosseur variée, arrondies ou ovales, rouges, noires ou livides, isolées ou groupées, se développant au bord de l'anus (*hémorrh. externes*), ou dans le rectum (*hémorrh. internes*), souvent intactes, se rompant quelquefois et donnant lieu à un écoulement de sang plus ou moins abondant. (*Voy. flux hemorrhoïdal.*) Elles sont accidentelles ou constitutionnelles :

Trait. Régime végétal, boissons et lavemens adoucissans ; s'il y a grand relâchement, toniques astringens ; s'il y a douleur, sédatifs : camphre, safran, onguent populeum.

II° SOUS-ORDRE. *Hydropisies.*

GENRE XV. *Anasarque. Causes.* Tempérament lymphatique ; constitution délicaté, séjour dans un atmosphère humide, vie sédentaire, mauvaise nourriture, chagrins, suppression de quelque évacuation, abus des médicamens, répercussion d'un exanthême, hystérie, affections chroniques des viscères.

Sympt. Anasarque passive. Infiltration du tissu cellulaire des membres abdominaux, gagnant peu à peu toute l'étendue du corps ; peau blanche, moins chaude que dans l'état de santé, conservant longtemps l'empreinte des doigts qui la pressent ; pouls petit, mou et lent. *Anasarque active.* Face colorée ; peau de couleur rosée, luisante, plus ou moins rénittente ; chaleur peu diminuée ; pouls plein, dur et fort.

Trait. Diurétiques, purgatifs, stimulans, toniques sagement combinés et adaptés à la cause et aux autres circonstances.

GENRE XVI. *Hydrocéphale. Causes.* Coups, chutes sur la tête. Elle attaque de préférence les enfans robustes et actifs ;

elle succède quelquefois aux fièvres éruptives.

Sympt. Hydrocéph. chronique. Volume excessif de la tête, écartement des sutures, vertiges, idiotisme, affaiblissement des sens, paraplégie. *Hydrocéph. aiguë.* Nul changement dans le volume de la tête, céphalalgie, vomissemens, morosité, agitation, face pâle, yeux égarés, strabisme, amaurose, convulsions, coma, paralysie, pouls tour à tour lent et fréquent. *Hydrorachis.* Tumeur molle, arrondie, fluctuante, quelquefois bilobée, située ordinairement à la hauteur de la 2e vertèbre lombaire; écartement de l'apophyse épineuse des vertèbres, paraplégie.

Trait. Hydrocéph. chronique. Incurable. Essayer les frictions mercurielles jusqu'à légère salivation; soutenir les os du crâne, au moyen d'un bonnet de cuir. —*Hydrocéph. aiguë.* Dès le premier temps, sangsues derrière les oreilles, vésicatoires, synapismes, lavemens irritans; diurétiques, surtout les scillitiques, vin, ammoniaque, frictions mercurielles. — *Hydrorachis*. Incurable. Faire porter au malade un bandage concave, pour soutenir et protéger la tumeur; essayer les frictions mercurielles. La ponction serait mortelle.

GENRE XVII. *Hydrothorax. Causes.* Celles des hydropisies; particulièrement les affections organiques du cœur et de l'aorte.

Sympt. Respiration courte, peu gênée; possibilité de se coucher sur les deux côtés, son mat et élévation sensible du côté du thorax affecté, œdème du côté et quelquefois du bras correspondant, battemens du cœur mous, faibles, réguliers; point de palpitations; pouls plein, mou, régulier; face pâle, amaigrie; yeux ternes, lèvres pâles, point de réveil en sursaut, quelquefois anasarque.

COMPLICAT: L'hydro-péricarde; l'anévr. du cœur.

Trait. Diaphorétiques, diurétiques, pur-

gatifs, pilules toniques de Bacher, insolation, frictions sèches et aromatiques sur
la poitrine, rubéfians aux pieds ; paracen-
thèse, si l'hydrothorax est idiopathique.

GENRE XVIII. *Hydro-péricarde. Causes.*
Celles des hydropisies. Maladies organiques des viscères thorachiques.

Sympt. Anxiété douloureuse, poids incommode à la région du cœur dans la
position horizontale ; syncopes fréquentes ;
palpitations rares ; battemens du cœur
obscurs, tumultueux, se faisant sentir
tantôt à gauche et tantôt à droite ; son mat
de la poitrine ; quelquefois côté gauche
du thorax plus élevé ; pouls petit, fréquent, concentré, irrégulier ; face violette,
lèvres noires ou livides ; œdématie des
membres inférieurs, lorsque la maladie est
ancienne.

Trait. Celui des hydropisies. On a proposé la ponction du péricarde.

GENRE XIX. *Ascite. Causes.* Celles des

hydropisies, lésions organiques des viscères abdominaux, péritonite chronique.

Sympt. Tuméfaction de l'abdomen qui
commence par le pubis et s'étend ensuite
de bas en haut, sentiment de fluctuation
d'un liquide par la pression, infiltration
des membres abdominaux. Si l'hydropisie
est *enkystée*, tuméfaction partielle et graduée, commençant dans l'un des hypochondres avec tension et douleur obtuse ; forme
inégale de l'abdomen, progrès lents, respiration moins gênée que dans l'ascite ordinaire ; la face n'est pâle et bouffie que
vers les derniers temps de la maladie.

Trait. Celui des hydropisies ; paracen-
thèse ; frictions huileuses sur le ventre.

IIIe SOUS-ORDRE. *Lésions organiq. du
tissu cellulaire.*

GENRE XX. *Endurcissement du tissu
cellulaire. Causes.* Encore peu connues.
Le froid paraît le déterminer. Il attaque les

nouveau-nés depuis leur naissance jusqu'au 7ᵉ ou 9ᵉ jour.

Sympt. Dureté très-grande d'une portion et quelquefois de la totalité du tissu cellulaire, qui est rénittent et ne cède point à la pression des doigts; chaleur diminuée; souvent rougeur des jambes, des cuisses, du bas-ventre; contractions spasmodiques; mort le 3ᵉ, 4ᵉ et rarement le 7ᵉ jour après la naissance.

Trait. Bains avec une décoction de sauge, vésicatoire sur la tumeur, vomitif; purgatif, usage journalier d'un grain de muriate de mercure doux.

IVᵉ SOUS-ORDRE. *Lésions organiq. du cerveau.*

Les signes en sont peu connus.

Vᵉ SOUS-ORDRE. *Lésions organiq. du poumon.*

Les signes en sont peu connus.

VIᵉ SOUS-ORDRE. *Lésions organiq. du foie.*

GENRE XXI. *Hydropisie enkystée du foie.*

Sympt. Tumeur rénittente et inégale, accompagnée de douleur, de pesanteur dans l'hypochondre droit et souvent d'ictère, avec les symptômes des hydropisies.

GENRE XXII. *Concrétions biliaires.* *Causes.* Tempéramens bilieux et mélancolique, vieillesse, vie sédentaire, affections tristes.

Sympt. Souvent très-obscurs; quelquefois douleur vive qui suit le trajet du canal cholédoque et qui augmente après le repas; tuméfaction, tympanite partielle dans l'épigastre; calculs rendus par les selles ou le vomissement; souvent ictère sujet à récidive; coliques, éructations, vomissemens, constipation ou diarrhée.

Trait. Extraits de saponaire et de chicorée, poudre de Dower, minoratifs, remède du D.ʳ Durande, électricité, diète végétale.

GENRE XXIII. *Ictère des nouveau-nés.* *Causes.* Changement de circulation, rétention du méconium, nourrice anciennement

9 *

accouchée, abus des huileux et des spiri-
tueux, affection organique du foie.

Sympt. Couleur jaune et sécheresse de
la peau, quelquefois tension des hypochondres, vomissemens, cris aigus.

Trait. Lait d'une femme récemment
accouchée, eau sucrée, sirop de chicorée
ou de pomme composé.

VIIe SOUS-ORDRE. *Lésions organiq. de la*
rate.

Les signes en sont peu connus.

VIIIe SOUS-ORDRE. *Lésions organiq. des*
voies urinaires.

GENRE XXIV. *Diabétès sucré. Causes.*
Affaiblissement : hémorrhagies, suppura-
tions, maladies longues, abus des liqueurs
alcooliques, boissons chaudes ou tièdes,
nourriture mal saine, humidité, mélancolie, affections tristes.

Sympt. Signes précurseurs. Besoin fréquent d'uriner, sentiment de chaleur ou
de froid qui s'étend du ventre dans la

vessie, augmentation de quantité des urines.
1re *période.* Fièvre nulle, débilité, abattement, soif; urine limpide, inodore, sans saveur, sans sédiment. 2e *période.* Maigreur, chaleur vive, peau aride, affaissement, faim canine, soif extrême, digestions pénibles, rots; urines très-abondantes, blanchâtres ou jaunâtres, douceâtres, sucrées, avec sédiment grisâtre. 3e *période.* Marasme; pouls petit, irrégulier, intermittent; F. hectique, mort plus ou moins prompte.

Trait. Exercice, bon vin, nourriture animale en quantité modérée; éloigner les idées tristes.

GENRE XXV. *Concrétions urinaires.*
Causes. Enfance, vieillesse; tempérament lymphatique, habitation des climats tempérés ou des marais, oisiveté, sommeil prolongé, goutte.

Sympt. Calcul rénal. Douleur vive, térébrante dans la région des reins, augmentée par l'exercice; urine rendue goutte à goutte, teinte de sang et contenant quelquefois des portions de calculs; stupeur dans la cuisse et rétraction du testicule du même côté, toux, nausées, vomissemens. *Calcul vésical.* Douleur dans la vessie, pesanteur au périnée et sur le rectum, prurit au bout du gland, impossibilité de supporter le cahot d'une voiture, ténesme, émission difficile de l'urine, corps étranger reconnu dans la vessie à l'aide du *cathétérisme.*

Trait. Palliatifs, lithotomie. Les lithontriptiques sont sans vertu.

IX⁰ SOUS-ORDRE. *Lésions organiq. de. l'utérus.*

GENRE XXVI. *Corps fibreux de l'utérus.*
Sympt. Pesanteur dans la région hypogastrique, douleur aux lombes, tiraillement dans les aines, tumeur quelquefois appréciable au travers des tégumens de l'abdomen ou au moyen du toucher, trouble dans la menstruation, souvent hémorrhagie.

X.ᵉ SOUS-ORDRE. *Lésions organiq. du conduit alimentaire.*

GENRE ANNEXE: *Vers intestinaux.*

Sympt. Irritation et douleur dans quelque point du tube intestinal, trouble dans la digestion et dans la plupart des autres fonctions ; dilatation de la pupille, démangeaison au bout du nez, douleurs aux poignets, sortie de vers par le vomissement ou par les selles.

1ʳᵉ ESP. *Ascarides lombricoïdes.* Prurit et douleur pongitive dans les intestins et particulièrement vers l'ombilic ; sortie de lombrics par le vomissement ou par les selles.

2ᵉ ESP. *Ascarides vermiculaires.* Irritation sourde, picotement et prurit au rectum, sortie d'ascarides avec les matières fécales.

3ᵉ ESP. *Tænia.* Pesanteur, sentiment de tournoiement dans le ventre, de piqûre et de morsure à l'estomac ; soulèvement, abaissement et ondulation de l'abdomen, appétit vorace, amaigrissement, sortie de quelques fragmens ou de la totalité du tænia par le vomissement ou par les selles.

Trait. On les prévient en donnant de légers toniques; on les détruit au moyen des anthelmintiques et des purgatifs. Pour celui du tænia, *voy.* PHARMAC. 2ᵉ sect.

FIN DE LA PREMIÈRE PARTIE.

SECONDE PARTIE.

ABRÉGÉ

DE PHARMACOLOGIE.

~~~~~~~~~~~~~~~~~~~~~~~~~~~~

PREMIÈRE SECTION.

DES MÉDICAMENS SIMPLES.

A.

ABSINTHE , *Artemisia Absynthium* , Syngén. polygam. superfl. Corymbif. France.
(herbe entière.)

Forme. Dose. Poudre, Ɣj à ʒj.—Suc, comme
altérant, ʒj à ℥ ß ; comme émétique, ℥j à ℥ iij.
—Infusion à froid, ʒß à ℥j par ℔j d'eau. —
Vin, ℥j ℥ij à ℥iv.—Teinture, ʒß à ʒij, dans une
potion.—Alcool, ʒß à ʒj.—Eau distillée, ℥j à
℥iv. — Huile essentielle, gᵗᵗᵉ ij à gᵗᵗᵉ iv sur
du sucre. Ɣj à ʒß dans une potion ;—Sirop,
ʒij à ℥ij ;—Extrait, ʒß à ʒj ;—Conserve, ʒj à
ʒij ; — Huile par macération, en lavement, en
liniment, ʒij à ℥j.
~~~~~~~~~~~~~~~~~~~~~~~~~~~~

Propriétés. Tonique, fébrifuge, vermifuge, emménagogue.

ACÉTATE D'AMMONIAQUE, (Esprit de
Mindérérus.)

F. D. ʒß à ʒij dans une potion ou dans ℔ij
de tisane.

P. Excitant, diurétique, diaphorétique.

— DE CUIVRE, (Verdet, *Deuto-acétate de
cuivre*).

F. D. En pilules, gr. ß à iij.—*A l'extérieur*;
poudre, dissolution, liniment, onguent.

P. Altérant, astringent, escarrotique.
Cas particuliers. Usage interne: épilepsie, manie, rage, squirrhe, cancer. — *Us.
ext.* Ulcères fongueux, scorbutiques, can-
céreux; gonorrhée.

Observation. Dangereux à l'intérieur.
— DE CUIVRE ET D'AMMONIAQUE.

F. D. P. Les mêmes que le précédent.
— DE MERCURE, (Terre foliée mercurielle, *Proto-acétate de mercure*).

F. D. En pilules, gr. j à gr. iij, (*Voy.* dragées
de Keyser, 2ᵉ section.)

P. Antisyphilitique, antiherpétique.

ACÉTATE DE PLOMB, (Extrait de Saturne, *Proto-acétate de plomb.*)

F. D. Gr. ß à gr. j dans une potion. — *A l'extér.* fomentation, lotion, injection, liniment, onguent.

P. Astringent, sédatif, détersif, répercussif.

Cas part. Us. interne; gonorrhée, satyriasis. — *Us. ext.* Ephélides, boutons de la peau, ophthalmie, brûlure, gonorrhée.

Obs. Dangereux à l'intérieur.

— DE POTASSE , (Terre foliée de tartre, *Deuto-acétate de potassium*)

F. D. P. Comme apéritif et diurétique, gr. xij à ℨj. — Comme purgatif, ℥j à ℥jß dans ℔ij de tisane.

— DE SOUDE, (Terre foliée minérale, *Deuto-acétate de sodium*).

F. D. P. Les mêmes que le précédent.

ACHE, *Apium graveolens,* Pentand. digyn. Ombell. France. (Racine, herbe, graine.)

F. D. Graine, infus. ʒj à ʒij par ℔ij d'eau.
—*Racine*, décoct. ℥ß à ℥j.—Poudre, ∋j à ʒß.
—Eau distillée, ℥ij à ℥iv.—Sirop, ʒij à ℥ij.
—Extrait, ∋j, ʒß à ʒj. — Suc, ℥j à ℥ij.

P. Carminative, sudorifique, diurétique, apéritive, fébrifuge.

Obs. Abandonnée ; elle faisait partie des
quatre semences chaudes mineures et des
cinq racines apéritives majeures.

ACIDE ACÉTIQUE, *Voy.* vinaigre.

—ARSÉNIEUX, (Arsenic, *Protoxide d'ar-*
senic).

F. D. En potion, en pilules, $\frac{1}{9}$ à $\frac{1}{5}$ de grain.
— *A l'extér.* poudre, $\frac{1}{25}$ à $\frac{1}{5}$ de la masse.

P. Fébrifuge, cathérétique, caustique.
Obs. Dangereux, même *à l'extér.* où on
ne doit l'employer que sur une petite surface. — *A l'intérieur*, il vaut mieux se
servir d'un arséniate.

— BENZOÏQUE , (Fleurs de benjoin).

F. D. Potion, poudre, tablettes, gr. j à x. —

A l'extér. en fumigation. — Teinture, étendue d'eau (lait virginal) en friction, en lotion.

P. Antispasmodique, expectorant, stimulant, cosmétique.

´ ACIDE BORACIQUE, (Sel sédatif de Homberg, *A. Borique*).

F. D. Gr. v à Ɔj, dans ℔ij de tisane. — *A l'extér.* en gargarisme.

P. Rafraîchissant, détersif.

Obs. Peu employé.

— CARBONIQUE , (acide aérien).

F. D. Mêlé à l'eau jusqu'à acidité agréable.

P. Diurétique, rafraîchissant.

Obs. Il entre dans les eaux minérales acidules.

Le gaz mêlé à l'air ralentit la respiration ; mais l'azote et l'hydrogène lui sont préférables.

— CITRIQUE , *Voy.* citron.

— MURIATIQUE, (A. marin, *A. hydrochlorique*).

F. D. Gtte xxx à xl par ℔ij d'eau ; mieux ,

jusqu'à acidité convenable. — *A l'extér.* pur, en vapeur, étendu dans l'eau ou dans du miel

P. Antiseptique, diurétique, résolutif, corrosif, désinfectant.

ACIDE MURIATIQUE OXIGÉNÉ, (A. marin déphlogistiqué, *Chlore*).

F. D. Étendu dans l'eau jusqu'à acerbité supportable. — *A l'extér.* Étendu dans de l'eau, ou en vapeur.

P. Astringent, antiseptique, désinfectant.

Obs. Il n'est guère employé qu'en vapeur, pour purifier l'air des hôpitaux, etc., et titiller la membrane pituitaire.

— NITREUX, (Esprit de nitre fumant).

F. D. ℨj à ℨij dans ℔ij de tisane sudorifique. — *A l'extér.* pur.

P. Antisyphilitique, caustique puissant.

— NITRIQUE, (Eau-forte).

F. D. Progressivement de ℨß à ℥ß par ℔ij d'eau ; mieux, jusqu'à acidité convenable. — *A l'extér.* pur, en vapeur ; mêlé à l'axonge (pommade oxigénée.)

P. Antisyphilitique , astringent, anti-septique, diurétique, désinfectant, excitant, corrosif.

Obs. On doit mettre beaucoup de prudence dans son emploi, surtout à l'intérieur.

ACIDE NITRIQUE ALCOOLISÉ, (Esprit de nitre dulcifié).

F. D. ʒß à ʒj dans une potion ou par ℔ ij de boisson. — *A l'extér.* pur.

P. Astringent, caustique.

— OXALIQUE, (acide de l'oseille).

F. D. Gr. xij à ℈j par ℔ ij d'eau sucrée. — Pastilles, Q. V.

P. Rafraîchissant.

Obs. Remplacé par l'acide tartarique.

— PHOSPHORIQUE , (acide de l'urine).

F. D. Gtte xv à xxv par ℔ ij d'eau distillée.

P. Rafraîchissant.

— SULFUREUX , (A. vitriolique volatil).

F. D. A l'extér. le gaz, en bain de vapeur général ou partiel.

P. Excitant, antiherpétique, antipsorique.

Acide sulfurique, (A. Vitriolique).

F. D. Gtte xx à xxxvj par ℔ ij d'eau ; mieux, jusqu'à acidité agréable. — *A l'extér.* pur, mêlé à 8 ou 10 parties d'axonge.

P. Rafraîchissant, astringent, excitant, caustique.

Obs. Très-employé à l'intérieur, (*limonade minérale*).

— **sulfurique alcoolisé**, (Eau de Rabel).

F. D. ℨ ß à ℨ j par ℔ ij d'eau. — *A l'extérieur* pur ou étendu d'eau.

P. Astringent, styptique, caustique.

—**tartarique.** Comme l'acide oxalique.

Aconit napel, *Aconitum Napellus*, Polyand. trigyn. Renoncul. France. (Herbe.)

F. D. Poudre on extrait, progressivement de gr. ß à gr. viij. — Suc, progressivement de gr. j à gr. xij.

P. Stimulant, antiherpétique.

Obs. Son emploi demande beaucoup de circonspection. On a cependant donné son extrait à gr. v toutes les demi-heures, et jusqu'à ʒ ß par jour.

ADIPOCIRE, (Blanc de baleine).

F. D. gr. x à ʒ ß dans une émulsion. — *A l'extérieur* liniment, emplâtre.

P. Adoucissant, pectoral, cosmétique.

Obs. Peu usité.

AGARIC BLANC, *Boletus laricis* , Cryptogam. Champign. Asie.

F. D. Poudre, Эj à ʒ ß. — Infus. ʒ ß à ʒj ß par ʒ iv d'eau ou de vin.

P. Purgatif infidèle et fatigant.

Obs. Peu employé.

— DE CHÊNE, *Boletus igniarius.*

Employé à l'extérieur pour arrêter les hémorrhagies.

AIGREMOINE, *Agrimonia Eupatoria,* Dodécand. digyn. Rosac. France. (Herbe.)

F. D. Poudre, ʒ ß à ʒj. — Infusion, pinc. j à iij par ℔ij d'eau. — Eau distillée, ʒ ij à ʒ iv.

P. Astringent faible, utile seulement en gargarisme.

AIL, *Allium sativum*; Hexand. monogyn. Liliac. (bulbe, herbe).

F. D. Décoction dans l'eau ou le lait.—Suc, g^{tte} j, ij à viij plusieurs fois le jour.—*A l'extér.* en épithème.

P. Vermifuge, fébrifuge, diurétique, diaphorétique, rubéfiant.

Obs. N'est employé que comme vermifuge.

AIMANT. On l'a vanté comme sédatif.

ALBUMINE, (Blanc d'œuf). Employé pour clarifier les sirops, etc.

ALCALI FIXE, *Voy.* potasse, soude.
— **VOLATIL**, *Voy.* ammoniaque.
ALCOOL, (Esprit de vin).
P. Excitant; excipient de beaucoup de médicamens.

ALCONORQUE, *Quercus suber? Chaporo Alconorque?* (Ecorce.)

F. D. Poudre, ℨß à ℨij associée au quinquina.—Infus. ℥j à ℥ij par ℔ij de vin (cochl. ij à iij, plusieurs fois le jour.)

P. Tonique, expectorant.

Cas part. Proposé contre la phthisie pulmonaire.

Obs. Peu connu, peu usité. Il faut attendre de nouvelles expériences.

ALKÉKENGE, *Physalis Alkekengi*, Pentand. monogyn. Solan. Europe. (Baies.)

F. D. Infus. n° vj à n° xij et plus par ℔ij d'eau. — Suc, ℥ß à ℥j.

P. Narcotique, diurétique, laxatif.

ALLELUIA, *Oxalis acetosella*, Décand. pentagyn. Géran. France. (Herbe.)

F. D. Décoction, manip. j par ℔ij d'eau.— Suc, ℥ß à ℥iv. — Sirop, ℥j à ℥ij.

P. Altérant, rafraîchissant, diurétique.
Obs. Peu usité.

ALLIAIRE, *Erysimum Alliaria*, Tétradyn. siliq. Crucif. France. (Herbe.)

F. D. Suc, ℥ j à ℥ iv, le matin. — *A l'extér.* en épithème, Q. S.

P. Diurétique, vermifuge, antiscorbutique, antiseptique.

Obs. Active, mais peu usitée.

Aloès, *Aloë perfoliata*, Hexand. monogyn. Liliac. Afriq. Amériq. mérid. (Suc épaissi.)

F. D. En pilules ou dans une émulsion, comme altérant, gr. j à iij. — Comme purgatif, gr. iv à xx ; dans quelques affections comateuses et hydropisies passives, ℨ ß et même ℨ j. — Teinture, g^tte vj à xij.

P. Purgatif drastique, tonique, vermifuge, emménagogue.

Obs. On n'emploie guère en France que l'aloès succotrin.

Althæa, *Voy.* Guimauve.

Aluine ou Aloyne, *Voy.* Absinthe.

Alun, (Sulfate acide d'alumine et de potasse, *Sur-proto-sulfate d'aluminium, d'ammoniaque et de deutoxide de potassium*).

F. D. Gr. vj à xij en pilules ou dans une potion ; on peut aller jusqu'à ʒj par jour.— *A l'extér.* Əj, ʒß, ʒj et plus dans ℔j d'eau, pour gargarisme, injection, lotion, bain local. ℥ij à ℥ vj dans un bain général.

P. Astringent, styptique, antiseptique.

Cas part. Diabétès, gonorrhée et hémorrhagie chroniques.

ALUN CALCINÉ. *A l'extér.* en poudre sur les ulcères fongueux.

P. Cathérétique, corrosif.

AMANDES AMÈRES, *Amygdalus amarus*, Icosand. monogyn. Rosac. Fran. (Semences.)

F. D. En émulsion, ʒj à ʒ ij.

P. Fébrifuges, toniques.

— DOUCES, *Amygdalus communis.* (Semences.)

F. D. En émulsion, ℥ ij à ℥ iv par ℔ ij d'eau. — Huile, ʒ ß à ʒ ij dans une potion ; elle sert d'excipient à beaucoup de médicamens.

P. Adoucissantes, pectorales.

Ambre gris, Excrément du Cachalot, poisson de la mer de l'Inde ?

F. D. Poudre, gr. j à v et même xij, en pilules ou dans une potion. — Teinture, gtte xij à xxxvj.

P. Excitant, antispasmodique, aphrodisiaque.

— jaune, (Succin, Karabé.) Europ.

F. D. Huile essent. gtte iv à xij. — Teinture, gtte x, Ʒj à ℥ß.—Sirop, Ʒ ij à ℥j, ordinairement dans une potion. — *A l'extér.* fumigation, bain de vapeur.

P. Antispasmodique , emménagogue, sudorifique.

Ambroisie, *Chenopodium Botrys* , *Chenopodium Ambrosioïdes*, Pentand. digyn. Chénopod. (Feuille , semences.)

F. D. Infusion théiforme.

P. Stomachique, antispasmodique.

Amidon , Fécule du *Triticum sativum*, Triand. digyn. Gramin. France.

P. Nourrissant, adoucissant.

Obs. Le bulbe des différens Orchis et de la Pomme de terre, la racine de Bryone, la tige du Sagou , etc. fournissent de l'amidon.

Ammi , *Sison Ammi* ; Pentand , digyn. Ombell. Italie mérid. Grèce. (Semences.)

F. D. Poudre, ℈j à ʒj.— Infus. ʒ ij à ʒ ß par ℔ij d'eau.—Teinture, ℈j à ʒj.—Huile essent. g^{tte} ij à vj. — Extrait , gr. iv à viij.

P. Sudorifique , carminatif, diurétique, aphrodisiaque.

Obs. Peu usitée ; une des quatre se-mences chaudes mineures.

Ammoniacum, *Voy.* Gomme ammoniac.

Ammoniaque, (Alcali volatil.)

F. D. G^{tte} x à xxx par ℔ ij de boisson. — G^{tte} vj à x dans une potion. — Mêlé à 2 par-ties d'alcool (*esprit d'ammoniaque dulcifié*), G^{tte} xv à xx. — *A l'extér.* en friction, ʒ ß à ʒij par ʒj d'huile (*liniment volatil*).—Pur.

P. Diaphorétique , excitant, rubéfiant, caustique.

Cas part. Rhumatisme , rage , morsure des serpens , plaies envenimées.

ANGÉLIQUE , *Angelica archangelica,*
Pentand. digyn. , Ombell. Fran. (Racine ,
herbe , semences.)

F. D. Racine , poudre, ℈j à ℨj. — Décoct.,
℥ij à ℥ß par ℔ij d'eau. — *Semences ,* infus.
℥j à ℥iij par ℔ij d'eau. — Eau distill. ℥ij
à ℥iij.—Alcool, ℥ß à ℥ßj. — Teinture, ℥ß à
℥ij.—Huile essent. G^tte ij à vj. —Extrait, ℈j
à ℥ß.

P. Stomachique, sudorifique, emménagogue.

Obs. Peu usitée; quelquefois la racine
comme sialagogue.

ANGUSTURA, *Bomplandia trifoliata ,* Décand. monogyn. Tulipif. Amériq. (Écorce
moyenne.)

F. D. Poudre, gr. xij à ℈j, répétée 2 à 3 fois
pendant l'apyrexie.—Infus. ℥ß par ℔j d'eau,
à prendre par 2 à 3 cuillerées. — Teinture, ℥
à ℥ij dans un verre d'infusion aromatique. —
Extrait, ℈j à ℥ß.

P. Tonique , fébrifuge , astringent.

ANIS, *Pimpinella Anisum,* Pentand. digyn. Ombell. Afriq. France cultiv. (Semences).

F. D. Poudre, ℈j à ʒj. — Infus. ʒj à ʒij , par ℔ij d'eau. — Eau distil. ʒj à ʒiij. — Alcool, ʒß à ʒj. — Teinture, ʒß à ʒij. — Huile essent. gtte vj à xij.

P. Tonique, stimulant, carminatif.

— ÉTOILÉ , *Illicium anisatum.* Polyand. polygyn. Tulipif. Asie. (Capsules et semences.)

F. D. P. Les mêmes que celles de l'anis.

ANTIMOINE , (régule d'antim.) Il n'est plus usité à l'état métallique).

OXIDE d'antim. au *maximum* , (Antim. diaphorétique , *Peroxide d'antim*).

F. D Comme diaphorétique, gr. ß à gr. ij. — Comme émétique, gr. ij à vj.

Obs. Non lavé , il constitue le fondant de Rotrou.

—HYDRO-SULFURÉ-BRUN, (Kermès minéral, *Sous-deutoxi-sulfure d'antim.*)

F. D. Comme expectorant, gr. ß à gr. ij.—Comme émétique, gr. iij à vj.—Sirop de *kermès*, comme émétique, ʒij à ʒj.

OXIDE D'ANTIMOINE - HYDRO- SULFURÉ-ORANGÉ, (soufre doré d'antim, *Per-deutoxi-sulfure d'antim.*)

Obs. A la même dose et dans les mêmes cas que le kermès ; il provoque plus facilement le vomissement.

ARBOUSIER, *Voy.* RAISIN D'OURS.

ARGENTINE, *Potentilla Anserina*, Icosand. polygyn. Rosac. France. (Racine, herbe.)

F. D. Infus. décoct. ʒij à ʒß par ℔ij d'eau.—Eau distill. ʒij à ʒiij.—*A l'extér.* en fomentation, cataplasme, Q. V.

P. Astringent faible, diurétique.

ARISTOLOCHE, *Aristolochia rotunda, A. longa*, Gynand. héxand. Asar. France mérid. (Racine.)

F. D. Poudre, ʒj à ʒß.—Décoct. ʒij à ʒiij, par ℔ij d'eau.—Alcool, ʒj à ʒj.—Extrait, ʒß à ʒj.

P. Stimulante, tonique, emménagogue, émétique.

ARMOISE , *Artemisia vulgaris* , Syngén. polygam. superfl. Corymb. France. (Sommités.)

F. D. Poudre, Ʒ ß à Ʒ j. — Suc, comme altérant, Ʒ j à Ʒ ß ; comme émétique, Ʒ j à Ʒ iij. — Infus. Ʒ j à Ʒ ij, ordinairement dans Ʒ v de vin blanc. — Eau distil. Ʒ j à Ʒ iv. — Sirop, Ʒ ij à Ʒ ij. — Extrait, Ɔ j à Ʒ ß. — Conserve, Ʒ ij à Ʒ j.

P. Vermifuge , emménagogue , émétique.

ARNICA , *Arnica montana,* Syngén. polygam. superfl. Corymbif. Europe septent. (Racine , herbe et surtout les fleurs.)

F. D. Racine , poudre , Ʒ j à Ʒ iij, dans les 24 heures. — Décoct. Ʒ ij à Ʒ ß par ℔ ij d'eau. — *Fleurs* , poudre , gr. x à Ʒ ß. — Infus. Ʒ j à Ʒ iij par ℔ ij d'eau. — Eau distil. Ʒ j à Ʒ iij. — Extrait, gr. x à Ɔ j.

P. Tonique , fébrifuge , stimulant actif, sternutatoire.

ARRÊTE-BOEUF , *Ononis spinosa* , *O. ar-*

vensis, Diadelph. décand. Légumin. Fr.
(Plante entière, particulièrement la racine.)

F. D. Racine, décoct. ℥ß à ℨj par ℔ij
d'eau. — *Feuille*, double dose.

P. Diurétique, emménagogue.

ARROCHE, *Atriplex hortensis*, Polygam.
monoéc. Chénop. France cultiv.(Feuilles.)

F. D. Décoction, manip. j par ℔ij d'eau.

P. Délayante, rafraîchissante.

Obs. On dit que la racine et les graines à
la dose de ℨß à ℨj sont émétiques.

ARSENIC , *Voy*. ACIDE ARSÉNIEUX.

ARSÉNIATE DE POTASSE, (*Deuto-arséniate
de potassium*).

F. D. $\frac{1}{12}$ à $\frac{1}{8}$ de gr. dans ℥j ou ℥ij d'eau
distil. à prendre en 3 ou 4 fois.

P. Fébrifuge.

Obs. Dangereux ; il entre dans la solution minérale de Fowler.

— DE SOUDE , (*Deuto-arséniate de sodium*).

F. D. P. Comme le précédent.

ASARUM, *Voy.* CABARET.

ASCLÉPIAS, *Asclepias Vincetoxicum*, Pentand. digyn. Apocyn. France. (Plante entière, particulièrement la racine.)

F. D. Racine, poudre, ℨß à ℨj. — Décoct. ℥ß à ℥j par ℔ij d'eau. — *Feuilles*, comme émétique, gr. xxx à xl.

P. Diurétique, apéritive, émétique.
Obs. Peu usitée.

— *Asclepias asthmatica.* (racine).
F. D. P. comme la précédente.

ASPERGE, *Asparagus officinalis*, Héxand. monogyn. Asperg. France. (Racine.)

F. D. Poudre, ℨß à ℨj. — Décoct. ℥j à ℥ij par ℔ij d'eau. — Extrait, ℈j à ℨj.

P. Diurétique, apéritive.

ASPIC, *Voy.* LAVANDE.

ASSA-FŒTIDA, *Ferula Assa-fœtida*, Pentand. digyn. Ombell. Indes. (Gomme-résine.)

F. D. En pilules, gr. iv à ℈j — Même dose dans une potion, dissous avec le jaune d'œuf. —

Teinture, g^tte xxiv à xxxiv.—En lavement dissous avec le jaune d'œuf, ℨj à ℥ij. —En fumigation.

P. Antispasmodique, emménagogue.

ASTRAGALE, *Astragalus exscapus,* Diadelph. décand. Légumin. France mérid. (Racine, feuilles.)

F. D. Décoct. ℥ß à ℥j par ℔ij d'eau réduite au tiers.

P. Antisyphilitique.

Obs. L'usage doit en être continué pendant 2 ou 3 mois.

AUNE, *Betula Alnus,* Monoéc. tétrand. Ament. France. (Écorce.)

F. D. La poudre, ℨij à ℥ß pendant l'apyrexie.

P. Fébrifuge.

AUNÉE, *Inula Helenium,* Syngén. polygam. superfl. Corymb. France. (Racine.)

F. D. Poudre, ℨß à ℥j. —Décoct. ℥ß par ℔ij d'eau.—Vin, ℥ij à ℥iv.—Sirop, ℥j à ℥iij. — Extrait, Ɖj à ℨß.

P. Sudorifique, tonique, emménagogue.

AVOINE, *Avena sativa*, Triand. digyn. Gramin. France. (Graine dépouillée, *gruau.*)

F. D. Décoct. ℨij à ℥j par ℔ij d'eau (eau de gruau).

P. Adoucissante, pectorale.

AYA-PANA, *Eupatorium Aya-pana*, Syngén. polygam. égal. Corymb. Indes. (Racine, feuilles..)

F. D. Infus. ℥ij à ℥iv par ℔ij d'eau.

P. Astringent faible, alexitère.

AZÉDARACK, *Melia Azedarack*, Décand. monogyn. Méliac. Asie. (Racine.)

F. D. Décoct. ℨij à ℥ß par ℔ij d'eau.

P. Vermifuge.

Obs. Peu connu, peu usité.

AZOTE, (Gaz phlogistiqué).

F. D. On le fait respirer mêlé à 2 parties d'air atmosphérique.

Cas part. Maladies de poitrine dans lesquelles il faut diminuer la fréquence de la respiration.

B.

BADIANE, *Voy.* ANIS ÉTOILÉ.

BAINS D'EAU À LA GLACE, température à o et au-dessous, (therm. de Réaumur.)

P. Toniques, excitans, révulsifs.

— FROIDS, de 2 à 10 degrés $+$ o.

P. Toniques, excitans.

— TIÈDES, de 20 à 30 dégrés.

P. Émolliens, relâchans.

— CHAUDS, de 30 à 40 degrés.

P. Excitans, sudorifiques.

— DE VAPEURS.

P. Émolliens, sudorifiques.

— D'EAU DE MER.

P. Toniques.

BAINS ÉMOLLIENS, ADOUCISSANS. Décoct. ou infus. des plantes émollientes, lait, bouillon de tripes.

— TONIQUES. Décoct. ou infus. des plantes toniques, marc de raisin.

Bains alcalins.

Carbonate de potasse ou de soude, ℥ xv à ℥ xviij.

P. Toniques, résolutifs.
— HYDRO-SULFUREUX.

Sulfure de potasse, ℥ ij à ℥ iv. — Sulfure de soude, *id.*, sulfure de chaux, *id.*, sulfure de fer, ℥ vj à viij.

P. Excitans, antiherpetiques, anti psoriques.
— ÉLECTRIQUES.

P. Excitans.

BAINS FUMIGATOIRES MERCURIAUX. Les composés du mercure.

P. Excitans, antisyphilitiques, anti-herpétiques.
— FUMIGAT. SULFUREUX. Le soufre et ses composés.

P. Excitans, antiherpétiques, anti-psoriques.
— FUMIGATOIRES TONIQUES.

Baies de genièvre, benjoin, etc.

Baies de genièvre, *Voy.* Genièvre.

— de nerprun, *Voy.* Nerprun.

Balaustes, *Voy.* Grenadier.

Bardane, *Arctium Lappa*, Syngén, polygam. eg. Cynarocéph. France. (Racine, feuille, graine.)

F. D. Racine, poudre, ℈j à ʒj. — Décoct. ʒj à ʒiv par ℔ij d'eau. — Eau distil. ℥ij à iv. — Teinture, ʒß à ʒij. — Extrait, gr. xv à ʒß. — *Graine*, infus. ℥ß à ℥j par ℔ij d'eau. — *Feuilles*, suc, ℥ij à ℥iij. — *A l'extér.* en lavement, en cataplasme.

P. Diurétique , diaphorétique , anti-syphilitique.

Basilic, *Ocymum Basilicum*, Didynam. gymnosp, Lab. France cult. (herbe.)

F. D. Poudre, ℈j à ʒß. — Infus. ℥ij à ℥ß par ℔ij d'eau — Vin, ʒj à ℥ij.

P. Stimulant énergique , emménagogue.

Baume de Copahu, *Voy.* Térében-thine de Copahu.

— de la Mecque, *Voy.* Térében-thine de la Mecque.

BAUME DU PEROU, *Myroxylon Peruife-rum,* Décand. monogyn. Légumin. Amériq.
(Suc liquide ou concret.)

F. D. Gr. j à viij en poudre avec le sucre, en pilules ou tablettes, plusieurs fois le jour. — Gr, v à xxx dans une potion avec le jaune d'œuf.

P. Stimulant, expectorant, astringent. *A l'extér.* vulnéraire.

— DE TOLU , *Toluifera balsamum* , Décand. monogyn. Térébenth. Amérique.
(Suc ordinairement concret.)

F. D. Gr. v à xviij et plus, en électuaire, pilules, potion avec le jaune d'œuf.—Teinture, gtte xx à xxx dans une potion. — Sirop, ℥j par ℔j de tisane; ʒij à ℥j dans une potion.

P. celles du précédent.

— BENJOIN , *Styrax Benzoin,* Décand. monogyn. Ebénac. Ind. orient. et occid.
(Suc concret.)

F. D. Peu usité sous forme de baume; il ne l'est guère qu'à l'état d'acide benzoïque. Voy. ce dernier. — Teinture, Ɵj à ʒij —

Sirop, ℥ ij à ℥ ij. — *A l'extér.* en fumigation, en bain de vapeur.

P. Celles des précédens.

BECCABUNGA, *Veronica Beccabunga*, Diand. monogyn. Rhinanth. Fr. (Herbe.)

F. D. Suc, ℥ ij à ℥ iv.—Infusion, manip. j à ij par ℔ ij d'eau. — Eau distil. ℥ ij à ℥ iv.—Sirop, ℥ ß à ℥ ij. —Extrait, Ɖj à Ʒj.

P. Stimulant, antiscorbutique.

Obs. Usité ; ayant peu de vertu ; on l'associe à des plantes plus énergiques.

BELLADONE , *Atropa Belladona*, Pentand. monogyn. Solan. France. (Racine , feuilles.)

F. D. Feuilles, poudre, gr. j à iv en pilules ou dans une émulsion. — *Racine*, poudre, gr. ß à ij.—Teinture, gtte iv à xij.—Extrait, progressivement, gr. ß à gr. ij. — *A l'extér.* en lotion, fomentation, bain, cataplasme.

P. Narcotique, antispasmodique.

Cas part. Cancer , chorée , convulsions.

BELLEDAME , *Voy.* BELLADONE.

Benjoin, *Voy*. Baume benjoin et Acide benzoïque.

Bénoite, *Geum urbanum*, Icosand. polygyn. Rosac. France. (Racine.)

F. D. Poudre, dans un électuaire, Ʒj à Ʒij. — Décoct. Ʒj par ℔ij d'eau réduite au tiers, (cochl. j toutes les heures.) — Vin, Ʒj à Ʒ ß.— Teinture, Ʒ ß, 3 fois par jour.

Le double si la racine est fraîche.

P. Astringente , sudorifique , fébrifuge , et même purgative.

Bétoine, *Betonica officinalis*, Didynam. gymnosp. Lab. France. (Racine , feuilles , fleur.)

F. D. Feuille ou fleur, poudre , Ʒj à Ʒ ij. — Infus. théiforme. — *Racine*, poudre , comme émétique, Ʒj à Ʒ ij. — Eau distil, Ʒj à Ʒ iij. — Sirop, Ʒ ij à Ʒ ij. — Poudre, comme sternutatoire, pinc. j.

P. Tonique , émétique , purgative , sternutatoire.

Obs. Peu usitée.

Bette , *Voy*. Poirée.

BEURRE.

F. P. Quelquefois employé comme émétique, dose indéterminée. — Excipient des autres médicamens. — *A l'extér.* adoucissant.

BEURRE D'ANTIMOINE , *Voy.* MURIATE D'ANTIMOINE.

— DE CACAO , *Voy.* CACAO.

— DE MUSCADE , *Voy.* MUSCADE.

BIÈRE. Boisson nourrissante, diurétique et légèrement tonique.

BILE DE BOEUF ÉPAISSIE.

F. D. En pilules, gr. iv à xij.

P. Tonique.

Cas part. Ictère, dyspepsie.

Obs. Peu usitée.

BISTORTE, *Polygonum Bistorta,* Octand. trigyn. Polygon. France. (Racine.)

F. D. Poudre, ℨ ß à ℨ ij. — Décoct. ℥ j à ℥ ij par ℔ ij d'eau. — Suc, ℥ ij à ℥ iij. — Extrait, Ӭ j à ℨ j.

P. Astringent actif.

Blanc de baleine, *Voy.* Adipocire.

Bois de Campêche, *Hœmatoxylon Campechianum*, Décand. monogyn. Légumin. Amérique.

F. D. Poudre, Ꝺj à ℨj.—Décoct. ℨij à ℥ij par ℔ij d'eau.

P. Astringent.

Obs. Peu usité en France.

— GENTIL, *Voy.* Garou.

— SAINT, *Voy.* Gayac.

— DE Surinam, *Voy.* Quassia.

Bonne-dame, *Voy.* Arroche.

Borax, (Borate-sur-saturé de soude, *Deuto-borate de sodium*).

Obs. Peu usité ; remplacé par l'acide boracique.

Boucage (petit), *Pimpinella Saxifraga,* Pentand digyn. Ombel. France. (Racine, semences.)

F. D. Infus. ℨj à ℥j par ℔ij de vin.

P. Diurétique, diaphorétique.

Obs. Actif, peu usité.

11*

Bouillon-blanc , *Verbascum Thapsus*, Pentand. monogyn. Solan. Franc. (Herbe, fleurs.)

F. D. Fleur, Infusion, pinc. ij à iij par ℔ ij d'eau. — *Feuille* en décoct. pour fomentation, lotion, bain; cataplasme.

P. Fleur, adoucissante, antispasmodique pectorale. *Feuille*, émolliente.

Boule de mars ou de Nancy,*Voy*. Tartrate de potasse et de fer.

Bouleau , *Betula alba*, Monoéc. Tétrand. Ament. France. (Ecorce.)

F. D. Infus. théiforme.

P. Diurétique et sudorifique faible.

Bourrache , *Borrago officinalis*, Pentand. mo nogyn. Borrag. France. (Herbe, fleur.)

F. D. Poudre, Əj à ℨj. — Infusion, manip. j à ij par ℔ ij d'eau. — Sirop, ℨ ij à ℥ ij. — Eau distil. ℨ ij à ℥ iv. — Suc, ℥ ij à ℥ iv. — Extrait. Əj à ℨj. — Conserve des fleurs , Əj à ℨ ß.

P. Rafraîchissante, diaphorétique.

BROU DE NOIX, *Voy.* NOYER.

BRYONE , *Bryonia alba* , Monoéc. syngén. Cucurbit. Fran. (Racine.)

F. D. Racine sèche, poudre, Ɔ j à ij. — Décoct. ʒ ß à ʒ j par ℔ ij d'eau. — *Rac. fraîche*, décoct. ʒ j à ʒ ij par ℔ ij d'eau. — Suc, ʒ iij à ʒ ß. — Extrait, Ɔ j à ʒ ß.

P. Drastique , emménagogue , antispasmodique.—*A l'extér.* résolutive, vésicante.

BUGLOSE, *Anchusa officinalis* , Pentand. monogyn. Borrag. Fran. (Feuille , fleur.)

F.D. Poudre, Ɔ j à ʒ j. — Infusion, manip. j à ij. — Eau distil. ʒ ij à iv. — Sirop, ʒ ij à ʒ ij. — Suc, ʒ ij à ʒ iv. — Extrait, Ɔ j à ʒ j. —Conserve, Ɔ j à ʒ ß.

P. Celles de la bourrache.

BUIS, *Buxus sempervirens* , Monoéc. tétrand. Tithymal. (Racine , feuille.)

F. D. Racine , infus. ʒ ß à ʒ iv par ℔ ij d'eau ou de vin. (L'infus. vin. est plus active.) On dit que la feuille purge à ʒ j.

P. Racine , Sudorifique ; *feuille* , emménagogue.

Cas part. Syphilis, gale.
Obs. Actif, mais peu usité.
BUSSEROLE, *Voy.* RAISIN D'OURS.

C.

CABARET, *Asarum Europœum*, Dodé-cand. monogyn. Asar. Franc. (Racine, feuille.) •

F. D. Racine, poudre, ℈j à ℥j. — Infusion, ℥j à ℥ij par ℔ij de vin. — Extrait, gr. xij à xxx, — *Feuilles*, poudre, gr. xij à ℈j. — Comme sternutatoire, pinc. j.

P. Emétique, purgatif, emménagogue.
Obs. Abandonné depuis la découverte de l'*ipécacuanha*.

CACAO, *Theobroma Cacao*, Polyadelph. pentand. Malvac. Amériq. mérid. (Fruit.)

F. D. Il fait la base du chocolat. — *Beurre de cacao*, ℥j à ℥ij dans une émulsion ou en pilules mêlé avec du sucre. — Excipient des autres médicamens. — *A l'extér.* en pommade, suppositoire, etc.

P. Nourrissant, stomachique.—*Beurre,* adoucissant, pectoral.

CACHOU, *Mimosa Catechu,* Polygam. monoéc. Légumin. Indes.(Gomme-résine.)

F. D. Poudre, en pilules ou pastilles, gr. vj à ℨ ß. — Décoct. ℨj à ℨ ß par ℔ ij d'eau. — Teinture, gtte viij à ℨ ß. — En layement, en gargarisme.

P. Astringent, tonique.

CAFÉ, *Coffea arabica,* Pentand. monogyn. Rubiac. Arab. Amériq. (Graine.)

F. D. *Graine torréfiée,* infus. ℨj par ℥ iv d'eau bouillante.

P. Excitant, échauffant, fébrifuge.

Obs. Plutôt aliment que médicament.

CAILLELAIT, *Galium verum,* Tétrand. monogyn. Rubiac. Franc. (Sommités.)

F. D. Infus. ℥ ij par ℔ ij d'eau.

P. Diurétique, antispasmodique.

Obs. Très-peu usité.

CALAGUALA, *Polypodium Calaguala,* Cryptogam. Foug. Amér. mérid. (Racine.)

F. D. Poudre, ʒß à ʒj.—Décoct. rapprochée, ʒij à ʒj par ℔ij d'eau.

P. Sudorifique.

Cas part. Syphilis.

Obs., Peu connue , non usitée en France.

CALAMUS AROMATICUS, *Voy.* ROSEAU AROMATIQUE.

CALOMÉLAS, *Voy.* MURIATE DE MER-CURE DOUX.

CAMOMILLE VULGAIRE, *Matricaria Chamomilla* , Syngén. polygam. superfl. Corymb. Fran. (Herbe, particulièrement la fleur.)

F. D. Poudre, Əj à ʒj. — Infus. ʒß à ʒij par ℔ij d'eau.—Eau distil. ʒij à ʒiij. —Al-cool, ʒß à ʒj. — Teinture, ʒß à ʒjß.—Huile essent. gtte vj à xij dans une potion. —Suc, ʒij à ʒiij.—Extrait, Əj à ʒß.—Conserve, Əj à ʒj. —*A l'extér.* en fomentation, lotion, bain, la-vement.

P. Antispasmodique , carminative , fébrifuge, emménagogue.

CAMOMILLE ROMAINE, *Anthemis nobilis*, (Herbe, fleur.)

F. D. P. Comme la précédente.

CAMPHRE, suc extrait du *Laurus Camphora*, Ennéand. monogyn. Laur. Indes.

F. D. En poudre, en pilules, ou dans une émulsion, gr. j, gr. vj, ℈j; dans quelques cas, ʒj et jusqu'à ℥ß par jour.—En lavement, dissous dans le jaune d'œuf, gr. xij, ℈j et même ʒij.—*A l'extér.* en liniment, en onguent, Q. S. —Alcool camphré, en lotion, fomentation, etc.

P. Antispasmodique, sudorifique, emménagogue, vermifuge, fébrifuge, calmant, anti-aphrodisiaque.

CAMPHRÉE, *Camphorosma Monspeliaca*, Tétrand. monogyn. Chénopod. Franc. (Plante entière.)

F. D. Infus. ʒj à ʒij par ℔j d'eau ou de vin blanc.

P. Diurétique, sudorifique, emménagogue.

CANNE DE PROVENCE, *Arundo Donax*, Triand. digyn. Gramin. Fran. (Racine.)

F. D. Décoct. ℥ij à ℥jß par ℔ij d'eau.

P. Sudorifique, diurétique.

Cas part. On la vante comme anti-laiteuse.

Canelle, *Laurus Cinnamomum*, Ennéand. monogyn. Laur. Indes. (Écorce.)

F. D. Poudre, gr. xij à ʒj.—Infus. ʒß à ℥jß.—Eau distil. ℥j à ℥ iij.—Alcool, ʒß à ʒj.—Teinture, ʒß à ℥ij.—Huile essent. gtte ij à viij.—Sirop, ℥ij à ℥ij.—Extrait, gr. viij à Ɔj.

P. Stomachique, tonique, emménagogue.

— blanche, *V.* Écorce de Winter.

Cantharides, *meloe vesicatorius*, (Insectes.) France.

F. D. Poudre, en pilules ou dans une émulsion, gr. j à gr. ij. — Teinture, gtte ij à x dans une potion. —*A l'extér.* en vésicatoire ou en liniment, ʒj au plus.

P. Diurétiques, aphrodisiaques ; *à l'ext.* vésicantes, corrosives.

Obs. Très-dangereuses à l'intérieur.

Capillaire, *Adianthum Capillus Veneris*, Cryptogam. Foug. Fran. (Feuille.)

F. D. Poudre, ℈ß à ℈j.—Infusion, pinc.
℈j à iij par ℔ij d'eau.—Eau distil. ℥ij à ℥iv.—
Sirop, ℥ß à ℥iij.

P. Diaphorétique, adoucissant, pectoral.

CAPRIER, *Capparis spinosa*, Polyand.
monogyn. Capr. Fran. (Racine, écorce,
fruit.)

F. D. Décoct. ℨij à ℥j par ℔j d'eau.

P. Écorce, astringente, tonique, emménagogue, diurétique. — *Racine*, une
des 5 racines apéritives mineures.

Obs. Peu usité.

CARBONATE D'AMMONIAQUE CRYSTALLISÉ,
(Sel d'Angleterre.)

F. D. En poudre ou en pilules, gr. vj à x.
—Gr. x à ℈j par ℔ij de tisane.—Gr. viij à
℈j dans une potion. — *A l'extér.* en lotion, fomentation, bain.

— LIQUIDE, (Esprit de corne de cerf.)

F. D. Gtte x à xxx dans une potion.—*A*
l'extér. Pur ou étendu dans l'huile.

P. Stimulant , sudorifique ; *à l'extér.*
Rubéfiant, caustique.

CARBONATE DE CHAUX, (Craie, *Proto-carbonate de calcium.*)

Remplacé par le carb. de magnésie.

— DE FER, (Safran de mars apéritif, *Proto-carbonate de fer.*)

F. D. Gr. v, ℈j, ℨj en poudre ou en pilules.

— DE MAGNÉSIE, *Voy.* MAGNÉSIE.

— DE PLOMB, (Céruse, *Proto-carbonate de plomb.*)

A l'extér. Emplâtre , onguent.
P. Sédatif.

— DE POTASSE, (Sel d'absinthe, *Sous-deuto-carbonate de potassium*).

F. D. ℥ß à ℥ij par ℔ij de tisane. — Gr. vj à ℈j dans une potion. — *A l'extér.* en lotion, bain.

P. Stimulant, diurétique, sudorifique.
Obs. Très-usité ; il entre dans la potion anti-émétique de Rivière.

CARBONATE DE SOUDE, (Crystaux de soude, *Sous-deuto-carbonate de sodium*).

F. D. P. comme le précédent.

Obs. Il entre dans l'élixir antiscrophuleux de Peyrilhe.

CARDAMOME (petit), *Amomum Cardamomum* , Monand. monogyn. Drymyrrh. Indes. (Fruit.)

F. D. Poudre, $\ni$ j à ζ ß. — Teinture, gtte xv à xxx dans une potion. — Huile essent. gtte vj à xij.

P. Stimulant, emménagogue, aphrodisiaque, diaphorétique, antispasmodique.

CAROTTE, *Daucus Carotta*, Pentand. digyn. Ombel. France. (Racine, feuilles, semences.)

F. D. Semences, poudre, $\ni$ j à ζ ß. — Infusion, ζ ß à ζ ij par ℔ ij d'eau. — *Feuilles*, infusion, manip. j par ℔ ij d'eau. — *Racine*, décoct. Q. V. — Sirop, ζ j à ζ iij. — *A l'extér. racine* en cataplasme.

P. Carminative, diurétique, anthelminthique, emménagogue. — *Sirop*, adoucissant, pectoral.

Obs. L'une des 4 semences chaudes mineures.

CARTHAME, *Carthamus tinctorius*, Sin-gén. polygam. ég. Cynarocéph. France cultiv. (Graine.)

F. D. ʒij à ʒ ß, en émulsion.

P. Purgatif.

Obs. Abandonné; il entre cependant dans quelques compositions officinales.

CARVI, *Carum Carvi*, Pentand. digyn. Ombell. France. (Graine.)

F. D. Poudre, Əj à ʒj dans du vin. — Eau distil. ʒj à ʒ iij. — Alcool, ʒ ß à ʒj. — Huile essent. gtte ij à vj.

P. Stimulant, carminatif.

CASCARILLE, *Croton Cascarilla*, Monoéc. monadelph. Tithym. Amérique méridion. (Écorce.)

F. D. Poudre, Əj à ʒj. — Infus. décoct. ʒj à ʒ iij par ℔ij d'eau. — Alcool, Əj à ʒj. —

Teinture, Ʒ ß à Ʒ j. — Sirop, ℥ ß à ℥ ij. —Sirop préparé au vin, Ʒ ij à ℥ ß. — Extrait, Ʒ ß à Ʒ j.

P. Stomachique, tonique , fébrifuge.

Obs. On l'unit souvent au quinquina.

Casse , *Cassia fistula* , Décand. monogyn. Légum. Indes orient. et occident. (Gousse.)

F. D. Pulpe, ℥ ß à ℥ ij. — Casse cuite, Ʒ ij à ℥ j. — Extrait, Ʒ ß à Ʒ j. — Gousse en décoct. ℥ ij à ℥ vj par ℔ ij d'eau.

P. Laxative , minorative.

Castoreum , Suc qui se trouve dans deux poches situées aux aines du *Castor fiber.*

F. D. En pilules , gr. vj à Ʒ ß (2 ou 3 fois par jour).—En lavement , Ʒ ß à Ʒ j.—Teinture, gtte vj à xxx.

P. Antispasmodique , emménagogue.

Centaurée (petite), *Gentiana Centaureum*, Pentand. digyn. Gentian. France. (Sommités.)

F. D. Poudre, ℈ j à Ʒ j.—Infus. décoct. ℥ j à ℥ ij.

par ℔ ij d'eau.—Eau distil. ℨ j à ℨ iv.—Teinture,
ℨ ß à ℨ ij.—Suc, ℨ ij à ℨ iij.—Extrait, ℈ j à ℨ j.

P. Tonique, fébrifuge.

CERFEUIL, *Scandix Cerefolium,* Pentand. digyn. Ombell. Franc. (Herbe.)

F. D. Infusion, manip. j à ij par ℔ ij d'eau.
—Eau distil. ℨ ij à ℨ iv. — Sirop, ℨ ß à ℨ ij. —
Suc, ℨ ij à ℨ iv. — Extrait, ℨ j à ℨ ij.

P. Tonique, antiscorbutique.

CÉRUSE, *Voy.* CARBONATE DE PLOMB.

CÉVADILLE, *Verätrum Sabadilla,* (Graine
d'une plante inconnue.)

F. D. Poudre, dans du miel, gr. vj à ℨ ß. —
Infus. ℨ ß à ℨ j par ℔ ij d'eau.

P. Anthelmintique.

Obs. Dangereuse à l'intérieur; usitée à
l'extérieur pour tuer les poux.

CHACRILLE, *Voy.* CASCARILLE.

CHAMÆDRYS, *Voy.* GERMANDRÉE.

CHAMÆPYTIS, *Voy.* IVETTE.

CHARDON-BÉNIT, *Centaurea benedicta,*
Syngén. polygam. frustr. Cynarocéph,
Europ. (Herbe, graine.)

F. D. Poudre, ℈j à ʒj.— Infusion, manip. ß à j .par ℔ij de vin (cochl. j à iv le matin.) —Eau distil. ʒij à ʒiij.—Teinture, ℈j à ʒj.— Suc, ʒj à ʒiij.—Extrait, ʒß à ʒj.—*Semences*, en émulsion, ʒß à ʒij.

P. Tonique , fébrifuge , sudorifique , diurétique. — A forte dose , émétique.

CHARDON-ROLAND, *Eryngium campestre*, Pentand. digyn. Ombell. Franc. (Racine.)

F. D. Décoct. ʒj à ʒij par ℔ij d'eau. — Du reste, comme le précédent.

P. Diurétique, emménagogue.

CHAUX, (*Protoxide de calcium.*)

F. D. Eau de chaux, ℔ß à ℔ij par jour, ordinairement coupée avec le lait.—*A l'extér.* en lotion, fomentation, bain.

P. Anti-acide , antivénéneuse , désin-fectante , détersive.

Cas part. Aigreurs d'estomac , empoi-sonnement par l'acide arsénique.

Obs. Dangereuse à l'intérieur ; rem-placée par la magnésie.

CHÊNE, *Quercus robur*, Monoéc. po-lyand. Ament. Franc. (Écorce, fruit.)

F. D. Poudre, ʒß à ʒj. — Décoct. ʒij à ʒß par ℔ij d'eau. — *Glands torréfiés*, dans une émulsion, ʒij à ʒiij. — *A l'extér.* décoct. aq. ou vin. en gargarisme, lotion, fomentation, injection.

P. Tonique, astringent, fébrifuge.

CHÊNE (petit), *Voy.* GERMANDRÉE.

CHICORÉE SAUVAGE, *Cichorium intybus*, Syngén. polygam. ég. Chicor. France. (Racine, herbe, graine).

F. D. Racine, décoct. ʒß à ʒij par ℔ij d'eau. — *Feuilles,* manip. ß à j par ℔ij d'eau. — Sirop, ʒj à ʒij. — Suc, ʒij à ʒiv. — Extrait, gr. x à ʒß.

P. Tonique, diurétique, laxative.

Obs. Les graines font partie des quatre semences froides mineures.

CHIENDENT, *Triticum repens*, Triand. digyn. Gramin. Fran. (Racine.)

F. D. Décoct. ʒß à ʒj par ℔ij d'eau. — Extrait, ʒß à ʒij.

P. Rafraîchissant.

Obs. L'une des cinq racines apéritives mineures.

CHOUX MARIN , *Voy.* SOLDANELLE.

—ROUGE, *Brassica oleracea* , Tétradyn. siliq. Crucif. Franc. (Feuilles.)

F. D. Infusion, manip. j par ℔ ij d'eau. — Sirop, ʒ ß à ʒ ij.— *A l'exter.* en cataplasme.

P. Astringent léger , pectoral.

CIGUE AQUATIQUE, *Phellandrium aquaticum* , Pentand. digyn. Ombell. Franc. (Graine.)

F. D. Poudre, progressivement de gr. iv à ʒj , sous forme d'électuaire. — On l'a prescrite à la dose de ʒ ß avant le paroxysme des fièvres intermittentes.

P. Expectorante , fébrifuge.
Cas part. Phthisie pulmonaire.

— (GRANDE) , *Conium maculatum* , (Feuilles.)

F. D. Poudre, progressivement, gr. ij à ʒj.— Infus. ʒ ß à ʒ j par ℔ ij d'eau. —Suc, gᵗᵗᵉ viij à ℈ j.—Extrait, progressivement, gr. ß, gr. j à ʒj.

—*A l'extér.* en cataplasme, lotion, fomentation, onguent, emplâtre.

P. Narcotique, diurétique, résolutive.

Cas part. Squirrhe, cancer, rhumatisme chronique.

Obs. Son emploi exige de la prudence.

Cina, *Voy.* Semen-contra.

Cinnabre, *Voy.* Sulfure de mercure.

Citron, *Citrus Medica*, Polyadelph. icosand. Hespérid. Franc. mérid. (Feuille, fruit.)

F. D. Feuilles, infus. théif. — *Écorce du fruit*, Poudre, ℈j à ʒj. — Alcool, ℥ß à ℥j. — Huile essent. gtte iv à viij. — Sirop, ℥ß à ℥ij. — *Suc du fruit*, ℥ij par ℔ij d'eau sucrée, (Limonade végétale.)

P. Parties aromatiques, stomachiques, antispasmodiques, astringentes. — *Part. acides*, rafraîchissantes, délayantes.

Citrouille, *Cucurbita Citrullus*, Monoéc. syngén, Cucurbit. Franc. cult. (graine.)

F. D. ℥j à ℥iv en émulsion.

P. Rafraîchissante.

Obs. Une des 4 semences froides majeures.

CLÉMATITE, *Clematis erecta*, Polyand. monogyn. Renoncul. Fran. (Feuille, fleur.)

F. D. Poudre, gr. j à iij, 2 à 3 fois par jour. — Infus. ℥ ß à ℥ ij par ℔ j d'eau. — Extrait, gr. ß à gr. ij. — *A l'extér.* la poudre, les feuilles contuses.

P. Laxative, sudorifique, diurétique; vésicante, corrosive.

Obs. N'est guère employée qu'à l'extérieur.

CLOPORTE, *Onisous Asellus.*

F. D. Poudre, ℈j à ℥ ij. — Suc, cochl. j plusieurs fois le jour.

P. Diurétique.

Obs. Abandonné.

CLOUS DE GIROFLE, *Voy.* GIROFLE.

COCHLEARIA, *Cochlearia officinalis*, Tétradyn. silicul. Crucif. France. cult. (Plante entière.)

F. D. Suc, ℥ß à ℥ iij. — Infus. ℥j à ℥ij par
℔ij d'eau. — Eau distil. ℥ij à ℥iv. — Alcool,
℥ß à ʒj. — Sirop, ʒij à ℥ij. — Extrait, ℥ß à ʒj.
— Conserve, ʒß à ʒj.

P. Altérant, antiscorbutique.

CODAGA-PALE, *Nerium antidysentericum,*
Pentand. monogyn. Apocin. Inde orient.
(Écorce.)

F. D. Poudre, en électuaire avec un sirop
aromatique, ʒß à ℥ß.

P. Tonique, astringent.

Cas part. Diarrhée, dysenterie chron.
Obs. Peu connue, peu usitée.

COING, *Pyrus Cydonia,* Icosand. pentagyn. Rosac. Franc. cult. (Fruit, semences.)

F. D. Fruit, décoct. infus. ℥j à ℥iij par ℔ij
d'eau. — Sirop, ℥ß à ℥ij. — Pulpe, *à l'extér.* en
cataplasme. — *Semences,* décoct. Q. S. pour
lotion, fomentation.

P. Fruit, astringent. — *Semences,* émollientes.

COLCHIQUE, *Colchicum autumnale*, Héxand. trigyn. Jonc. Europ. mérid. (Bulbe.)

F. D. Poudre, gr. j à iv.—Sirop, ℨ ij à ℥ j.— Vinaigre, cochl. ß. — Oximel, cochl. j.

P. Purgatif, diurétique.

Obs. Dangereux, peu usité, remplacé par la scille.

COLCOTHAR, *Voy.* FER.

COLLE DE POISSON, *V.* YCTHYOCOLLE.

COLOMBO, plante inconnue, qu'on suppose être le *Menispermum hirsutum.* Indes. (Racine.)

F. D. Poudre, Ə j à ℨ ß. — Décoct. ℨ ß à ℥ j par ℔ j d'eau, (par tasses).—Vin, ℥ ß à ℥ j par ℔ ij (plusieurs cuillerées par jour).—Teinture, Ə j à ℨ ij.—Extrait, gr. xviij à ℨ ß.

P. Stomachique, anti-émétique.

COLOPHONE, résine du *Pinus sylvestris*, Monoéc. monadelph. Conif. Franc.

Obs. Elle entre dans quelques emplâtres.— En poudre, comme astringent et styptique contre les hémorrhagies.

COLOQUINTE , *Cucumis Colocynthis* , Monoéc. syngén. Cucurbit. Franc. cult. (Fruit.)

F. D. Pulpe, comme altérant, gr. ß , toutes les 3 heures ; comme purgatif, gr. ij à xij. — Poudre, comme vermifuge, gr. ij à vj.—Extrait, gr. ij à xij. — Teinture, gtte iv à x et rarement Ɔj.

P. Drastique , diurétique , emménag.
Obs. Peu usitée en France.
CONCOMBRE, *Cucumis sativus*, (Graine.)

F. D. En émulsion, j à ℥iv.

P. Adoucissant, rafraîchissant.
Obs. L'une des 4 semences froides majeures.

— SAUVAGE , *Momordica Elaterium*, (Racine , fruit.)

F. D. Racine, poudre, gr. vj à xv.—Extrait, gr. j à viij et rarement Ɔj.

P. Drastique , émétique.
CONSOUDE, *Symphitum officinale*, Pen-

tand. monogyn. Borrag. Franc. (Racine, herbe, fleur.)

F. D. Racine, décoct. ℥ß à ℥ij par ℔ij d'eau.—*Fleurs*, infusion, pinc. ij à iij par ℔ij d'eau. — Sirop, ℥j à ℥iij. — *Feuille*, en cataplasme, lotion, fomentation.

P. Astringent faible.

CONTRAYERVA, *Dorstenia Contrayerva*, Tétrand. monogyn. Urtic. Amériq. mérid. (Racine.)

F. D. Poudre, ℈ß à ℈j.—Infus. ℈ij à ℥j par ℔ij d'eau.

P. Tonique, astringente, sudorifique.

COPAHU, *Voy.* TÉRÉBENTHINE DE CO-PAHU.

COQUELICOT, *Papaver Rhœas*, Polyand. monogyn. Papav. Franc. (Fleur.)

F. D. Pétales, infusion, pinc. ij à iij et plus par ℔ij d'eau.—Eau distil. ℥j à ℥iij.—Sirop, ℥ij à ℥j. — Teinture, g^tte xviij à ℈ß dans une potion. — Extrait *des capsules*, gr. ij à vj.

P. Narcotique, pectoral.

Cas part. Affections aiguës de poitrine, insomnie.

CORALLINE, *Corallina officinalis*, (Espèce de zoophyte.) Europe.

F. D. Poudre, Ɔj à ʒj. — Infus. ʒj à ʒj par ℔j d'eau. — Sirop, ʒẞ à ʒj.

P. Astringente, vermifuge.

CORIANDRE, *Coriandrum sativum*, Pentand. digyn. Ombell. Franc. (Graines.)

F. D. Poudre, Ɔj à ʒẞ. — Infus. ʒj à ʒij par ℔ij d'eau. — Huile essent. gtte ij à xij.

P. Carminative, légèrement narcotique. *Obs.* Peu usitée.

CORNE DE CERF.

F. D. Décoct. ʒj à ʒij par ℔ij d'eau. — Gelée, cochl. iij à vj et plus.

P. Adoucissante, nutritive.

COULEUVRÉE, *Voy.* BRYONE.

COUPEROSE BLANCHE, *Voy.* SULFATE DE ZINC.

— BLEUE, *Voy.* SULFATE DE CUIVRE.

— VERTE, *Voy.* SULFATE DE FER.

Courge, *Cucurbita Lagenaria*, Monoéc. syngén. Cucurbit. Franc. cult. (Graine.)

F. D. Emulsion, $\mathfrak{Z}$ j à $\mathfrak{Z}$ iv.

P. Rafraîchissante, adoucissante.

Obs. L'une des 4 semences froides maj.

Craie, *Voy.* Carbonate de chaux.

Crême de tartre, *Voy.* Tartrate acidule de potasse.

Cresson alénois, *Lepidium sativum*, Tétrad. silicul. Crucif. Franc. cult. (Herbe.)

F. D. Suc, $\mathfrak{Z}$ ij à $\mathfrak{Z}$ iv.

—Élégant, *Cardamine praténsis.* (Herbe, fleur.)

Obs. Peu usité.

—De fontaine, *Sisymbrium Nasturtium.* (Herbe.)

F. D. Infus. $\mathfrak{Z}$ j à $\mathfrak{Z}$ ij par ℔ ij d'eau.—Eau distil. $\mathfrak{Z}$ ij à $\mathfrak{Z}$ iij.—Sirop, $\mathfrak{Z}$ ij à $\mathfrak{Z}$ ij.—Suc, $\mathfrak{Z}$ ij à $\mathfrak{Z}$ iv. — Extrait, $\mathfrak{Z}$ ß à $\mathfrak{Z}$ j.

Obs. Très-employé.

P. Toutes ces plantes sont antiscorbutiques et stimulantes.

CUIVRE. Inusité à l'état métallique.

Oxides rouge et noir, (*Protoxide* et *Deutoxide de cuivre.*)

Obs. Ils ne sont employés qu'à l'extérieur comme cathérétiques, ou incorporés dans des onguens.

Oxide de cuivre ammoniacal, (*Deuto-ammoniate de cuivre.*)

F. D. En pilules, progressivement $\frac{1}{8}$ de grain à gr. ij dans 20 fois autant d'excipient.

P. Antispasmodique.

Cas part. Épilepsie, hydrophobie.

CUMIN, *Cuminum Cyminum*, Pentand. digyn. Ombell. Afriq. (Graine.)

F. D. Poudre, ℈j à ℥ß. — Infus. ℥j à ℥ij par ℔ij d'eau. — Huile essent. g^{tte} ij à xij. — *A l'extér.* en lotion, fomentation.

P. Carminatif, diurétique, résolutif.
Obs. Peu employé à l'intérieur.

CYNOGLOSSE, *Cynoglossum officinale*, Pentand. monogyn. Borragin. Europ. (Racine, feuille.)

F. D. Racine, poudre, Ʒj à Ʒj.—Décoct.
Ʒß à Ʒij par ℔ij d'eau. — Sirop, Ʒij à Ʒij.—
Extrait, gr. xij à Ʒß.—*Feuilles*, infusion, manip.
ß par ℔ij d'eau.

P. Calmante, antispasmodique, narcotique.

Cynorrhodon, *V.* Rosier sauvage.

D.

Datura-stramonium, *Voy.* Pomme
épineuse.

Dattes, fruit du *Phœnix dactylifera*,
Cryptogam. Palm. Indes.

F. D. Décoct. n° x à xv par ℔ij d'eau.—
En compotte, Q. V.

P. Adoucissantes, pectorales, légèrement
astringentes.

Dent-de-lion, *Voy.* Pissenlit.

Dentelaire, *Plumbago Europœa*, Pentand. monogyn. Plombagin. France. (Racine, rarement les feuilles.)

F. D. Poudre, gr. ij à viij.—Infus. gr. vj à viij

par ℔j d'eau.—*A l'extér.* bouillie dans l'huile, en friction.

P. Emétique, purgative, irritante, rubéfiante.

Obs. Peu usitée à l'intérieur ; prescrite quelquefois comme *Sialagogue.*

DIAGRÈDE, *Voy.* SCAMMONÉE.

DIGITALE, *Digitalis purpurea*, Didynam. angiosperm. Person. France. (Plante entière, particulièrement la feuille.)

F. D. Feuilles, poudre, gr. xviij à ʒj en plusieurs prises. — Infus. ʒj à ʒiij par ℔ij d'eau.—Teinture, gtte xv à ʒß dans une potion. —Extrait, gr. xij à xxx. — *A l'extér.* en lavement, fomentation, lotion, onguent, emplâtre.

P. Diurétique, sédative ; provocant quelquefois le vomissement et les selles.

Cas part. Hydropisie, scrophules, phthisie, épilepsie, etc.

Obs. Très-usitée ; son emploi demande de la prudence.

DORSTÉNIE, *Voy.* CONTRAYERVA.

DOMPTE-VENIN, *Voy*. ASCLEPIAS VIN-
CETOXICUM.

DOUCE - AMÈRE, *Solanum Dulcamara*,
Pentand. monogyn. Solan. Fran. (Tige,
feuille.)

F. D. Poudre, ℈j à ʒj. — Décoct. ʒij à ʒß
par ℔ij d'eau. — Extrait, progressivement,
gr. xij à ℈j, ʒß.

P. Diurétique, sudorifique.

Cas part. Rhumatisme et goutte chroniques, dartres, scrophules.

E.

EAUX MINÉRALES, naturelles et artifi-
cielles.

—*sulfureuses, thermales.* Barèges (H.-
Pyrénées), D. D. P. (Ce signe veut dire
qu'on trouve ces eaux aux dépôts d'eaux
minérales à Paris.) — Saint-Sauveur (*id.*).
— Bonnes (B.-Pyrénées), D. D. P. —
Cauterets (*id.*), D. D. P. — Cambo (*id.*),
— Bagnères-de-Luchon (H.-Garonne),

D. D. P. — Aix-la-Chapelle, D. D. P. — Saint - Amand (Nord). — Ax (Arriège). — Digne (B.-Alpes). — Gréoulx (*id.*). — Bagnols (Lozere).—Bade (Suisse).—Bade (Souabe). —Evaux (Creuse).—Wisbaden (Allemagne).—Bagnolles (Orne). — Aix (Mont-Blanc). — Acqui (Italie). — Arles (Pyrénées-Orientales).

Eaux Sulfureuses, *froides*. Enghein (Seine-et-Oise), D. D. P. — Roche - Posay (Vienne).

D. Par verres ℔ j, ij, progressivement ℔ vj, coupées avec le lait ou une décoct. émolliente. —*A l'extér.* bain, douche, lotion, injection.

P. Apéritives, diurétiques, fondantes.

Cas part. Dartres, scrophules, rhumatisme et goutte chroniques; paralysie, convulsions, blessures anciennes, etc.

Eaux acidules ou *gazeuses*, *thermales.* Néris (Allier).—Chaudes-Aigues (Cantal). — Mont-D'or (Puy-de-Dôme), D. D. P.

— Chatel-guyon (*id.*), D. D. P. — Clermont-Ferrand (*id.*). — Saint-Mart (*id.*). — Dax (Landes). — Encausse (H.-Garonne). — Ussat (Arriège)..

Eaux acidules, froides. Chàteldon (Puy-de-Dôme), D. D. P. — Bar (*id.*). — Saint-Myon (*id.*), D. D. P. — Médague (*id.*). — Vic-le-Comte (*id.*). — Mont-D'or (*id.*), D. D. P. — Mont-Brison (Loire). — Saint-Galmier (*id.*). — Langeac (H.-Loire). — Pougues (Nièvre), D. D. P. — Seltz (Hesse-Cassel), D. D. P. — Alfter (Principauté de Salm). — Sulzmatt (H.-Rhin).

D. Par verres, progressivement, ℔ß à ℔ iv, seules ou coupées avec le vin ou avec une infusion aromatique ou amère.

P. Rafraîchissantes, diurétiques, apéritives, antispasmodiques.

Cas part. Affections spasmodiques, hypochondrie, leucorrhée, etc.

Eaux ferrugineuses acidules, thermales.
Vichi (Allier), D. D. P. — Bourbon-
l'Archambault (*id.*). — Rennes (Aude).

— *ferrugineuses acidules, froides.* Spa
(Pays-Bas), D. D. P. — Tongres (*id.*).
— Forges (Seine-Infér.), D. D. P. —
Aumale (*id.*). — Rouen. (*id.*). — Saint-
Pardoux (Allier). — Chapelle-Godefroi
(Aube).—Bussang (Vosges), D. D. P.—
Saint-Gondon (Loiret). — Noyers (*id.*).
— Ferrières (*id.*). — Segray (*id.*). —
Contrexeville (Vosges), D. D. P. —
Fontenelle (Vendée). — Watwelier
(Haut-Rhin).—Passy (Seine), D. D. P.
— Mont-Lignon (Seine-et-Oise).—Bou-
logne (Pas-de-Calais). — Alais (Gard).
— Cransac (Aveyron), D. D. P. — Ser-
maise (Marne). — Vals (Ardèche), D.
D. P. — Provins (Seine-et-Marne).

D. Par verres ℔j, ij, progressivement ℔ xij,
pures ou coupées avec l'eau ou le vin, etc. —
A l'extér. bain, douche, lotion, fomentation.

P. Toniques, astringentes, altérantes.

Cas part. Leucorrhée, gonorrhée, épuisement.

Eaux salines, thermales. Plombières (Vosges), D. D. P.—Bains (*id.*).—Luxeuil (Haute-Saône). — Bourbonne-les-Bains (Haute-Marne), D. D. P. — Sylvanès (Aveyron). — Lucques (Italie). — Lamotte (Isère), D. D. P. — Balaruc (Hérault), D. D. P. — Saint-Gervais, près Genève. — Bagnères (Hautes Pyrénées), D. D. P. — Aix (Bouches-du-Rhône).

— *Salines, froides.* Pyrmont (Westphalie), D. D. P. — Pouillon (Landes). — Sedlitz (Bohême), D. D. P. — Seydschutz (*id.*). — Epsom (Angleterre). — Jouhe (Jura).

D. Par verres ℔j, ij progressivement ℔xij. —*A l'extér.* bain, douche, lotion.

P. Apéritives, purgatives, résolutives.

Cas part. Engorgemens des viscères

abdominaux, ictère, apoplexie séreuse, asthme, paralysie, etc.

ECORCE DE WINTER, selon quelques naturalistes, *Drymis Winteri*, *Drymis Forsteri*, Polyand. polygyn. Drymyrrh. Amériq.; selon d'autres, *Winterania Canella*, *Canella alba*.

F. D. Poudre, gr. xij à ʒß.—Infus. dans du vin, ʒß à ʒj.

P. Stomachique, carminative.

Obs. Peu usitée; succédané de la canelle.

ECREVISSES.

F. D. Infus. n° viij à xij par ℔ij d'eau.—*Yeux ou pierres*, poudre, ɔj à ʒj.

P. Entières, diurétiques, aphrodisiaques.— *Yeux*, absorbans, anti-acides.

ELATERIUM, *Voy.* CONCOMBRE SAUVAGE.

ELÉMI, *Amyris Elemifera*, Octand. monogyn. Térébenth. Indes.(Gomme-résine).

Obs. Inusitée seule ; employée dans quelques composés officinaux. On la dit diurétique , vulnéraire.

ELLÉBORE BLANC , *Veratrum album* , Polygam. monoéc. Jonc. France. (Racine).

F. D. Poudre, gr. ij à vj. — Infûs. ʒj à ʒij par ℔j d'eau, à prendre par cuillerée. — Infus. ʒj par ℥xx de vinaigre (une cuillerée toutes les 2 ou 3 heures). — *A l'extér.* une petite pincée comme sternutatoire.

P. Emétique , drastique.

Obs. Dangereux ; presque inusité.

— NOIR , *Helleborus niger* , Polyand. polygyn. Renoncul. France. (Racine).

F. D. Poudre , gr. x à ℈j. — Décoct. ʒß à ʒj par ℔ij d'eau, à prendre par verres jusqu'à effet purgatif. — Vin , cochl. j à iij. — Teinture, ℈j à ʒß. — Extrait, gr. x à ℈j.

P. Purgatif, émétique , emménagogue , vermifuge.

EMÉTIQUE, *Voy.* TARTRATE ANTIMONIÉ DE POTASSE.

ENULA CAMPANA, *Voy.* AUNÉE.

EPINARD, *Spinacia oleracea*, Dioéc. pentand. Chénop. Franc. cult. (Feuilles).

F. D. Décoction, manip. j par ℔ ij d'eau. — *A l'extér.* en lavement, fomentation, lotion, bain, cataplasme.

P. Délayant, adoucissant, émollient.

EPINE - VINETTE, *Berberis vulgaris*, Héxand. digyn. Berbér. Franc. (Fruit).

F. D. Suc, ʒij par ℔ ij d'eau. — Sirop, ʒj à ʒij. — Suc pur, ʒij à ʒß.

P. Rafraîchissante, diurétique.

ERYSIMUM, *Voy.* VÉLAR.

ESPRIT DE MINDÉRÉRUS, *Voy.* ACÉTATE D'AMMONIAQUE.

ETAIN.

F. D. Poudre, gr. x à ʒj et même ʒß par jour, incorporée dans de la mélasse ou un électuaire.

Oxide blanc d'étain, (*Deutoxide d'étain*).

F. D. Poudre, gr. vj à xij.

P. Vermifuge.

Obs. Amalgame d'étain, ℈j, pendant plusieurs jours, dans la lèpre.

ETHERS, acétique, muriatique, nitrique, sulfurique.

F. D. ℈j à ℥j dans une potion. — Quelques gîtes sur du sucre.—Sirop, ℨij à ℥j.—*A l'extér.* ℨij à ℥ß en liniment, en fomentation, en vapeurs.

P. Calmans, antispasmodiques.

Obs. Il n'y a guère que l'éther sulfurique d'usité.

ETHIOPS MARTIAL, *Voy.* FER.

— MINÉRAL, *Voy.* SULFURE DE MERCURE.

EUCALYPTUS, *Eucalyptus resini-fera* (Withe), Icosand. monogyn. Myrtoïd. Nouvelle-Hollande. (Résine).

F. D. Gr. xvj à xl en pilules.

P. Antidysentérique.

Obs. Peu connue.

EUPATOIRE, *Eupatorium cannabinum*, Syngén. polygam. eg. Corymbif. Franc. (Feuille).

F. D. Décoction, manip. j à ij par ℔ ij d'eau ou de petit lait. — Teinture, gtte xx à xxxvj. — Suc, ʒij à ʒiv. — *A l'extér.* cataplasme.

P. Purgative, hydragogue, résolutive. *Obs.* Peu ou point usitée.

EUPHORBE, *Euphorbia officinarum,* Dodécand. trigyn. Tithymal. Afriq. (Gomme-résine).

F. D. Gr. ij à viij dans du vin blanc. — En lavement, Ðj à ʒß. — *A l'extér.* poudre, onguent, liniment.

P. Drastique violent, rubéfiant, vésicant.

Obs. Très-dangereux à l'intérieur.

EUPHRAISE, *Euphrasia officinalis,* Didynam. angiosp. Rhinant. Franc. (Herbe).

F. D. Poudre, ʒß à ʒj. — Infus. théiforme. — Eau distil. ʒij à ʒiv. — Suc, ʒj à ʒiij. — *A l'extér.* lotion, collyre.

P. Calmante, antispasmodique, astringente.

Obs. Peu usitée à l'intérieur.

Extrait de Saturne, *Voy.* Acétate de plomb.

F.

Fenouil, *Anethum Fœniculum*, Pentand. digyn. Ombell. Franc. (Plante entière, particulièrement les semences).

F. D. Semences, poudre, Ɵj à ℥ß.—Infus. ℥j à ℥ij par ℔ij d'eau. — Eau distil. ℥ij à ℥iv. — Teinture, g^tte xx à xxx. — Huile essent. g^tte ij à vijj. — *Racine*, décoct. ℥ß à ℥j par ℔ij d'eau. — *Feuilles*, en cataplasme. — *A l'extér.* vapeur, fumigation, lavement, lotion, bain, etc.

P. Stimulant, diurétique, résolutif.

Obs. Une de 5 racines apéritives; une des 4 semences chaudes majeures.

Fer (limaillé de).

F. D. Gr. xij à Ɵj, quelquefois ℥j en pilules ou en suspension dans un liquide.

Oxide de fer noir, (Ethiops martial, *Protoxide de fer*).

D. Gr. xij à ℥ß en plusieurs prises.

Oxide de fer rouge, (Safran de Mars astringent, *Deutoxide de fer*).

D. Comme le précédent.

Vin chalibé, ζ ß à ζ j.—Teintures martiales, $\ni$ j à 3 ß.—Eau ferrée, par verres. — *A l'extér.* lotion, fomentation, injection.

P. Toniques, astringens, styptiques.

Cas part. Chlorose, aménorrhée, blennorrhée, etc.

FÈVE DE SAINT-IGNACE , *Ignacia amara, Strychnos.Ignatii*, Pentand. monogyn. Apocyn. Inde orient.

F. D. Poudre, gr. ij à vj , très-rarement gr. x et xx.—Teinture, une cuillerée à café, dans une tasse d'infusion aromatique, 2 ou 3 fois le jour.

P. Purgative, fébrifuge.

Cas part. Fièvre intermittente, goutte.

Obs. Peu usitée ; elle paraît avoir les vertus de la noix vomique.

FIEL DE BOEUF, *Voy.* BILE DE BOEUF.

FIGUIER, *Ficus carica*, Polygam. trioéc. Urt. Franc. cult. (Fruit).

F. D. Décoct. n° vj à x par ℔ ij d'eau ou

de lait. — En compottes. — *A l'extér.* gargarisme.

P. Pectorales, laxatives, adoucissantes.

FLEURS DE BENJOIN, *Voy.* ACIDE BEN-
ZOÏQUE.

— DE MUSCADE, (MACIS,) *Voy.* MUS-
CADE.

— DE SOUFRE, *Voy.* SOUFRE.

FOIE D'ANTIMOINE, ⎱ *Voy.* SULFURES.
— DE SOUFRE, ⎰

FOLLICULES DE SÉNÉ, *Voy.* SÉNÉ.

FONDANT DE ROTROU, *V.* ANTIMOINE.

FOUGÈRE MALE, *Polypodium Filix mas,*
Cryptogam. Foug. Franc. (Racine).

F. D. Poudre, ℨß à ℨ ij. — Décoct. ℥ ß à ℥ j
par ℔ j d'eau ou de lait. — Eau distil. ℥ ij à ℥ iv.
— Vin, ℥ ß à ℥ j. — Teinture, ℨ ß à ℨ j. — Extrait, ℨ ß à ℨ j.

P. Vermifuge, tonique, emménagogue.
Cas part. Tænia.

FRAISIER, *Fragaria vesca,* Icosand. polygyn. Rosac. Franc. (Racine, fruit).

F. D. Racine, décoct. ℥j à ℥ij par ℔ij d'eau. —*Fruit*, suc, ℥ij à ℥iv par ℔ij d'eau.

P. Racine, diurétique, légèrement astringente. — *Fruit*, rafraîchissant.

FRAMBOISE, fruit du *Rubus idæus*.

F. D. Suc, ℥ij à ℥iij par ℔ij d'eau.—Sirop, ℥j à ℥ij.

P. Rafraîchissant.

FUMETERRE, *Fumaria officinalis*, Diadelph. héxand. Papav. Franc. (Plante entière).

F. D. Poudre, Ʒß à Ʒij. —Décoction, manip. j par ℔ij d'eau. — Eau distil. ℥ij à ℥iv. —Sirop, Ʒij à ℥ij. —Extrait, Ʒß à Ʒij. —Suc, ℥ij à ℥vj.

P. Tonique, emménagogue.

G.

GALANGA, *Maranta Galanga*, Monand. monogyn. Drymyrrh. Inde. Franc. cult. (Racine).

F. D. Poudre, gr. vj, Ɔj à Ʒj.—Alcool, Ʒß à ℥j.

— Teinture, ℨ β à ℨ ij. — Extrait, gr. xij
à ℨ β.

P. Stimulant, stomachique, carminatif.

GALBANUM, *Bubon Galbanum*, Pentand. digyn. Ombell. Afriq. (Suc épaissi).

F. D. Poudre, gr. iv à Ɔj en pilules ou dans
une potion, dissoute avec le jaune d'œuf. —
Teinture, gtte x à xx. — *A l'extér.* emplâtre,
fumigation.

P. Antispasmodique, emménagogue,
stimulant.

Cas part. Asthme, hystérie, engorgemens froids.

GALLES (NOIX DE), végétation produite
par la piqûre d'un insecte (*Cynips*), sur
les feuilles du *Quercus ilex* ou du *Quercus
cerris*, Monoéc. polyand. Ament. Europ.
Asie.

F. D. Poudre, gr. x à Ɔj et même ℨj. —
Infus. ℨj à ℨ ij par ℔ ij d'eau. — *A l'extér.*
décoct. rapprochée, en injèction, fomentation,
lotion.

P. Astringentes, fébrifuges, styptiques.

GARANCE, *Rubia tinctorum*, Tétrand. monogyn. Rubiac. Franc. (Racine).

F. D. Poudre, ℈ß à ℥j. — Décoct. ℥ij à ℥j par ℔ij d'eau.

P. Astringente, diurétique.

Obs. Une des 5 racines apéritives.

GAROU, *Daphne Mezereum*, *D. Gnidium*, *D. Laureola*, *D. Thymelœa*, Octand. monogyn. Daph. Franc. (Écorce).

F. D. Poudre, gr. iv à x. — Décoct. ℥ß à ℥j par ℔iij d'eau réduite à ℔ij, (℥iv, 2 à 4 fois par jour. *Alexis Russel*). — Extrait, gr. j à iij. —*A l'extér.* ramollie dans le vinaigre, comme vésicatoire.

P. Sudorifique, émétique, vésicant, corrosif.

Cas part. Syphilis, dartres.

Obs. Dangereux, peu usité à l'intérieur.

GAYAC, *Guaiacum officinale*, Décand. monogyn. Rutac. Amériq. (Bois, écorce).

F. D. Poudre, ℈j à ℥j. — Décoct. ℥ß à ℥ij par ℔ij d'eau. —Teinture, ℈ß à ℥j.—Extrait,

Ɔj à ʒß. — *A l'extér.* teinture dans un gargarisme.

P. Sudorifique , antisyphilitique.

Cas part. Goutte et rhumatisme chroniques, odontalgie.

Obs. Très-usité. Un des 4 bois sudorifiques.

Gélatine (Extrait de).

D. Ɔj à ʒj. — *P.* Fébrifuge.

Genièvre, *Juniperus communis*, Dioéc.
monadelph. Conif. Europ. (Bois, baies).

F. D. Bois, infus. ʒj à ℥ij par ℔ij d'eau.
— *Baies,* poudre, ʒß à ʒj. — Infus. ʒij à ℥ß par
℔ij d'eau. — Eau distil. ℥ij à ℥iv. — Huile
essent. gtte x à xx. — Teinture, ʒß à ʒj. —
Extrait, Ɔj à ʒj. — *A l'extér.* fumigation, vapeur, bain, cataplasme.

P. Tonique, vermifuge, diurétique,
désinfectant.

Gentiane , *Gentiana lutea*, Pentand.
digyn. Gentian. Franc. (Racine).

F. D. Poudre, Ɔj à ʒj. — Décoct. ʒij à ℥ß
par ℔ ij d'eau. — Vin, ℥ij à ℥iv. — Teinture, ʒß
à ʒij. — Extrait, Ɔj à ʒß. — Suc, ℥ij à ℥iv.

P. Tonique, fébrifuge, vermifuge.
Obs. Très-usitée.

GÉOFFROYE, *Geoffroya inermis*, Diadelph. décand. Légumin. Amér. (Ecorce).

F. D. Décoct. ℥j par ℔ij d'eau réduites à
℔jß (℥j toutes les heures jusqu'à effet purgatif).

P. Purgative, vermifuge.
— DE SURINAM, *Geoffroya Surinamen-
sis*. (Ecorce).

F. D. Décoct. ℥iij par ℔j d'eau, pour les
adultes.

P. Vermifuge très-vanté.
GERMANDRÉE, *Teucrium Chamædrys*,
Didynam. gymnosp. Lab. Franc. (Sommi-
tés).

F. D. Poudre, ℈ß à ℈j. — Infusion, pinc. j
à ij par ℔ij d'eau. — Eau distil. ℥ij à ℥iv. —
Extrait, ℈j à ℈j. — Suc, ℥ij à ℥iv.

P. Tonique, stomachique, emménagogue.

GERMANDRÉE AQUATIQUE , *Teucrium Scordium.* Fr. (Herbe).

F. D. Poudre, ʒj à ʒij. — Infusion, manip. j̄ par ℔ij d'eau. — Eau distil. ʒj à ʒiij. — Teinture, ʒß à ʒj dans une potion. — Sirop , ʒß à ʒj. — Suc, ʒij à ʒij. — Extrait, ʒß à ʒj. — *A l'extér.* en cataplasme.

P. Tonique, diaphorétique , résolutive.
GÉROFLE (CLOUS DE) , *Caryophyllus aromaticus,* Polyand. monogyn. Caryoph. Inde orient. (Calice de la fleur non ouverte).

F. D. Poudre, gr. vj à Ɵj. — Teinture, ʒß à ʒj. — Eau distil. ʒij à ʒiv. — Alcool , ʒß à ʒj. — Huile essent. gtte ij à x. — Extrait, gr. xij à ʒß.

P. Tonique , stomachique , emménagogue , sialagogue.
GINGEMBRE , *Amomum Zinziber,* Monand. monogyn. Drymyrrh. Inde. (Racine).

F. D. Poudre, gr. ij à x. — Décoct. ʒß à ʒj.

par ℔ ij d'eau. — Sirop, ℨ ß à ℨ iij.—Eau distil. ℨ ij à ℨ iv. — Teinture, ℨ ß à ℨ j. — Extrait, gr. x à ℈ j.

P. Stimulant, carminatif, stomachique.

GINSENG, *Panax quinquefolium* , Polygam. dioéc. Ombell. Indes. (Racine).

F. D. Poudre, ℨ ß à ℨ j. — Décoct. ℨ ij à ℨ ß par ℔ ij d'eau.—Teinture, ℨ ß à ℨ ij.—Extrait, ℨ ß à ℨ j.

P. Stimulant, tonique, aphrodisiaque.

Obs. Très-rare; confondu souvent avec le Ninzen (*Sium Ninsi*), qui a les mêmes propriétés.

GLAND, *Voy.* CHÊNE.

GOMME ADRAGANT, suc de l'*Astragalus Tragacantha*, Diadelph. décand. Légumin. Europ.

F. D. Infus. ℨ j à ℨ ij par ℔ ij d'eau. — Gr. iv à xx dans une potion.—Mucilage, ℨ ß à ℨ j. — *A l'extér.* lavement, collyre.

P. Adoucissante, pectorale.

Obs. Elle entre dans la confection des loock, des pastilles, etc.

GOMME AMMONIAC, gomme-résine d'une plante inconnue qui appartient, dit-on, à la famille des ombellifères. Afriq.

F. D. Teinture, gtte x à Ʒj.—Extrait, gr. iv à xij et même Ʒß en pilules ou dans une potion, dissous avec le jaune d'œuf. — *A l'extér.* lavement, emplâtre.

P. Stimulante, emménagogue, maturative.

Obs. Elle entre dans beaucoup de composés officinaux.

— ARABIQUE, suc du *Mimosa Nilotica* et du *M. Senegal*, Polygam. monoéc. Légumin. Asie, Afriq.

F. D. Dissolution à froid, Ʒij à ʒj par ℔ ij d'eau. — Ʒß à Ʒj dans une potion. — Sirop, ʒj à ʒiij.

P. Adoucissante, pectorale.

Obs. Elle peut être remplacée souvent par la gomme d'abricotier ou de cerisier.

GOMME GUTTE, suc du *Gambogia Gutta*, Polyand. monogyn. Guttif. Indes.

F. D. Gr. vj à xij et même Ɇj en pilules, poudre, potion.

P. Drastique, quelquefois émétique.

Cas part. Hydropisie passive, ictère chronique, tænia.

— KINO, *Voy.* KINO.

GOUDRON, poix-résine retirée des différentes espèces de pins, *Pinus sylvestris*, Monoéc. monadelph. Conif. Europ.

F. D. ℥ß à ℥j par ℔ ij d'eau ; on agite ce mélange, on le laisse reposer, puis on le décante, (℥ v à ℥ xij par jour).— *A l'extér.* emplâtre, onguent.

P. Tonique, antipsorique, maturatif.

GRAMÉN, *Voy.* CHIENDENT.

GRATIOLE, *Gratiola officinalis*, Diandr. monogyn. Person. Franc. (Plante entière, particulièrement la racine).

F. D. Poudre, Ɇj à ℥ß.— Décoct. ℥ß par ℔ ij d'eau, (par verres jusqu'à effet purgatif).— Extrait, gr. xij à Ɇj.

P. Purgative, vermifuge.

Cas part. Hydropisies passives.

Obs. Peu usitée ; elle fait la base des bouteilles hydragogues de quelques charlatans. ʒ j à ʒ ij de la racine pulvérisée, remplace, dit-on, l'ipécacuanha.

GRENADIER, *Punica Granatum,* Icosand. monogyn. Mirt. Franc. méridion. (Fleur, fruit).

F. D. Fleurs du grenadier double (balaustes), infus. ʒ ß à ʒ ij par ℔ ij d'eau. — *Ecorce du fruit,* poudre, ʒ ß à ʒ j. — Infus. ʒ ij à ʒ j ß par ℔ ij d'eau. — Sirop, ʒ ij à ʒ ij.—*Pulpe du fruit.* Q. V.

P. Astringent ; *pulpe,* rafraîchissante.

GRENOUILLE, cuisses et frai du *Rana esculenta.*

F. D. Cuisses, décoct. nᵒ xx à xxiv par ℔ ij d'eau. — *Frai, à l'extér.* en cataplasme.

P. *Chair,* adoucissante ; *frai,* rafraîchissant, répercussif.

GROSEILLIER, *Ribes rubrum,* Pentand. monogyn. Saxifr. Franc. (Fruit.)

F. D. Suc, ℥ij à ℥iij par ℔ij d'eau.—Sirop, ℥j à ℥iij.—Gelée, Q. V.

P. Délayant, rafraîchissant, diurétique.

GRUAU, *Voy.* AVOINE.

GUIMAUVE, *Althæa officinalis*, Monadelph. polyand. Malv. Franc. (Plante entière.)

F. D. Racine, décoct. ℥j par ℔ij d'eau. —*Fleurs*, infusion, manip. j par ℔ij d'eau. — Sirop, ℥j à ℥iij.—*A l'extér.* les *feuilles* en cataplasme, fomentation, lotion, lavement, bain.

P. Adoucissante, pectorale, émolliente.

GUTTE, *Voy.* GOMME-GUTTE.

H.

HELLÉBORE, *Voy.* ELLÉBORE.

HELMINTHOCORTON, *Voy.* MOUSSE DE CORSE.

HERBE A ÉTERNUER, *Voy.* PTARMIQUE.

HERBE AUX PUCES, *Plantago Psyllium*, Tétrand. monogyn. Plantag. Fr. (Graine.)

F. D. Décoct. ℥ij à ℥ ß par ℔ ij d'eau. —
A l'extér. collyre, lotion, fomentation.

P. Adoucissante, émolliente.
HERMODATES, *Voy.* IRIS TUBÉREUSE.
HIÈBLE, *Sambucus Ebulus*, Pentand.
trygyn. Caprifol. Franc. (Plante entière.)

F. D. Racine et seconde écorce de la tige,
décoct. ℥ iij à ℥ j par ℔ j d'eau. — Suc, ℥ ß à
℥ j ß. — *Fleur,* infus. théiforme. — *Baies,* rob,
℥ j à ℥ ij. — *Semences,* infus. ℥ j à ℥ ß par ℔ j
de vin. — *Feuilles,* cataplasme, fomentation,
lotion.

P. Fleur, diaphorétique, légèrement
narcotique. — *Feuille,* résolutive. — *Les*
autres parties, drastiques, émétiques,
diurétiques.

Cas part. Hydropisies passives.

HOUBLON, *Humulus Lupulus,* Dioéc.
pentand. Urti. Franc. (Sommités.)

F. D. Poudre, ℥ ß à ℥ ij — Décoct. ou infus.
℥ ß à ℥ ij par ℔ ij d'eau. — Suc, ℥ ij à ℥ iv. —
Extrait, ℥ ß à ℥ j. — *A l'extér.* en cataplasme

P. Tonique, diaphorétique, diurétique, résolutif.

Cas part. Scrophules, dartres, gale,
vers.

Houx commun, *Ilex aquifolium*, Tétrand. tétragyn. Rhamnoïd. Franc. (Racine, écorce, feuilles).

F. D. Feuille. Poudre, ℨß à ℥j. — *Racine
et écorce*, décoct. ℨij à ℥j par ℔ij d'eau.

P. Diurétique; *feuilles*, fébrifuges.
Obs. Peu usité.

Houx (petit), *Ruscus aculeatus*, Dioéc.
syngén. Aspar. Franc. (Racine.)

F. D. Poudre, ℨß à ℥j. — Décoct. ℥ß à ℥ij
par ℔ij d'eau. — Vin, ℥ij à ℥vj. — Extrait,
Əj à ℨj.

P. Diurétique, emménagogue.
Obs. Une des 5 racines apéritives.

Huile animale de Dippel, *Voy.* Huile
pyro-zoonique.

Huiles essentielles, *Voy.* les substances qui les fournissent.

Huile grasses, *Voy.* les substances qui les fournissent.

— pyro - bitumeuse, *Voy.* Pétrole.

— pyro-succinique, *V.* Ambre jaune.

Huile pyro-zoonique rectifiée, (Huile animale de Dippel.)

F. D. Progressivement, gtte x à xxx dans une émulsion ou sur du sucre.— *A l'extér.* en solution aqueuse ou incorporée dans l'axonge.

P. Stimulante.

Cas part. Paralysie, épilepsie, dartres, teigne.

Obs. Son emploi demande beaucoup de circonspection.

— de vitriol, *Voy.* Acide sulfurique.

Hydrogène (gaz), (Air inflammable.)

On a proposé de faire respirer ce gaz mêlé à une ou deux parties d'air atmosphérique, pour ralentir la respiration.

Hydrogène sulfuré (gaz), (Gaz hépatique, *Acide hydro-sulfurique.*)

Dissous dans l'eau, ce gaz forme la base des eaux minérales sulfureuses.

P. Stimulant du système cutané.

HYSOPE, *Hyssopus officinalis*, Didynam. gymnosper. Labi. Franc. (Sommités.)

F. D. Infusion, pinc. ij à iij par ℔ ij d'eau.— Eau distil. ℥ ij à ℥ iij. — Sirop, ℨ ß à ℨ ij.

P. Tonique, expectorant, diaphorétique.

I.

ICTHYOCOLLE (colle de poisson).

Elle sert à clarifier quelques préparations officinales, et entre dans la confection de quelques gelées et pastilles.

IMPÉRATOIRE, *Imperatoria Ostruthium*, Pentand. digyn. Ombell. Franc. (Racine.)

F. D. Poudre, ℈ j à ℨ j. — Infus. ℨ ij à ℥ ß par ℔ ij d'eau ou de vin. — *A l'extér.* gargarisme.

P. Tonique, carminative, sialagogue.

Obs. Souvent remplacée par l'*Angéli-que.*

IPÉCACUANHA, *Psychotria emetica, Calliccoca Ipécacuanha*, Pentand. monogyn. Rubiac. Amériq. (Racine.)

F. D. Poudre, *comme émétique*, gr. xij à xxx dans ℥ iij ou ℥ iv d'eau, en deux prises ; *comme altérant*, gr. j à iij en plusieurs prises. — Vin, ℥ ß à ℥ j. — Teinture, ℥ ß à ℥ j. — Sirop, ℥ ß à ℥ ij. — Les pastilles doivent contenir un demi-grain de cette racine.

P. Emétique, purgatif, tonique, diaphorétique.

Cas part. Péritonite puerpérale, dysenterie.

IRIS COMMUNE, *Iris Germanica*, Triand. monogyn. Irid. Franc. (Racine).

— DE FLORENCE, *Iris Florentina.*

Obs. Elle entre dans quelques composés officinaux.

— DES MARAIS, *Iris Pseudo Acorus.*

F. D. Des 3 espèces ci-dessus. Poudre, gr. xij à ℈ j. — Suc, ℥ j à ℥ iij.

14*

P. Purgatives.

Iris gigot, *Iris fœtidissima.*

F. D. Poudre, gr. xij à ℨß. — Suc, ℨß à ℨj.

— tubéreuse (Hermodates), *Iris Tuberosa.*

F. D. Poudre, ℨß à ℨj. — Infus. ℨj à ℨij par ℥iv de vin.

P. Purgative, expectorante, comme les autres espèces.

Obs. Ces substances perdent de leur vertu purgative en se desséchant.

Ivette, *Teucrium Chamæpitys*, Didynam. gymnosp. Lab. Franc. (Herbe.)

F. D. Poudre, Эj à ℨj. — Infus. ℨj à ℨiij par ℔ij d'eau. — Eau distil. ℥ij à ℥iv. — Extrait, gr. xviij à ℨß. — Suc, ℥ij à ℥iij.

P. Tonique, stomachique, diaphorétique.

J.

Jalap, *Convolvulus Jalapa*, Pentand. monogyn. Convolvulac. Asie, Amériq. (Racine.)

F. D. Poudre, gr. xij à ℨ ß.—Vin, ℥ j ß à ℥ iv.
—Teinture, Ꙅj à ℨ ß dans une potion.—Résine,
gr. vj à xij triturés avec du sucre et dans une
émulsion. — Décoct. ℨ j pour un lavement.

P. Purgatif.

JAUNE D'OEUF, *Voy.* OEUF.

JOUBARBE (PETITE), *Sedum acre*, Décand. pentagyn. Succulent. Fr. (Herbe
fraîche.)

F. D. Poudre, comme altérant, gr. ij à iv,
progressivement, Ꙅj. — Décoct. ℨ j dans ℥ xij
de bière, dose de cette boisson ℥ iij. —Suc, ℨ j
à ℥ ß. — *A l'extér.* broyée avec de l'huile d'o-
lives, en cataplasme.

P. Purgative, émétique, altérante.

Obs. Dangereuse à l'intérieur, quoiqu'on l'ait encore employée dernièrement
dans le traitement de l'épilepsie. — *A
l'extér.* Sur les *cors* aux pieds. Quelques
praticiens assurent avoir obtenu de bons
effets de son application sur les ulcères
carcinomateux.

JUJUBES, *Rhamnus Zizyphus*, Pentand. monogyn. Rhamnoïd. Fr. cult. (Fruit.)

F. D. Décoction, ℥j à ℥ij par ℔ij d'eau. — Sirop, ℥j à ℥iij. — Pâte, ℈ß à ℥j.

P. Adoucissantes, pectorales.

JUSQUIAME, *Hyoscyamus niger*, Pentand. monogyn. Solan. Franc. (Plante entière.)

F. D. Feuilles, poudre, gr. j à ij. — Extrait, gr. ß à ij, progressivement ℈j. — *A l'extér.* en cataplasme, lotion, fomentation, bain. — *Huile de la graine*, en liniment sur une surface peu étendue.

P. Narcotique, antispasmodique, résolutive.

Cas part. Convulsions, épilepsie, cancer.

Obs. Son emploi demande beaucoup de prudence.

K.

KARABÉ, *Voy.* AMBRE JAUNE.

KERMÈS ANIMAL, insecte qui se trouve

sur les feuilles de l'*Ilex quercus cocci-fera.*

F. D. Poudre, gr. vj à ℈j.—Infus. ℥ß à ℥j par ℔j de vin. — Sirop, ℨj à ℨij.

P. Tonique , diurétique.

Obs. Abandonné ; il entre dans la confection *Alkermès.*

Kermès minéral, *Voy.* Antimoine.

Kino , gomme d'un arbre inconnu. Afriq.

F. D. Poudre, gr. xviij à ℨß. — Décoct. ℨj à ℨij par ℔ij d'eau. — Teinture, ℨß à ℥j dans une potion.

P. Tonique, fébrifuge, astringent.

Kynorrhodon, *V.* Rosier sauvage.

L.

Lait d'anesse ; il passe pour le plus adoucissant de tous.

— de chèvre ; tonique.

— de femme , pris au sein même ; adoucissant, analeptique.

LAIT DE BREBIS, DE JUMENT, DE VACHE.
Plus riches en principes que les précédens et de plus difficile digestion.

D. Une tasse le matin et une tasse le soir.

P. Adoucissans, nutritifs.

Cas part. Epuisement, phthisie commençante, dartres, etc.

— (PETIT), *Serum lactis.*

D. ℔j à ℔iij dans les 24 heures.

P. Adoucissant, relâchant.

Obs. Il sert de véhicule à beaucoup de
médicamens.

— DE BEURRE.

D. ℔j à ℔ij.

P. Laxatif.

— DE POULE, *Voy.* OEuf.

LAITUE, *Lactuca sativa*, Syngén. polygam. eg. Chicor. France. (Feuille ,
graine.)

F. D. Feuille, infus. décoction, manip. j par
℔ij d'eau. — Eau distil. ℥j à ℥iv. — Suc,

à ʒiij. — *A l'exter.* cataplasme, lotion, fomentation.

P. Adoucissante, antispasmodique.

Obs. La graine fait partie des quatre semences froides mineures.

LAITUE VIREUSE, *Lactuca virosa.*

F. D. Extrait, gr. j à ij, progressivement ʒj et même ʒij.

P. Antispasmodique, narcotique.

Obs. Peu usitée, quoique possédant beaucoup de vertus, selon les anciens.

LAURÉOLE, *Voy.* GAROU.

LAURIER-CERISE, *Prunus Laurocerasus,* Icosand. monogyn. Rosac. Franc. cultiv. (Feuille.)

F. D. Poudre, gr. j à iv. — Eau distil. gtte iv à vj dans une potion.

P. Diurétique, narcotique.

Obs. Peu usité, dangereux; quelques praticiens ont donné l'eau distillée à la dose de gtte xxx à lx, plusieurs fois le jour.

LAVANDE, *Lavandula spica*, Didynam.
gymnosp. Lab. Franc. (Sommités.)

F. D. Poudre, ℈j à ℥ß. — Infus. ℥j à ℥ij
par ℔ij d'eau. — Eau distil. ℥j à ℥iv. — Alcool, ℥ß à ℥j. — Huile essent. gtte ij à viij. —
Teinture, ℥ß à ℥j. — Vinaigre, ℥ij à ℥j. — *A
l'extér.* lotion, fomentation, vapeur, bain.

P. Stimulante, stomachique.

LICHEN D'ISLANDE, *Lichen Islandicus*,
Cryptogam. Alg.

F. D. Poudre, ℥ß à ℥j. — Décoct. ℥ß à ℥ij
par ℔iij d'eau réduite à ℔ij. — Gelée, cochl.
ij à iv.

P. Adoucissant, pectoral.

Cas part. Toux, hémoptysie, catarrhe
pulmonaire chronique, phthisie.

Obs. Très-usité.

— PULMONAIRE, *Lichen pulmonarius.*

F. D. P. Comme le précédent, mais moins
actif.

LIERRE COMMUN, *Hederà Helix,* Pentand. monogyn. Caprif. Franc. (Feuille.

Obs. Usité pour le pansement des cautères. — La *gomme résine* entre dans quelques préparations officinales. On la dit vulnéraire.

LIERRE TERRESTRE, *Glecoma Hederacea,* Didynam. gymnosp. Lab. Franc. (Feuille.)

F. D. Infusion, pinc. ij à iij par ℔ ij d'eau.— Eau distil. ℥j à ℥iv.—Sirop, ℨij à ℥ij.—Suc, ℥j à ℥iij. — Conserve, ℈j à ℨj.

P. Tonique, expectorant.

LIMAÇONS pilés et lavés.

F. D. Décoct. n° x à xx par ℔ij d'eau. — Sirop, ℨij à ℥ij.

P. Adoucissans, pectoraux.

LIMAILLE D'ÉTAIN , *Voy.* ETAIN.

— DE FER, *Voy.* FER.

LIN COMMUN , *Linum usitatissimum,* Pentand. pentagyn. Caryoph. France. (Graine.)

V. D. Infus. prolongée, pinc. j à ij par ℔ij d'eau. — Huile récente, ℨij à ℥ij. — *A l'extér.* lavement, lotion, fomentation, bain. — *Farine*, en cataplasme.

P. Adoucissant, laxatif, émollient.

Lin cathartique, *Linum catharticum.* (Herbe.)

F. D. Poudre, ʒj à ʒij. — Infus. ʒij à ʒß par ℔ij d'eau.

P. Purgatif, diurétique.

Obs. Peu usité.

Litharge, *Voy.* Plomb.

Livêche, *Ligusticum Levisticum,* Pent-and. digyn. Ombell. Franc. (Racine, graine.)

F. D. Racine, poudre, ʒß à ʒj. — Décoct. ʒj à ʒij par ℔ij d'eau. — *Graine,* poudre, ɘj à ʒß. — Infus. ʒij à ʒß par ℔ij d'eau.

P. Carminative, diurétique, emména-gogue.

Obs. Peu usitée.

Lobélie, *Lobelia syphilitica,* Syngén. monogam. Campan. Amériq. (Racine.)

F. D. Décoct. ʒij à ʒß par ℔j d'eau ré-duite à ℔ß (par cochl. dans les 24 heures). — Extrait, gr. iv à xvj en plusieurs prises.

P. Sudorifique, antisyphilitique, purgative, et même émétique.

Obs. Peu usitée en France ; son emploi
demande de la prudence.

Lys blanc, *Lilium candidum*, Hexand.
monogyn. Liliac. Asie, Franc. cult. (Pétale, Bulbe.)

F. D. Pétale, infusion, pinc. ij à iij par
℔ij d'eau. — Eau distil. ℥ij à ℥iv. — Huile
par macération, à l'extérieur, en liniment. —
Pulpe du *bulbe*, en cataplasme.

P. Délayant, émollient, maturatif.
Obs. Peu usité.

M.

Macis, *Voy.* Muscade.

Magnésie, (Carbonate de magnésie,
Proto-carbonate de magnésium.)

F. D. Gr. vj à xij pour les enfans. — ℨß à ℨj
et même ℥ß pour les adultes ; rarement en
poudre ; préférablement dans une potion.

P. Absorbante, purgative, neutrali-
sante.

Cas part. Eructations acides, colique des enfans, empoisonnement par les acides minéraux.

MAGNÉSIE CALCINÉE, (*Protoxide de magnésium*).

F. D. Gr. xij à ℈j, en 2 ou 3 prises.

Cas part. Aphthes confluens.

MANGANÈSE. Il n'est point usité à l'état métallique.

Oxide noir de manganèse, (*Deutoxide de manganèse*).

F. D. A l'extér. poudre, ʒj à ʒij par ℥j d'axonge, en friction. — En fumigation.

P. Excitant léger ; désinfectant.

Cas part. Teigne, gale, dartres ulcérées.

MANIGUETTE, *Amomum Granum Paradisi*, Monand. monogyn. Drymyrh. Indes orient. (Graine.)

F. D. Poudre, gr. xij à ℈j.

P. Excitante, emménagogue, antispasmodique.

Obs. Peu usitée ; elle entre dans des composés officinaux ; elle est aussi connue sous le nom de *grand cardamome.*

* MANNE, suc épaissi du *Fraxinus Ornus,* Polygam. dioéc. Lilac. Europe.

F. D. ℥ß, ℥ij à ℥iij dans Q. S. d'eau ou de lait.

P. Purgative, minorative.

Obs. Il existe trois espèces de manne : 1°, la manne canellée ou en larmes ; 2°, la manne en sorte ; 3°, la manne grasse ; il ne faut employer que la première, les deux autres étant souvent sophistiquées.

MANDRAGORE, *Atropa Mandragora,* Pentand. monogyn. Solan. Europ. (Racine, feuille.)

F. A l'extér. en vapeur, bain, fomentation, et lotion. — Les feuilles en cataplasme.

P. Narcotique, antispasmodique.

Obs. On a prescrit la poudre de la racine à la dose de gr. ß à gr. iv à l'intérieur contre *l'hystérie* et *l'épilepsie ;* mais il est bon de s'en abstenir.

MARJOLAINE , *Origanum Majorana* , Didynam., gymnosp. Lab. Franc. cult. (Sommités.)

F. D. Poudre, Ʒj à Ʒß. — Infus. Ʒj à Ʒij par ℔ij d'eau. — Eau distil. Ʒij à Ʒiv. — Alcool, Ʒß à Ʒj. — Huile essent. gtte ij à vj. — *A l'extér.* lavement, vapeur, lotion, fomentation, bain.

P. Stimulante, carminative, stomachique.

MARRONIER D'INDE, *Æsculus Hippocastanum,* Heptand. monogyn. Malpigh. Asie, Europ. (Ecorce.)

F. D. Poudre, Ʒj à Ʒj. — Décoct. Ʒj à Ʒij par ℔ij d'eau. — Vin, Ʒj à Ʒiij. — Extrait, Ʒj à Ʒj dans Ʒj à Ʒij d'eau aromatique.

P. Tonique, fébrifuge, quelquefois purgatif.

MARRUBE, *Marrubium vulgare* , Didynam. gymnosp. Lab. Franc. (Herbe.)

F. D. Infusion, pinc. j à ij par ℔ij d'eau. — Vin, Ʒj à Ʒiij. — Sirop, Ʒß à Ʒij. — Suc, Ʒj à Ʒij. — Extrait, Ʒj à Ʒj.

P. Emménagogue, apéritif, béchique.

MATRICAIRE, *Matricaria Parthenium*, Syngén. polygam. superfl. Corymb. Franc. (Sommités.)

F. D. Poudre, ℈j à ʒj. — Infus. ʒj. à ʒij par ℔ij d'eau. — Eau distil. ʒj à ʒiij. — Suc, ʒj à ʒij. — *A l'extér.* lavement, lotion, fomentation. — *Feuilles*, cataplasme.

P. Emménagogue, tonique.

MAUVE, *Malva rotundifolia*, Monadelph. polyand. Malvac. Franc. (Herbe, fleur.)

F. D. Fleur, infusion, manip. j par ℔ij d'eau. — *Herbe*, lotion, fomentation, bain, lavement, cataplasme.

P. Adoucissante, pectorale, émolliente.

MÉCHOACAN, *Convolvulus Mechoacanna*, Pentand. monogyn. Convolv. Amérique mérid. (Racine.)

F. D. Poudre, ℈j à ʒj. — Infus. ʒj à ʒij dans un verre de vin blanc.

P. Purgatif, tonique.

Obs. Peu usité.

MÉLILOT, *Trifolium Melilotus*, Diadelph. décand. Légumin. Franc. (Herbe, fleur.)

F. D. Poudre, ℈j à ℥ß. —Infusion, pinc. j à iij par ℔ij d'eau. —Eau distil. ℥ij à ℥iv. — *A l'extér.* collyre, lotion, fomentation, bain.

P. Légèrement tonique, résolutif.

MÉLISSE, *Melissa officinalis*, Didynam. gymnosp. Lab. Franc. (Feuille.)

F. D. Poudre, ℈j à ℥ß. —Infusion, pinc. j à ij par ℔ij d'eau. — Eau distil. ℥j à ℥iv. —Alcool, ℥ß à ℥ij. — Huile essent. gtte ij à viij. — Sirop, ℥ß à ℥ij. — *A l'extér.* lotion, fomentation, etc.

P. Stimulante, antispasmodique, emménagogue.

MELON, *Cucumis Melo*, Monoéc. syngén. Cucurbit. Franc. cult. (Semences.)

F. D. ℥ij à ℥iv en émulsion.

P. Tempérant, rafraîchissant.

Obs. Une des 4 semences froides majeures.

MENTHE AQUATIQUE, *Voyez* MENTHE POUILLOT.

— CRÊPUE, *Mentha crispa*, Didynam. gymnosp. Lab. Franc. (Sommités.)

F. D. Poudre, ℈j à ℥ß. — Infusion, pinc. j à ij par ℔ij d'eau. — Eau distil. ℥j à ℥iv. — Alcool, ℥ß à ℥j. — Huile essent. gtte ij à viij. — Sirop, ℥ß à ℥ij. — *A l'extér.* comme les autres labiées.

P. Carminative, stomachique, antispasmodique, emménagogue.

— POIVRÉE, *Mentha piperata*. (Sommités.)

F. D. P. Comme la précédente.

— POUILLOT, *Mentha Pulegium*. (Sommités.)

F. D. P. Comme la précédente.

MÉNYANTHE, *Voy.* TRÈFLE D'EAU.

MERCURE, (vif-argent.)

F. D. Décoction pendant une heure, ℔j par ℔ij d'eau (2 à 3 tasses).

Obs. L'eau qui a bouilli sur le mer-

15*

curé, l'antimoine, le bismuth, l'étain, le fer, etc. est vermifuge. On a proposé, dans le *convolvulus*, de faire avaler plusieurs onces de mercure, mais cette pratique avait de grands inconvéniens.

Oxide gris-noirâtre de mercure, (Ethiops *per se*, *Protoxide de mercure*.)

F. D. En pilules, progressivement gr. ß à gr. v, par jour. — Mêlé à 20 parties de gomme arabique et dissous dans cochl. ij à iij d'eau distillée (mercure soluble). — *A l'extér.* incorporé dans l'axonge (onguent mercuriel).

P. Antisyphilitique, vermifuge, excitant.

Obs. Il entre dans beaucoup de composés officinaux.

Oxide rouge, (Précipité rouge, *Deut-oxide de mercure.*)

F. D. $\frac{1}{4}$ à $\frac{1}{2}$ grain par jour, étendu dans une poudre. — *A l'extér.* incorporé dans le cérat ou autre onguent.

P. Excitant, escarrotique.

Obs. Dangereux à l'intérieur et quelquefois même à l'extérieur.

MERCURIALE, *Mercurialis annua*, Dioéc. dodécand. Tithymal. Franc. (Herbe.)

F. D. Décoction, manip. j par ℔ j d'eau. — Sirop, ʒ ij à ʒ j. — Suc, ʒ ij à ʒ iv. — Miel, ʒ j à ʒ iij en lavement. — *A l'extér.* cataplasme, fomentation, bain.

P. Purgative, émolliente.

Obs. Elle n'est guère employée qu'en lavement et à l'intérieur.

MIEL.

F. D. Décoct. ʒ j à ʒ iij par ℔ ij d'eau (hydromel). — Sirop, ʒ j à ʒ ij.

P. Adoucissant, laxatif.

Obs. Il sert d'excipient à beaucoup de médicamens. On l'emploie pour édulcorer les boissons.

MILLE-FEUILLE, *Achillea Millefolium*, Syngén. polygam. frustr. Corymbif. Franc. (Feuille, fleur.)

F. D. Fleur, Infusion, pinc. ij à iij par ℔ ij d'eau. — Eau distil. ʒ ij à ʒ iv. — Huile essent. glte xv à ʒ ß dans une potion. — Sirop, ʒ ß à ʒ ij. — *Feuille*, infusion, pinc. j à ij par ℔ ij d'eau.

—Extrait, Əj à ʒj. —*A l'extér.* lavement, lotion, bain.

P. Antispasmodique, astringente, styptique.

MILLE-PERTUIS, *Hypericum perforatum*, Polyadelph. polyand. Hypéricoïd. (Sommités.)

F. D. Infusion, pinc. j par ℔ ij d'eau. —Teinture, Əj à ʒ ß. — *extér.* vapeur, lotion, fomentation.

P. Diurétique, résolutif.

Obs. Inusité; il entre dans quelques composés officinaux. L'huile d'*hypericum* n'est employée qu'à l'extérieur.

MINIUM, *Voy.* PLOMB.

MOLÈNE, *Voy.* BOUILLON-BLANC.

MORELLE, *Solanum nigrum*, Pentand. monogyn. Solan. Franc. (Feuille.)

F. D. Poudre, gr. j à iv. —Infus. x à xij feuilles, par ℔ ij d'eau. —Eau distil. ʒj à ʒiij. —Extrait, gr. j à iv. —*A l'extér.* cataplasme, lotion, fomentation, bain.

P. Narcotique, résolutive.

Obs. Presque inusitée seule à l'intérieur ; elle entre dans beaucoup de préparations officinales.

MOUSSE DE CORSE, mélange d'un grand nombre de plantes marines, formé principalement du *Fucus Helminthocorton*, Cryptogam. Alg.

F. D. Poudre, Əj à ℨj dans de l'eau sucrée, du lait ou du miel. — Décoct. ℨij à ℥j, dans 2 ou 3 tasses d'eau. — Sirop, ℥ij à ℥iv.

P. Anthelmintique.

Obs. Pour les enfans, poudre, gr. xij à xxx.

MOUTARDE, *Voy.* SENEVÉ.

MUGUET, *Convallaria majalis*, Hexand. monogyn. Asper. Franc. (Fleur.)

F. D. Poudre, Əj à ℨj.—Infusion, pinc. ij à iij par ℔ij d'eau. — Extrait, comme purgatif, Əj à ℨß.—*A l'extér.* la poudre, comme sternutatoire, pinc. j.

P. Antispasmodique, purgatif.

MURIATE D'AMMONIAQUE, (Sel ammoniac, *Hydro-chlorate d'ammoniaque.*)

F. D. Gr. vj à ʒß uni à une poudre aromatique. — ʒß à ʒij en solution par ℔ij d'eau ou dans une potion. — *A l'extér.* en vapeur; —Bain général, ʒviij. — Lotion, fomentation, ʒij à ʒvj par ℔ij d'eau.

P. Diaphorétique, diurétique, fébrifuge, excitant, tonique.

Obs. Il entre dans quelques composés officinaux.

Muriate d'ammoniaque et de fer, (Fleurs de sel ammoniacal martiales, *Deutohydro-chlorate de fer et d'ammoniaque.*)

F. D. Gr. ij à xij en pilules ou dans une potion stimulante.

P. Excitant, peu usité.

— d'antimoine, (Beurre d'antim. *Chlorure d'antimoine.*)

Obs. Usité à l'extérieur comme caustique.

— de Baryte, (Terre pesante salée, *Proto-hydro-chlorate de Baryte.*)

F. D. $\frac{1}{4}$ à $\frac{1}{3}$ de grain dans une potion mucilagineuse.

P. Excitant du système lymphatique.

Cas part. Scrophules.

Obs. Dangereux.

MURIATE DE CHAUX, (Sel marin calcaire, *Proto-hydro-chlorate de calcium.*)

F. D. Gr. v à xx et même ℥ iij.

P. Stimulant du système lymphatique, purgatif à haute dose.

Obs. Peu usité ; préconisé dans les scrophules.

— D'ÉTAIN, (*Proto* et *deuto - hydro-chlorate d'étain.*)

F. D. Gr. ij à iv, dans un lavement.

P. Vermifuge, purgatif.

Obs. Peu usité ; il faut attendre de nouvelles expériences.

— DE MERCURE SUR OXIDÉ, (Sublimé corrosif, *Per-chlorure de mercure.*)

F. D. En pilules ou mêlé à une poudre, ¼ de grain pendant plusieurs jours, ensuite ½ grain. — En solution, gr. xij à xviij par ℔ ij d'eau distil. (Liqueur de Wan-Swieten), cochl. j pendant plusieurs jours, ensuite cochl. j matin et soir, dans une tasse de lait ou de tisane mucilagineuse. Dose totale pour un traitement, gr. xviij à ℥ß.—*A l'extér.* ℈j à ℥ß par ℔j d'eau de chaux (*Eau phagédénique*), pour lotion, injection.

P. Antisyphilitique; *à l'extér.* antipsorique.

Obs. Très-usité. Son emploi demande de la prudence. On l'a proposé en lavement, gr. ß; en bain général, gr. ß par chaque ℔ij d'eau.

MURIATE DE MERCURE DOUX, (Calomelas, *Sous-chlorure de mercure.*)

F. D. Comme altérant, gr. j à iv; comme purgatif, gr. vj à xij et même gr. xx, en pilules ou mêlé à une poudre.—*A l'extér.* en poudre uni à 4 ou 5 parties de gomme arabique, dissous dans la salive ou incorporé dans un onguent, sur les chancres atoniques.

P. Vermifuge, antisyphilitique.

Cas part. Gale, dartres, engorgemens de l'abdomen.

Obs. Peu employé à l'intérieur comme antisyphilitique.

Muriate d'or, (*Proto-hydro-chlorate d'or.*)

F. D. Gr. j mêlé à gr. ij de réglisse ou d'iris en poudre, pour 15 frictions faites chaque jour -sur les gencives ou sur la langue. — En pilules, $\frac{1}{120}$ à $\frac{1}{60}$ de grain mêlé à gr. j d'extrait de garou. (D'abord une pilule chaque jour ; on augmente tous les 8 jours d'une pilule.)

P. Fondant, antisyphilitique.

Cas part. Syphilis, squirrhe de l'utérus.

— de potasse, (Sel fébrifuge de Sylvius, *Deuto-hydro-chlorate de potassium.*)

F. D. Comme altérant, gr. x à 3 ß. Comme purgatif, ʒ ß à ʒ j ß.

P. Tonique, fébrifuge, purgatif.

— de potasse oxigéné, (*Deuto-chlo- rate de potassium.*)

F. D. Gr. ij à xviij dans ʒ ij à ʒ iij d'eau.

P. Antisyphilitique.

Obs. Peu usité ; très-dangereux sous

forme sèche, la moindre pression le fai-sant détonner.

MURIATE DE SOUDE, (Sel marin, *Deuto-hydro-chlorate de sodium.*)

F. D. ℥ij à ℥j dissous dans l'eau. — ℥j à ℥ij dans un lavement, en lotion, fomentation, pé-diluve.

P. Diurétique, purgatif, résolutif.

Obs. Il n'est guère usité qu'à l'extérieur et en lavement.

MURIER NOIR, *Morus nigra*, Monoéc. tétrand. Urtic. Franc. (Écorce de la ra-cine, fruit.)

F. D. Fruit, suc, dans l'eau jusqu'à acidité agréable. — Sirop, ℥j à ℥iv. — *A l'extér.* dans les gargarismes. — *Racine,* poudre, ℨß à ℨiij. — Décoct. ℥ij à ℥iv par ℔ vj d'eau réduite à ℔ij (une à trois tasses par jour). Cette boisson est très-amère.

P. Fruit. Adoucissant, légèrement as-tringent. *Racine.* Vermifuge, légèrement purgative.

Obs. On emploie de préférence comme

vermifuge, l'écorce de la racine du *Morus alba.*

Musc, suc renfermé dans une poche située près du nombril du *moschus moschiferus.* Inde orient.

F. D. Gr. j à viij en pilules ou dans une potion.—Eau distil. ℥j à ℥iij.— Teinture, gtte xv à ℨß dans une potion.— Gr. x à xv, dans un lavement.

P. Sédatif, antispasmodique, sudorifique, aphrodisiaque.

Obs. Dans le traitement de quelques névroses comme la rage, le tétanos, on l'a donné par jour à la dose de ℈j, ℨß et même ℥j.

Muscade, *Myristica Moschata*, Dioéc. hexand. Laur. Indes orient. (Fruit.)

F. D. Poudre, gr. x à ℨß. — Huile, gr. iv à xij dans une potion. — Teinture, ℨß à ℨj. — *A l'extér.* en friction.

Macis, 2ᵉ enveloppe de la noix muscade.

F. D. Poudre, gr. vj à xviij.—Eau distil. ʒj à ʒij.—Huile essent..gᵗᵗᵉ ij à xij, dans une potion.—Teinture, ʒß à ʒj.—Extrait, Əj à ʒß.

P. Tonique, stimulante, stomachique.

Obs. Ces deux substances entrent dans beaucoup de composés officinaux.

MYROBOLANS, *Phyllanthus Emblica*, Monoéc. tétrand. Tithymal. Inde. (Fruit.)

F. D. En substance, ʒß à ʒij. —Décoct. ʒij à ʒß et même ʒj par ℔ ij d'eau.

P. Astringens en substance; laxatifs en décoction.

Obs. Peu usités; il y en a de deux espèces dans le commerce qui ne paraissent pas fournis par le même arbre.

MYRRHE, gomme-résine d'un *Laurus*, suivant quelques-uns, d'un *Mimosa*, suivant quelques autres. Asie. Afriq.

F. D. Poudre, gr. vj à ʒß. — Teinture, Əj à ʒj dans une potion. — Huile essent. gᵗᵗᵉ v à xij. — *A l'extér.* liniment, onguent.

P. Tonique, vermifuge, emménagogue, excitante.

Obs. Peu usitée à l'intérieur ; elle entre dans des préparations officinales.

N.

NAVET, *Brassica Napus*, Tétradyn. siliq. Crucif. Franc. (Racine.)

F. D. Décoction, n° x à xij par ℔ij d'eau. — Sirop, ʒj à ℥iij. — *Pulpe*, en cataplasme.

P. Adoucissant, pectoral, résolutif.

Obs. Peu usité.

NÉNUPHAR, *Nymphœa alba*, *N. lutea*, Polyand. monogyn. Hydroch. (Racine, fleur.)

F. D. Fleur récente, infus. ʒij à ℥ß par ℔ij d'eau. — Eau distil. ℥ij à ℥iv. — Sirop, ℥ij à ℥ij. — *Racine*, décoct. ℥ß à ℥j par ℔ij d'eau. — Suc, ℥ij à ℥iv.

P. Narcotique léger, rafraîchissant.

NERPRUN, *Rhamnus Catharticus*, Pent-and. monogyn. Rhamn. Franc. (Baies.)

F. D. En substance, n° vj à xx. — Décoct. n° xx à xxx par ℔ij d'eau. — Sirop, ℥ij à ℥ij. — Rob, ꝛj à ℥jß. — Suc, ℥j à ℥ß.

P. Purgatif, vermifuge.

Nicotiane, *Voy.* Tabac.

Nitrate d'argent, (Cristaux de Lune, *Deuto-nitrate d'argent.*)

F. D. Gr. ij à vj en poudre ou en pilules.

P. Purgatif.

Obs. Peu usité.

— D'argent fondu, (Pierre infernale, *Deuto-nitrate d'argent fondu.*)

F. D. $\frac{1}{16}$ à $\frac{1}{10}$ de grain en pilules dans 10 ou 15 fois autant d'excipient (en deux prises). — *A l'extér.* comme cathérétique.

P. Antispasmodique, caustique.

Cas part. Chorée, épilepsie.

Obs. Dangereux à l'intérieur.

— De bismuth avec excès d'oxide, (Magistère de bismuth, *Sous-deuto-nitrate de bismuth.*)

F. D. Gr. j à vj en poudre, en pilules ou en pastilles. On en a donné jusqu'à Əj.

P. Antispasmodique.

NITRATE DE MERCURE, (Nitre mercuriel, *Proto-nitrate de mercure.*)

F. D. P. Comme antisyphilitique dans un sirop. (*Voy.* sirop de Bellet, 2ᵉ section.) — A l'extér. dissous dans l'eau (eau mercurielle), comme escarrotique.

— DE POTASSE, (Sel de nitre, *Deuto-nitrate de potassium.*)

F. D. Gr. xij à ʒj par ℔ij de tisane diurétique ou de vin blanc. — Gr. xij à Ɖj en poudre, en pilules ou dans une potion. — Comme purgatif, ʒ β à ʒj.

P. Diurétique, rafraîchissant, laxatif.

Obs. Sous forme sèche, il perd de sa propriété diurétique; employé avec succès dans le traitement du rhumatisme à la dose de ʒ β à ʒj en 24 heures dans ℔ ij de tisane sudorifique.

— DE POTASSE FONDU, (Cristal minéral, *Deuto-nitrate de potassium fondu.*)

F. D. P. Comme le précédent.

NOIX DE GALLE, *Voy.* GALLES.

Noix muscade, *Voy*. Muscade.

—vomique, *Strycnos Nux vomica*, Pentand. monogyn. Apocyn. Ind. (Fruit.)

F. D. Poudre, gr. iv à xv.—Décoct. ℥ß à ℥j par ℔ij d'eau réduite à ℔j (par cuillerées).
—Extrait alcoolique, progressivement, gr. ij à x.
—Extrait aqueux, progressivement, gr. ij à x.

P. Tonique, vermifuge, excitante de la moelle rachidienne.

Cas part. Paralysie.

Obs. Son emploi demande de la prudence. Gr. iv d'extrait alcoolique, en 2 prises, à la distance de 3 heures, suffisent pour déterminer, pendant 2 ou 3 jours, la convulsion des muscles paralysés.

Noyer, *Juglans Regia*, Monoéc. polyand. Térébent. Franc. cult. (Feuilles, écorce verte du fruit (*Brou*), amandes.)

F. D. Brou, infus. ℥j à ℥ij par ℔ij d'eau.
—℥j à ℥iij dans un lavement.—℔j pour un bain général.—*Feuille*, à l'extér. en lotion, fomentation, cataplasme.

P. Tonique, astringent.

Obs. On prépare, avec diverses parties du noyer, une eau recohobée, appelée *eau des trois noix*, qu'on prescrit comme stomachique et diurétique depuis ℥ ij jusqu'à ℥ iv. — L'huile de noix est peu usitée.

Nymphæa, *Voy.* Nénuphar.

O.

OEillet, *Dianthus Caryophyllus*, Décand. digyn. Caryoph. Franc. (Pétales.)

F. D. Infusion, ʒ ij à ℥ ß par ℔ ij d'eau. — Eau distil. ℥ ij à ℥ iv. — Sirop, ℥ ß à ℥ ij.

P. Adoucissant, pectoral, astringent léger.

OEuf de poule.

— blanc, *voy.* Albumine.

— jaune. En émulsion avec l'eau et le sucre (lait de poule). — Il sert à tenir en suspension dans l'eau, les huiles fixes, les résines, etc. — On en retire une huile douce employée à l'extérieur comme adoucissante dans l'érysipèle, les gerçures, crevasses, etc.

Oignon, bulbe de l'*Allium Cepa*.

F. D. P. Comme l'ail, *Voy.* Ail.

Oliban, résine du *Juniperus Lycia vel thurifera*, Dioéc. monadelph. Conif. Asie.

Il entre dans quelques composés officinaux. — *A l'extér.* comme odontalgique, on en place un petit fragment sur la dent. — Comme excitant, en fumigation, bain fumigatoire.

Olivier, *Olea Europæa*, Diand. monogyn. Lilac. Franc. (Fruit.)

F. D. Huile, ℥ß à ℥vj. — *A l'extér.* lavement, liniment, embrocation. — Marc, en bain.

P. Huile, purgative, émétique, adoucissante.

Obs. L'huile entre dans beaucoup de composés officinaux et dans presque tous les savons.

Opium, suc épaissi du *Papaver somniferum*, Polyand. monogyn. Papav. Asie, Europe.

F. D. En substance ou extrait, ⅕ de grain, ß à gr. j. — Sirop, ℨj à ℨß dans une potion. — Opium de Rousseau, g^tte ij à iv à chaque prise ; g^tte viij à xviij dans une potion ; g^tte xij à Ɔj dans un lavement. — Teinture, g^tte vj à xviij. — *A l'extér.* friction, lotion, fomentation.

P. Narcotique ; sédatif du système nerveux, excitant du système sanguin.

Obs. On peut donner ce médicament à très-haute dose, en augmentant progressivement ; il entre dans beaucoup de composés officinaux.

OPOPONAX, *Pastinaca Opoponax*, Pentand. digyn. Ombell. France méridionale. (Gomme-résine.)

F. D. Poudre, gr. x à Ɔj en pilules ou dans une potion, dissoute avec le jaune d'œuf. — En lavement, Ʒß à Ʒj. — *A l'extér.* liniment, emplâtre, onguent.

P. Emménagogue, antispasmodique.

Obs. Très-peu usité ; il entre dans des composés officinaux.

On divisé par le mercure.

F. D. Gr. j incorporé dans la poudre d'iris

ou de réglisse, en friction sur les gencives ou la langue ; au bout de quelques jours on porte la dose à gr. jß.

Oxide d'or, (*Protoxide d'or.*)

F. D. Gr. ß, au bout de 8 jours, gr. j, et ensuite gr. ij, en friction, comme l'or divisé.

P. Stimulans de la circulation, antisyphilitiques.

Cas part. Syphilis, squirrhe de l'utérus.
Obs. Plutôt employé à l'état de *muriate.* La découverte de la propriété antisyphilitique de l'or est due à M. Chrestien, qui l'a consignée dans sa *Méthode iatraleptique.*

ORANGER, *Citrus Aurantium*, Polyadelph. polyand. Hespér. Franc. (Plante entière.)

F. D. Feuille, poudre, ℈j à ʒj. —Infusion, pinc. ij à iij par ℔ ij d'eau. —Extrait, gr. xviij à ʒß. —*Fleur*, infusion, pinc. ij à iij par ℔ ij d'eau. —Eau distil. ʒij à ℥iv. —Alcool, ʒß à ʒj. —Huile essent. gtte iv à viij. —Sirop,

ℨ ij à ℥ ij. — *Ecorce du fruit*, poudre, ℈ j à ʒ ß.
— Infus. ʒ ij à ʒ iij par ℔ ij d'eau. — Huile
essent. gtte ij à vj. — Sirop, ℥ j à ℥ iij. — *Pa-*
renchyme du fruit, suc, ℥ iv à ℥ viij par ℔ ij
d'eau sucrée (orangeade). — Les petites oranges et le bois servent à faire des pois à cautère.

P. Feuille et fleur, antispasmodiques ;
écorce du fruit, tonique, astringente ; *pa-*
renchyme du fruit, rafraîchissant.

ORGE, *Hordeum Distichum*, *H. vul-*
gare, Triand. digyn. Gramin. Franc. cult.
(Graine.)

F. D. Décoction, ℥ ß à ℥ j par ℔ ij d'eau.
— *A l'extér.* lavement, collyre, lotion ; *farine*,
en cataplasme.

P. Adoucissant, émollient.

Obs. Très-usité. Dépouillé de son écorce
(*orge mondé*), arrondi (*orge perlé*), concassé par la meule (*gruau d'orge*). On se
sert pour les tisanes, des deux premières
préparations.

ORIGAN, *Origanum vulgare*, Didynam.
gymnosp. Lab. Franc. (Sommités.)

F. D. P. Comme la marjolaine, *Voy.* cette dernière.

ORME, *Ulmus campestris*, Pentand. digyn. Ament. Franc. (Ecorce moyenne.)

F. D. Poudre, ℈j à ʒj. — Décoct. ʒj à ʒiv par ℔ij d'eau réduite à ℔j, (ʒviij matin et soir). — Teinture, gtte xxx à xl. — Extrait, gr. xviij à ʒſs.

P. Altérant, astringent.

Obs. Il a été très-employé dans le traitement des exanthèmes chroniques; maintenant il est presque inusité.

ORONGE (FAUSSE), *Agaricus Muscarius*, Cryptogam. Champ. Franc.

F. D. Poudre, gr. xij à ℈j dans de l'eau ou du vin, ou en pilules. — *A l'extér.* sur les ulcères atoniques.

P. Tonique, antispasmodique, excitant.

Cas part. Epilepsie, scrophules.

ORPIMENT, *Voy.* SULFURE D'ARSENIC.

ORPIN, *Sedum Telephium*, Décand. pentagyn. Succul. Franc. (Racine et feuilles fraîches.)

Obs. Feuilles contuses et suc à l'extérieur comme adoucissant, dans le traitement des cors aux pieds et des hémorrhoïdes.

Ortie blanche, *Lamium album*, Didynam. gymnosp. Lab. Franc. (Herbe.)

F. D. Poudre, $\ni\beta$ à $\ni j$. — Infusion, pinc. ij à iij par ℔ ij d'eau. — Eau distil. $\mathfrak{z}$ ij à $\mathfrak{z}$ iv. — Sirop, $\mathfrak{z}$ ij à $\mathfrak{z}$ ij. — Suc, $\mathfrak{z}$ j à $\mathfrak{z}$ iij. — Extrait, $\ni$ j à $\ni\beta$.

P. Stimulante, tonique, astringente.

Obs. Peu usitée.

— grièche, *Urtica urens*, Monoéc. tétrand. Urtic. Franc. (Herbe.)

F. D. Infusion, manip. ij par ℔ ij d'eau. — Suc, $\mathfrak{z}$ j à $\mathfrak{z}$ iij. — Extrait, $\ni$ j à $\ni\beta$. — A l'extér. lotion, gargarisme, cataplasme.

P. Astringente, résolutive.

Cas part. Scorbut, hémorrhagies passives.

Oseille, *Rumex Acetosa*, Hexand. trigyn. Polygon. Franc. (Racine, feuille.)

F. D. Racine, décoct. $\ni\beta$ à $\ni j$ par ℔ ij d'eau. — *Feuille*, infusion, manip. j pur ℔ ij d'eau. — Suc, ʒj à ʒij. — *A l'extér.* en cata-plasme.

P. Délayante, rafraîchissante, antiscor-butique, maturative.

OXALATE ACIDULE DE POTASSE, (Sel d'oseille, *Sur-deutoxalate de potassium.*)

F. D. ʒß à ʒj par ℔ij d'eau.

P. Rafraîchissant.

Obs. Il entre dans la limonade sèche de *Fascio.*

OXIDES, *Voy.* les métaux qui les for-ment.

OXIGÈNE, (air vital.)

Obs. Employé, sans succès, à l'état de pureté ou mêlé à l'air atmosphérique, dans la phthisie pulmonaire.

P.

PAIN D'OISEAU, *Voy.* JOUBARBE.

PALMA CHRISTI, *Voy.* RICIN.

PANACÉE MERCURIELLE, *Voy.* MURIATE DE MERCURE DOUX.

Papayer , *Papaya Carica* , Décand. monogyn. Cucurbit. Indes. (Suc.)

F. D. Suc liquide, cochl. j dans cochl. iij d'eau bouillante. — Suc desséché, ʒj à ʒij dans eau bouillante, Q. S. — On peut donner les feuilles en infusion, la racine en décoction; mais les doses en sont encore peu connues.

P. Anthelmintique.

Obs. Peu connu, peu usité en France.

Pareira brava , *Voy.* Vigne sauvage.

Pariétaire , *Parietaria officinalis* , Polygam. monoéc. Urtic. Franc. (Herbe.)

F. D. Poudre, ʒß à ʒj. — Infusion, manip. j par ℔ij d'eau. — Eau distil. ʒij à ʒiv. — Extrait, ∋j à ʒj. — Suc, ʒij à ʒiij. — Décoction, en lavement.

P. Diurétique.

Pas-d'ane , *Voy.* Tussilage.

Passerage (Grande), *Lepidium latifolium*, Tétradyn. silicul. Crucif. Franc. (Racine, feuille.)

F. D. Feuille, infus. ʒj à ʒij par ℔ij d'eau ou de vin, en 3 ou 4 prises. — *Racine*, décoct.

ℨß à ℨj par ℔ij d'eau. — *A l'extér.* en cataplasme.

P. Antiscorbutique, excitante, résolutive.

Obs. Peu usitée. Il en est de même de la petite passerage, *Lepidium Iberis.*

Patience, *Rumex Patientia*, Hexand. trigyn. Polygon. Franc. (Racine, feuille.)

F. D. Racine, poudre, ℨß à ℨj. — Décoct. ℨß à ℨij par ℔ij d'eau. — Extrait, Əj à ℨj. — *Feuille*, suc, ℨj à ℨij.

P. Tonique, astringente, antiscorbutique.

Obs. Le *Rumex acutus* et le *R. aquaticus* sont aussi employés de la même manière.

Pavot, *Papaver somniferum*, Polyand. monogyn. Papav. Franc. cult. (Capsules.)

F. D. Décoct. n⁰ ij à iij par ℔ij d'eau. — Sirop (*sirop Diacode*), ℨij à ℨjß. — Extrait, Əj à ℨß et plus. — *A l'extér.* lavement, lotion, fomentation, bain.

P. Narcotique, antispasmodique.

Obs. Il n'y a guère que la décoction

J'usitée, il est remplacé par l'*opium* dans toutes les préparations officinales.

PÊCHER, *Amygdalus Persica*, Icosand. monogyn. Rosac. Franc. cult. (Feuille, fleur, fruit.)

F. D. Feuille, infus. ʒß à ʒij par ℔ j d'eau. — *Fleur*, poudre, ʒß à ʒj. — Infusion, ʒij à ʒß par ℔j d'eau. — Sirop, ʒij à ʒij. — Suc, ʒß à ʒij.

P. Purgatif, vermifuge.

Obs. Toutes les parties du pêcher sont plus actives fraîches que sèches. Le fruit est un aliment agréable et sain. L'amande a été prescrite quelquefois en émulsion à la dose de ʒij à ʒiij, comme carminative, vermifuge et diurétique.

PENSÉE SAUVAGE, *Voy.* VIOLETTE TRI-COLORE.

PERSIL, *Apium Petroselinum*, Pentand. digyn. Ombell. Franc. cult. (Racine, feuille, graine.)

F. D. Racine, poudre, ℈j à ʒß. — Décoct. ʒß à ʒj par ℔ ij d'eau. — Extrait, ℈j à ʒß. —

Suc, ʒj à ʒij. — *Graine*, poudre, gr. xij à ʒß.
— Infus. ʒj à ʒij par ℔ ij d'eau. — Eau distil,
ʒj à ʒ iij. — *Feuille*, à l'extér. en épithème.

P. Diurétique, emménagogue, résolutif.
Obs. Actif; mais peu usité. La racine
est une des 5 racines apéritives; la graine
est une des 4 semences chaudes mineures.

PERVENCHE, *Vinca minor, V. major*, Pentand. monogyn. Apocin. Franc.
(Feuille.)

F. D. Infusion, pinc. ij à iij par ℔ ij d'eau.
— *A l'extér.* gargarisme.

P. Styptique, légèrement astringente.
Obs. Peu usitée.

PÉTROLE, (Naphte, Huile de Gabian,
Huile de pierre), suc dont la nature est
peu connue, qui suinte entre les rochers.
Franc. Italie.

F. D. Gtte vj à xv sur du sucre. — *A l'extér.*
friction, sur le ventre, comme vermifuge; sur
les membres, comme excitant.

P. Calmant, antispasmodique, vermifuge.

PHELLANDRIUM, *Voy.* CIGUE AQUA-
TIQUE.

PHOSPHATE DE CHAUX, (*Proto-phos-
phate de calcium.*)

D. Ƶß, plusieurs fois le jour.

Cas part. Rachitis.

Obs. Peu usité; il entre dans des préparations officinales et magistrales.

PHOSPHATE SATURÉ DE SOUDE, (*Sous-
deuto-phosphate de sodium.*)

F. D. Comme altérant, Ƶß à Ƶij. — Comme
purgatif, Ʒß à Ʒjß.

P. Diurétique, purgatif doux.

Obs. Très-usité.

PHOSPHORE.

F. D. Progressivement, ¼ de grain, gr. j,
gr. ij dissous dans l'éther ou suspendu dans
une émulsion et rarement en pilules.

P. Excitant général, aphrodisiaque.

Cas part. Fièvres adynamiques et ataxiques, paralysie.

Obs. Dangereux. M. Lescot, pharmacien à Paris, est parvenu à dissoudre gr. ij de phosphore par ʒj d'une liqueur particulière. Sous cette forme, ce médicament paraît moins dangereux.

PIED-DE-LION, *Alchemilla vulgaris*, Tétrand. monogyn. Rosac. France. (Feuille.)

F. D. Infusion, pinc. ij à iij par ℔ij d'eau. — Suc, ʒij à ʒiv.

P. Astringent, styptique.

PIED-DE-VEAU, *Arum maculatum*, Gynand. polyand. Aroïd. Franc. (Racine fraîche.)

F. D. Poudre, gr. iv à xij et même Əj dans du miel. — Décoct. ʒj à ʒß par ℔ij d'eau. — *Racine sèche*, double dose. — *A l'extér.* épithème.

P. Excitant, diurétique, rubéfiant, vésicant.

Obs. Peu usité.

PIERRE A CAUTÈRE, *Voy.* POTASSE.

—INFERNALE, *Voy.* NITRATE D'ARGENT FONDU.

Pɪɢɴoɴs ᴅoᴜx, semences du *Pinus pinea*, Monoéc. monadelph. Conif. Franc.

F. D. En émulsion, ℨ ij à ℥ iv par ℔ ij d'eau.

P. Délayans, adoucissans.

Pɪssᴇɴʟɪᴛ, *Leontodon Taraxacum*, Syngén. polygam. ég. Chicor. France. (Racine, feuille.)

F. D. Racine, décoct. ℥ ß à ℥ ij par ℔ ij d'eau. — *Feuille*, infusion, manip. j par ℔ ij d'eau. — Suc, ℥ ij à ℥ iv. — Extrait, ℥ ß à ʒj.

P. Diurétique, laxatif, diaphorétique.

Pɪsᴛᴀᴄʜᴇ, semence du *Pistacia vera*, Dioéc. peñtand. Térébent. Asie. Europ. cult.

F. D. En émulsion, ℨ ij à ℥ iv par ℔ ij d'eau.

P. Délayante, adoucissante.

Pɪvoɪɴᴇ, *Pæonia officinalis*, Polyand. digyn. Renoncul. Franc. (Racine, fleur, graine.)

F. D. Racine, poudre, ʒ ß à ʒj. — Décoct. ℥ ß à ℥j. — Teinture, ℥ ß à ℥j. — Extrait, Ʒj à ʒj. — Suc, ℥j à ℥ ij. — *Fleur*, infusion, pinc. ij à iij par ℔ ij d'eau. — Sirop, ʒ ij à ʒ ij. — Eau distil. ʒ ij à ʒ iv. — *Graine*, infusion, ʒ ij à ʒ ß par ℔ ij d'eau.

P. Antispasmodique, légèrement narcotique.

PLANTAIN (grand), *Plantago major*, Tétrand. monogyn. Plantag. France. (Feuille.)

F. D. Infusion, manip. j à ij par ℔ ij d'eau. — Eau distil. ʒ ij à ʒ iv. — Suc, ʒ ij à ʒ iij. — *A l'extér.* collyre, cataplasme.

P. Astringent faible.

Obs. Peu usité; il en est de même des *Plantago media*, *P. lanceolata*. Il n'y a guère que le *P. Psyllium* d'employé, *Voy.* HERBE AUX PUCES.

PLOMB, inusité à l'état métallique.

Oxide jaune, (Massicot, *Protoxide de plomb*.) Fondu, il constitue la litharge.

—ROUGE, (Minium, *Deutoxide de plomb*.)

—BRUN, (*Tritoxide de plomb*.)

F. D. A l'extér. en poudre, en emplâtre, en onguent.

P. Sédatifs, astringens, répercussifs.

Obs. Il ne faut employer ces médicamens que sur des surfaces de moyenne étendue.

PoIRÉE, *Beta alba, B. rubra,* Pent-and. digyn. Chénopod. Franc. (Feuilles.)

F. D. Décoction, manip. j par ℔ij d'eau. — Suc, ℥ij à ℥iv. — *A l'extér.* lavement, lotion, fomentation, cataplasme.

P. Rafraîchissante, émolliente, maturative.

PoIvRE, *Piper nigrum,* Diand. trigyn. Urtic. Inde orient. (Graine.)

F. D. Grains, nᵒ j à iij. — Poudre, gr. v à x.

P. Stimulant, stomachique, fébrifuge.

Obs. Peu usité comme médicament.

PoIx DE BoURGOGNE, résine du *Pinus sylvestris,* Monoéc. monadelph. Conif.

Obs. Usitée à l'extérieur, en épithème, comme rubéfiante et maturative.

PoLYGALA DE VIRGINIE, *Polygala Se-*

nega, Diadelph. octand. Rhinanth. Amériq. (Racine.)

F. D. Poudre, gr. xviij à ʒj.—Décoct. ʒß à ʒj par ℔ij d'eau.—Vin, ʒß 〓.—Extrait, gr. x à ʒß.

P. Stimulant, expectorant, diaphorétique, quelquefois purgatif.

Cas part. Catarrhe pulmonaire chronique, morsure des serpens.

Obs. On emploie quelquefois, dans les mêmes cas et sous les mêmes formes, les *Polygala amara* et *P. vulgaris.*

POLYPODE, *Polypodium vulgare,* Cryptogam. Foug. Franc. (Racine.)

F. D. Poudre, ʒß à ʒj.—Décoct. ʒß à ʒij par ℔ij d'eau.

P. Adoucissant, laxatif.

POMME, *Pyrus malus,* Icosand. pentagyn. Rosac. Franc. (Fruit.)

F. D. Décoction, nᵒ ij à iij par ℔ij d'eau.—Sirop, ʒj à ʒiij.—*A l'extér.* en cataplasme.

P. Rafraîchissante, laxative, émolliente.

POMME ÉPINEUSE, *Datura Stramonium*, Pentand. monogyn. Solan. Franc. (Plante entière.)

F. D. Extrait, gr. ß à gr. ij en pilules ou dans une potion ; on peut répéter cette dose 2 ou 3 fois par jour. On l'a donné jusqu'à gr. v et même gr. xij par jour. — *A l'extér.* lotion, fomentation, cataplasme.

P. Narcotique, résolutive.

Cas part. Chorée., épilepsie, cancer.

Obs. Dangereuse même à l'extérieur.

POTASSE CAUSTIQUE , (Pierre à cautère, *Hydrate de deutoxide de potassium.*)

F. D. A l'extér. comme caustique pour établir les fontanelles. — Très-étendue dans de l'eau distillée, on a proposé de l'injecter dans la vessie urinaire pour dissoudre les calculs formés *d'urate d'ammoniaque.*

POULET.

F. D. Chair, décoct. ʒ viij à ʒ xij par ℔ ij d'eau.

P. Adoucissant, pectoral.

POUILLOT, *Voy.* MENTHE POUILLOT.

PRÉCIPITÉ ROUGE, *Voy.* MERCURE.

PRUNEAUX, fruit desséché du *Prunus domestica*, Icosand. monogyn. Rosac. France.

F. D. Comme adoucissant, décoct. nº xij à xvj par ℔ ij d'eau. — Comme laxatif, décoct. ℥ vj à ℥ viij par ℔ ij d'eau.

PRUNELLIER, *Prunus spinosa*, (Fruit.)

F. D. Décoct. ℥ ij à ℥ iv par ℔ ij d'eau. — Suc épaissi, (*Acacia nostras*,) ℨ j à ℨ ij.

P. Astringent.

Obs. Peu usité.

PSYLLIUM, *Voy.* HERBE AUX PUCES.

PTARMIQUE, *Achillea Ptarmica*, Syngén. polygam. frust. Corymbif. Franc. (Herbe.)

F. D. Poudre, pinc. j, par les fosses nasales, comme sternutatoire.

Obs. Succédané de la Pyrèthre.

PULMONAIRE, *Pulmonaria officinalis*, Pentand. monogyn. Borragin. France. (Feuille.)

F. D. Infusion, manip. j à ij par ℔ ij d'eau.

P. Adoucissante, pectorale.

Pyrèthre, *Anthemis Pyrethrum*, Syngén. polygam. superf. Corymbif. Afriq. (Racine.)

F. D. Poudre, pinc. j, par les fosses nasales, comme sternutatoire. — Un petit morceau à mâcher dans la bouche. — Décoction, en lavement.

P. Sternutatoire, sialagogue, irritante.

Q.

Quassia, *Quassia amara*, Décand. monogyn. Tulipif. Amériq. (Racine, bois, particulièrement l'écorce.)

F. D. Poudre, ℈j à ʒß. — Infus. ʒj par ℔ ij d'eau. — Vin, ʒß à ʒj. — Teinture, ʒß à ʒj. — Extrait, ℈j à ʒß.

P. Tonique, stomachique, fébrifuge.

Obs. M. Planche, pharmacien à Paris, fait infuser, pendant quelques minutes, du vin ou de l'eau dans des gobelets de bois de *Quassia*. Ces liqueurs s'emploient dans la débilité de l'estomac. On fait aussi macérer, pendant 12 heures, ʒij d'écorce de quassia dans ℔j d'eau. On en donne cochl. j à des intervalles plus ou moins éloignés.

QUINQUINA, *Cinchona officinalis vel Condaminea* (gris), *C. cordifolia* (jaune), *C. oblongifolia* (rouge), *C. lancifolia* (orangé), *C. ovalifolia* (blanc), Pentand. monogyn. Rubiac. Amériq. (Ecorce.)

F. D. Poudre; ʒß à ʒj et même ʒij, en plusieurs prises, pendant l'apyrexie. — Macération, infus. décoct. ʒij à ʒij par ℔ij d'eau. —Vin, ʒij à ʒviij, en plusieurs prises. — Sirop, ʒij à ʒij. — Teinture, ʒß à ʒij. — Extrait, ℈j à ʒj et même ʒß. — Lavement, ʒj à ʒij. — *A l'extér.* lotion, fomentation, bain.

P. Tonique, fébrifuge, antiseptique.
Cas part. Fièvres adynamiques et intermittentes, gangrène, scorbut.
Obs. Il n'y a guère que les quinquina gris et rouge qui soient employés. On peut

en porter la dose très-haut: on en a fait prendre ℥ x à ℥ xj en 24 heures.

QUINTE-FEUILLE, *Potentilla reptans*, Icosand. polygyn. Rosac. Franc. (Racine, feuille.)

F. D. Racine, décoct. ℥ ß à ℥ ij par ℔ ij d'eau. — *Feuilles*, infusion, pinc. ij à iij par ℔ ij d'eau. — Eau distil. ℥ ij à ℥ iv.

P. Astringente, styptique.

Obs. Succédané de l'argentine.

R.

RACINE DE JEAN LOPEZ, *Radix Lopeziana*, racine d'une plante peu connue, qu'on croit être le *Lopezia Racemosa*, Epilobiénes, *Ventenat*. Afriq. Amériq.

F. D. Poudre, ℈ j à ʒ ß. — Teinture, ʒ ß à ʒ j.

P. Astringente, stomachique.

Cas part. Diarrhée et dysenterie chroniques.

Obs. Peu usitée en France.

RAIFORT, *Cochlearia Armoracia*, Tétradyn. silicul. Crucif. Franç. (Racine fraîche.)

F. D. Infus. ʒß à ʒj par ℔ij d'eau. — Teinture, ʒß à ʒij. — Extrait, Ɖj à ʒj. — Suc, ʒß à ʒj. — *A l'exter.* en épithème.

P. Antiscorbutique, vermifuge.
Obs. Très-usité.
Raisins, *Voy.* Vigne.
Raisin d'ours, *Arbutus Uva ursi*, Décand. monogyn. Bicorn. Franc. (Racine, feuille.)

F. D. Racine, poudre, ʒß à ʒj. — Décoct. ʒij à ʒß par ℔ij d'eau. — *Feuille*, comme la racine.

P. Diurétique.

Rapontic, *Rumex alpinus*, Hexand. trigyn. Polygon. Europ. (Racine.)

F. D. Poudre, ʒj à ʒij. — Décoct. ʒij à ʒß par ℔ij d'eau. — Extrait, ʒß à ʒij.

P. Purgative, tonique, astringente.
Ratanhie, *Ratanhia*, Tétrand. monogyn. Rosac. Amériq. (Racine.)

F. D. Décoct. ʒß par ℔ij d'eau réduite à ℔j; on ajoute à cette décoction, vinaigre ʒß.

P. Astringente.

Cas part. Hémorrhagies passives, leucorrhée.

Obs. Peu usitée en France.

RÉGLISSE, *Glycyrrhisa glabra*, Diadelph. décand. Légumin. Franc. (Racine.)

F. D. Poudre, Ʒß à Ʒj. — Infus. Ʒj à Ʒij par ℔ij d'eau. — Extrait, Ʒß à Ʒj et davantage.

P. Adoucissante, pectorale.

Obs. Très usitée pour édulcorer les tisanes.

RHUBARBE, *Rheum palmatum*, *R. undulatum*, *R. Compactum*, Ennéand. trigyn. Polygon. Europ. Asie. Franc. cult. (Racine.)

F. D. Poudre, comme tonique, gr. iv à xij ; comme purgatif, Ʒß à Ʒj. — Infus. ou décoct. Ʒij à Ʒiij par ℔ij d'eau. — Vin, Ʒß à Ʒj. — Sirop, Ʒij à Ʒij. — Teinture, Ʒj à Ʒij. — Extrait, gr. xij, Ɖj à Ʒj. — En lavement, Ʒij.

P. Purgative, tonique

— RAPONTIC, *Rheum Rhaponticum*. (Racine.)

F. D. P. Celles de la rhubarbe.

Obs. Elle est plus astringente que purgative.

RHUE, *Voy.* RUE.

RICIN, *Ricinus communis*, Monoéc. monadelph. Tithym. Amériq. Franc. cult. (Graine.)

F. D. Huile, $\mathfrak{Z}$ß à $\mathfrak{Z}$ ij avec partie égale de sirop.

P. Purgatif doux.

RIZ, *Oryza sativa*, Héxand. digyn. Gramin. Franc. cult. (Graine.)

F. D. Décoct. $\mathfrak{Z}$ ij à $\mathfrak{Z}$ ß par ℔ij d'eau. — En lavement, double dose.

P. Adoucissant, pectoral.

ROMARIN, *Rosmarinus officinalis*, Diand. monogyn. Lab. Franc. (Sommités.)

F. D. Poudre, $\ni$ j à $\mathfrak{Z}$ß. — Infus. $\mathfrak{Z}$ j à $\mathfrak{Z}$ ij par ℔ij d'eau ou de vin. — Teinture, $\ni$ j à $\mathfrak{Z}$ j. — Eau distil. $\mathfrak{Z}$ ij à $\mathfrak{Z}$ iij. — Alcool, $\mathfrak{Z}$ß à $\mathfrak{Z}$ j. — Huile essent. gtte ij à viij. — Vinaigre, $\mathfrak{Z}$ j à $\mathfrak{Z}$ß. — Miel, $\mathfrak{Z}$ß à $\mathfrak{Z}$ iij en lavement. — *A l'extér.* lotion, fomentation, vapeur, bain.

P. Stimulant, tonique.

RONCE, *Rubus fructicosus*, Icosand. polygyn., Rosac. Franc. (Feuille.)

F. D. Infusion, pinc. ij à iij. — *A l'extér.*
en gargarisme.

P. Astringent faible.

ROSE PALE, *Rosa centifolia*, Icosand.
polygyn. Rosac. Franc. (Pétales.)

F. D. Infusion, pinc. ij à iij par ℔ ij d'eau.
— Eau distil. ℥j à ℥ iij. — Sirop, ℥ ß à ℥ ij. —
Conserve, ℥ ß à ℥ j.

P. Laxative, purgative.

ROSE ROUGE, *Rosa gallica.* (Pétales.)

F. D. Infusion, pinc. ij à iv par ℔ ij d'eau.
— Eau distil. ℥j à ℥ ij. — Sirop, ℥ ß à ℥ ij. —
Conserve, ℥ ß à ℥ j. — Vinaigre, ℥ j à ℥ ß. —
Suc, ℥ ij à ℥ j. — Miel, ℥ j à ℥ ij en lavement.
— *A l'extér.* lotion, fomentation, collyre.

P. Astringente.

ROSIER SAUVAGE, *Rosa Canina.* (Fleur,
fruit.)

F. D. Fleur, comme celle de la rose pâle.
— *Fruit,* sirop, ℥ ij à ℥ ij. — Conserve, ℥ ß à ℥ j.

P. Fleur, laxative. *Fruit*, astringent.

ROSEAU AROMATIQUE, *Acorus Calamus*, *Calamus aromaticus*, Hexand. monogyn. Aroïd. Inde. (Racine.)

F. D. Poudre, gr. xij à 3 ß. — Décoct. ℨj à ℨij par ℔ij d'eau. — Teinture, 3 ß à ℨj. — Eau distil. ℨj à ℨiij. — Alcool, 3 ß à ℨj. — Extrait, Ðj à ℨj.

P. Stimulant, stomachique, diurétique.

—A BALAIS, *Arundo Phragmites*, Triand. digyn., Gramin. Franc. (Racine.)

F. D. Décoct. ℨ ß à ℨ ij par ℔ij d'eau. —Eau distil. ℨj à ℨiij. — Extrait, Ðj à ℨj.

P. Sudorifique, diurétique.

Cas part. Syphilis, scorbut, hydropisie.

Obs. On croit qu'il entre dans le rob de Laffecteur.

RUE, *Ruta graveolens*, Décand. monogyn. Rutac. Franc. (Feuille.)

F. D. Poudre, gr. xij à Ðj. — Infusion, pinc. j par ℔ij d'eau ou de vin. —Eau distil. ℨj à ℨij —Huile essent. gtte ij à vj. — Conserve,

gr. xij à ʒ ß. — Vinaigre, ʒ ß à ʒ ij en lavement.
— *A l'extér.* lotion, fomentation, vapeur.

P. Emménagogue.

S.

Sabine, *Juniperus Sabina*, Dioéc. mo
nadelph. Conif. Franc. (Feuilles.)

F. D. Poudre, gr. x à ℈ j et très-rarement
ʒ ß. — Infus. ℈ j à ʒ ß et rarement ʒ j par ℔ ij
d'eau. — Eau distil. ʒ j à ʒ ij. — Huile essent.
g^tte ij à x. — Extrait, gr. vj à ℈ j et rarement
ʒ ß. — *A l'extér.* poudre comme cathérétique.

P. Emménagogue, anthelmintique.

Obs. Son emploi demande de la prudence. La poudre n'est guère usitée qu'à
l'extérieur.

Safran, *Crocus sativus vel officinalis*,
Triand. monogyn. Irid. Franc. (Styg-
mates.)

F. D. Poudre, gr. xij à ℈ j. — Infus. ʒ ß à ʒ j
par ℔ ij d'eau. — Sirop, ʒ ij à ʒ ß. — Teinture,
℈ j à ʒ ß. — Extrait, gr. x à xviij, rarement ℈ j.
— *A l'extér.* en lotion ou dans un cataplasme.

P. Stimulant, emménagogue, résolutif.

SAFRAN DE MARS APÉRITIF, *Voy.* CAR-
BONATE DE FER.

— — ASTRINGENT, *Voy.* FER.

SAGAPENUM, gomme-résine d'une plante
peu connue de la famille des Ombellifères.

F. D. En substance, gr, x à ℈j en pilules
ou dans une potion avec le jaune d'œuf. —
Teinture, gtte x à ℈j et même ℥ß. — *A l'extér.*
friction, emplâtre.

P. Emménagogue, antispasmodique,
maturatif.

SAGOU, fécule retirée de la tige et des
branches d'une espèce de palmier; les uns
l'appellent *Metroxylon-sagu*, les autres
Sagus ou *Palma farinaria*. On le retire
aussi, d'après quelques-uns, de la tige du
Cycas Revoluta et du *C. Circinalis*, et
même de la racine du *Dioscorea sativa*.

F. D. Décoct. ℥ß à ℥j par ℔ij d'eau.

P. Adoucissant, pectoral, nutritif.

Obs. Plutôt aliment que médicament.

SALEP, *Orchis Morio*, *O. mascula*, *O. militaris*, etc. Gynand. diand. Orchid. Europ. Asie. (Bulbe préparé.)

F. D. P. Comme le sagou.

SALICAIRE, *Lythrum Salicaria*, Dodécand. monogyn. Calycanth. Franc. (Sommités.)

F. D. Poudre, ℈j à ℥j. — Infusion, pinc. ij à iij par ℔ ij d'eau.

P. Astringente.

SALPÊTRE, *Voy.* NITRATE DE POTASSE.

SALSEPAREILLE, *Smilax Sarsaparilla*, Dioéc. hexand. Smilac. Indes orient. et occid. (Tige, racine.)

F. D. Poudre, ℥ß à ℥j. — Décoct. rapprochée, ℥j à ℥ij et quelquefois ℥ iv par ℔ ij d'eau. — Sirop, ℥ß à ℥ij. — Extrait, gr. xij à ℈ß et même ℥j.

P. Sudorifique.

Cas part. Syphilis, rhumatisme et goutte chroniques.

Obs. Très-usitée ; un des 4 bois sudo-rifiques.

S̲ᴀɴɢ-ᴅʀᴀɢᴏɴ, *Pterocarpus Draco*, Di-adelph. décand. Légumin. Indes. (Gomme-Résine.)

F. D. Poudre, gr. x à ʒ ß. — Décoct. ʒj à ʒiij par ℔ij d'eau. — *A l'extér.* en poudre comme astringent.

P. Astringent.

Obs. Il est souvent sophistiqué. La dé-coction a peu de vertu. Le sang - dragon du commerce est souvent retiré du *Cala-mus Rostang*, du *Dracæna Draco*, du *Pterocarpus Santalinus.*

S̲ᴀɴᴛᴀʟ , *Santalum album*, Tétrand. monogyn. Inde. (Bois.)

F. D. Poudre, ϶j à ʒ ß. — Décoct. ʒij à ʒj par ℔ij d'eau.

P. Excitant, stomachique.

Obs. Il n'y a d'usité que le santal citrin qui est, dit-on, le bois de l'arbre, tandis que le santal blanc n'est que l'aubier. Le santal rouge est retiré du *Pterocarpus Santalinus.*

SANTOLINE, *Santolina Chamæ-Cyparissus*, Syngén. polygam. ég. Corymbif. (Feuille , fleur.)

F. D. Poudre, Əj à ℨ ß. — Infusion, pinc. j à ij par ℔ j d'eau.

P. Tonique, vermifuge, emménagogue.

Obs. On donne aussi le nom de santoline au *Semen-contra.*

SAPONAIRE, *Saponaria officinalis*, Décand. digyn. Caryoph. Franc. (Racine.)

F. D. Poudre, ℨ ß à ℨ j. — Décoct. ℥ ß à j. — Suc, ℥ ij à ℥ vj. — Extrait, ℨ ß à ℨ j.

P. Tonique , sudorifique , diurétique.

Obs. Active; mais peu usitée.

SASSAFRAS, *Laurus Sassafras*, Ennéand. monogyn. Laur. Amériq. (Bois.)

F. D. Poudre, ℨ ß à ℨ j. — Infus. ℥ ß à ℥ ij par ℔ ij d'eau. — Teinture, ℨ ß à ℨ j. — Huile essent. gtte ij à viij. — Extrait, Əj à ℨ j.

P. Sudorifique , diurétique.

Obs. Un des 4 bois sudorifiques.

SAUGE , *Salvia officinalis* , Diand. mónogyn. Lab. Franc. (Feuille.)

F. D. Poudre, Ɔj à ʒß. — Infusion, pinc. j à ij par ℔ij d'eau. — Teinture, ʒß à ʒj. — Eau distil. ʒij à ʒiv. — Alcool, ʒß à ʒj. — Huile essent. gtte ij à viij. — *A l'extér.* en vapeur, lotion, fomentation, bain.

P. Stimulante, tonique, résolutive.

SAULE , *Salix alba*, Dioéc. diándr. Ament. Franc. (Ecorce.)

F. D. Poudre, Ɔj à ʒß. — Décoct. ʒij à ʒß par ℔ij d'eau. — Vin, ʒij à ʒiij.

P. Tonique, astringent, fébrifuge.

SAVON MÉDICINAL, (Savon Amygdalin.)

F. D. Gr. vj à Ɔj et même ʒj en pilules. — *A l'extér.* eau de savon, en lotion, fomentation. Elle entre dans les cataplasmes. Il y a aussi un emplâtre de savon.

P. Apéritif, fondant, résolutif.

SAXIFRAGE, *Saxifraga granulata*, Décand. digyn. Saxif. (Plante entière particulièrement la racine.)

F. D. Décóct. ʒß à ʒj par ℔ij d'eau.

P. Diurétique.

SCABIEUSE , *Scabiosa arvensis , S. Succisa*, Tétrand. monogyn. Dipsac. (Racine, fleur.)

F. D. Racine, poudre, ʒ ß à ʒ j. — Décoct. ʒ j à ʒ ij par ℔ ij d'eau, — Suc, ʒ ij à ʒ iv. — Extrait, Ɔj à ʒ j. — *Fleur*, poudre, ʒ ß à ʒ j. — Infusion, manip. j par ℔ ij d'eau. — Eau distil. ʒ ij à ʒ iv. — *A l'extér.* gargarisme, cataplasme.

P. Diaphorétique , résolutive.

SCAMMONÉE, *Convolvulus Scammonia ,* Pentand. monogyn. Convol. Asie. (Gomme-Résine.)

F. D. En substance, gr. vj à xviij , rarement ʒ ß en pilules. — Résine, gr. vj à xij en pilules, ou dans une émulsion. — Sirop, ʒ ij à ʒ ij. — Teinture, gtte iv à x.

P. Purgatif drastique.

Obs. Pour en diminuer l'activité on l'unit au coing , à la rose, au soufre , à la réglisse , etc. Elle prend alors le nom de *Diagrède cydonié, soufré, glycirrhizé,* etc. Dose gr. vj à xv. La scammonée d'Alep est plus estimée que celle de Smyrne.

Scille , *Scilla maritima* , Hexand. monogyn. Liliac. Europ. (Bulbe.)

F. D. Poudre, gr. ij à iv.—Extrait, gr. j à iv.
—Vin, ℥ ß à ℥ j en plusieurs prises.—Vinaigre,
℥ ß à ℥ j plusieurs fois le jour.—Oximel, ℥ ß à ℥ j.
—Teinture, ℈ j à ʒ ij dans une potion.—Miel,
en lavement, ℥ j à ℥ ij.

P. Diurétique, expectorante.

Obs. La *scille*, en poudre est émétique
à la dose de gr. iv à viij.

Scolopendre , *Asplenium Scolopendrium*, Cryptogam. Foug. Europ. (Feuille.)

F. D. Infusion, manip. j par ℔ ij d'eau.

P. Diurétique, Astringente.

Obs. Peu usitée.

Scordium , *Voy.* Germandrée aquatique.

Scorsonère , *Scorzonera Hispanica* et
S. humilis. Syngén. polygam. ég. Chicor.
Franc. (Racine.)

F. D. Décoct. ℥ j à ℥ ij par ℔ ij. — Eau distil. ℥ ij à ℥ iv. — Extrait, ʒ ß à ʒ ij.

P. Diaphorétique , diurétique.

Obs. Plutôt aliment que médicament.

SCROPHULAIRE, *Scrophularia nodosa*, Didynam. angiosperm. Person. Franc. (Racine, feuille.)

F. D. Décoct. ℥ß à ℥ij par ℔ij d'eau. — *A l'extér.* lotion, fomentation, cataplasme.

P. Toniquè, sudorifique, résolutive.

Obs. Peu usitée; il en est de même de la Scrophulaire aquatique. *S. aquatica.*

SÉBESTES, *Cordia Myxa*, Pentand. monogyn. Sébesten. Afriq. (Fruit.)

F. D. Décoction, nᵒ xij à xx par ℔ij d'eau.

P. Adoucissantes, pectorales, laxatives.

Obs. Peu usitées.

SEL D'ABINTHE, *V.* CARBONATE DE POTASSE.

— AMMONIAC, *Voy.* MURIATE D'AMMONIAQUE.

— DE BENJOIN, *V.* ACIDE BENZOÏQUE.

— DE CANAL,   } *V.* SULFATE
— CATHARTIQUE AMÉR., } DE MAGNÉSIE.

— DE COLCHOTAR, *V.* SULFATE DE FER.

— COMMUN, *V.* MURIATE DE SOUDE.

— DIGESTIF, *V.* MURIATE DE POTASSE.

Sel de duobus, *V.* Sulfate de potasse.

— d'epsom anglais, *V.* Sulfate de magnésie.

— d'epsom de Lorraine, *V.* Sulfate de soude.

— essent. de tartre, *V.* Acide tartarique.

— fébrifuge de Sylvius, *V.* Muriate de potasse.

— fixe d'ammoniaque, *V.* Muriate de chaux.

— de Glauber, *V.* Sulfate de soude.

— marin, *V.* Muriate de soude.

— marin calcaire, *Voy.* Muriate de chaux.

— d'oseille, *V.* Oxalate acidulé de potasse.

— polychreste, *V.* Tartrate de potasse et de soude.

— de prunelle, *V.* Nitrate de potasse fondu.

— de la Rochelle, *V.* Tartrate de potasse et de soude.

Sel de Saturne, *V.* Acétate de plomb.

— sédatif de Homberg, *V.* Acide boracique.

— de Sedlitz, *V.* Sulfate de magnésie.

— de Seignette, *V.* Tartrate de potasse et de soude.

— de soude, *V.* Carbonate de soude.

— de tartre, *V.* Carbonate de potasse.

— végétal, *V.* Tartrate de potasse.

— volatil, *V.* Carbonate d'ammoniaque.

Semen-contra, *Artemisia-contra*, *A. Santonica*, *A. Judaïca*, Singén. polygam. superfl. Corymbif. Asie. Afriq. (Graine.)

F. D. Poudre, $\ni$ j à $\ni$ j. — Infus. $\ni$ j à $\ni$ iij par ℔j d'eau, deux fois par jour. — Teinture, $\ni$ ß à $\ni$ j.

P. Tonique, vermifuge.

Obs. Remplacée avec avantage par la graine de l'*Artemisia Campestris*.

Sementine, *V.* Semen-contra.

SÉNÉ, *Cassia Senna*, Décand. monogyn. Légumin. Afriq. Asie. Cultivé en Italie. (Feuille, follicule.)

F. D. Poudre, Ɲj à ʒj et rarement ʒij. — Infus. ʒij à ʒß par ʒ v d'eau. — Teinture, ʒj à ʒij. — En lavement, ʒij à ʒß.

P. Purgatif.

Obs. On le prescrit rarement seul. Les *follicules* purgent plus doucement que les feuilles.

SÉNEVÉ, *Sinapis nigra*, *S. alba*, Tétradyn. Siliqueus. Crucif. Franc. (Graine.)

F. D. En substance, cochl. iij à iv pendant l'apyrexie. — Farine, cochl. ij à iij dans un lavement. — *A l'extér.* Farine avec le vinaigre en cataplasme (sinapisme), ʒj à ʒiv dans un pédiluve.

P. Fébrifuge, excitant, rubéfiant.

Obs. La graine entre dans quelques composés officinaux.

SERPENTAIRE DE VIRGINIE, *Aritolochia Serpentaria*, Gynand. hexand. Asar. (Racine.)

F. D. Poudre, Ɲj à ʒß. — Infus. ʒj à ʒij

par ℔ j d'eau ou de vin. — Extrait, ℈j à ʒß et même ʒj. — *A l'extér.* gargarisme.

P. Tonique, fébrifuge, diaphorétique.

Serpolet, *Thymus Serpyllum*, Didynam. gymnosp. Lab. Franc. (Sommités.)

F. D. Poudre, ℈j à ʒß. — Infus. ʒij à ʒß par ℔ ij d'eau. — Huile essent. gtte ij à viij. — *A l'extér.* vapeur, lotion, fomentation, bain.

P. Stomachique, stimulant.

Obs. Peu usité. La variété *Serpyllum foliis citri odore*, est usitée quelquefois dans les bains.

Simarouba, *Quassia monoica, vel Q. Simaruba*, Décand. monogyn. Tulipif. Amériq. (Ecorce.)

F. D. Poudre, ℈j à ʒß. — Décoct. ʒj à ʒiij par ℔ ij d'eau. — Sirop, ʒij à ʒij. — Teinture, ʒß à ʒij. — Extrait, ʒß à ʒj et même ʒij.

P. Tonique, astringent, fébrifuge, quelquefois vomitif.

Obs. Très-usité.

Soldanelle, *Convolvulus Soldanella,*

18*

Pentand. monogyn. Convolvul. Europe. (Herbe.)

F. D. Poudre, ℈j à Ʒß. — Infus. Ʒj à Ʒij par ℔ij d'eau. — Suc, Ʒj à Ʒß.

P. Purgative, hydragogue.

Obs. Peu usitée.

Son, écorce de la graine du *Triticum hybernum* et du *T. Æstivum*, Triand. digyn. Gramin. Franc. cult.

F. D. P. Décoction, comme émollient, en lavement, fomentation, lotion, bain. — En cataplasme.

Souchet, *Cyperus longus*, Triand. digyn. Cypéroïd. Franc. (Racine.)

F. D. Poudre, Ʒß à Ʒj. — Infus. Ʒij à Ʒß par ℔ij d'eau ou de vin.

P. Apéritif, diurétique, emménagogue.

Obs. Peu usité. On emploie aussi la racine du souchet ou safran des Indes, *Curcuma longa*, à la même dose et dans les mêmes cas.

Soude , (*Deutoxide de sodium.*)

F. D. P. Mêlée à 8 ou 10 parties d'axonge , dans le traitement de la teigne.—Pure, comme caustique.

Soufre sublimé , (Fleurs de soufre.)

F. D. Poudre , gr. xij à Əj et même Ʒj seule où dans un extrait.—Pastilles , Ʒj à Ʒß.— Baumes de soufre anisé , succiné , térébenthiné , etc. , Əj à Ʒj.—*A l'extér.* dans l'axonge en friction , en bain fumigatoire partiel ou général.

P. Diaphorétique, expectorant , excitant.

Cas part. Gale , dartres , asthme humide.

Soufre doré d'antimoine , *Voy.* Antimoine.

Squine , *Smilax China* , Dioéc. héxand. Smilac. Asie. Amériq. (Racine.)

F. D. Poudre , Ʒß à Ʒj.—Décoct. Ʒij à Ʒiij par ℔ij d'eau.—Extrait , Əj à Ʒj.

P. Sudorifique.

Obs. Un des 4 bois sudorifiques.

Staphisaigre , *Delphinium Staphisà-*

gria, Polyand. trigyn. Renoncul. Franc. (Graine.)

F. D. Poudre, gr. viij à xv. — *A l'extér,* poudre sèche en décoction ou incorporé dans l'axonge ou l'huile d'olives.

P. Purgatif, vermifuge, antipsorique.

Obs. Il n'est usité qu'à l'extérieur dans les affections pédiculaires et la gale.

STÉCHAS, *Lavandula Stœchas,* Didynam. gymnosp. Lab. Franc. (Feuille, particulièrement la fleur.)

F. D. Poudre, ℈j à ℨß. — Infusion, pinc. ij à iij par ℔ij d'eau. — Sirop, ℥ij à ℥ij.

P. Stimulant, antispasmodique.

STRAMONIUM, *Voy.* POMME ÉPINEUSE.

STYRAX BENJOIN, *Voy.* BAUME BENJOIN ET ACIDE BENZOÏQUE.

SUBLIMÉ CORROSIF, *Voy.* MURIATE DE MERCURE SUR OXIDÉ.

— DOUX, *Voy.* MURIATE DE MERCURE DOUX.

SUCCIN, *Voy.* AMBRE JAUNE.

SUCRE, *Saccharum officinarum*, Triand. digyn. Gramin. Indes orient. et occident.

F. Q. P. Dose, Q. V. adoucissant. Employé pour édulcorer les boissons. Il entre dans les sirops, conserves, pâtes, etc.

— DE LAIT. Dissous dans l'eau, il est quelquefois employé au lieu du petit-lait ; mais il n'en possède pas les qualités.

— DE SATURNE, *V.* ACÉTATE DE PLOMB.

SULFATE ACIDE D'ALUMINE ET DE POTASSE, *Voy.* ALUN.

— DE CUIVRE, (Vitriol bleu, *Sur-deuto-sulfate de cuivre.*)

F. D. $\frac{1}{4}$ à $\frac{1}{2}$ grain en pilules ou dans une boisson mucilagineuse.—*A l'extér.* pur, comme cathérétique.—Ɔj à ℥ß par ℔j d'eau, en injection.

P. Stimulant, antispasmodique, astringent, caustique.

Cas part. Epilepsie, blennorrhée.

Obs. Dangereux à l'intérieur.

— DE CUIVRE AMMONIACÉ, (*Deuto-sulfate de cuivre et d'ammoniaque.*)

F. D. $\frac{1}{5}$ à $\frac{2}{5}$ de grain, progressivement gr. ij et même gr. iv mêlé avec du sucre, en poudre ou en pilules.

P. Antispasmodique.
Cas part. Epilepsie, chorée.
Obs. Dangereux.

SULFATE DE FER, (Vitriol vert, *Proto-sulfate de fer.*)

F. D. Poudre, gr. vj à xviij en pilules. — ℥ß à ℥j par ℔ij d'eau ou dans une potion. — Double dose dans un lavement. — *A l'extér.* en lotion, collyre, fomentation.

Obs. Comme fébrifuge, on en a quelquefois donné ℥ß à ℥j en poudre ou en pilules, pendant l'apyrexie.

—DE MAGNÉSIE, (Sel de Sedlitz, *Proto-sulfate de magnésium.*)

— DE POTASSE, (Sel de duobus, *Deuto-sulfate de potassium.*)

—DE SOUDE, (Sel de Glauber, *Deuto-sulfate de sodium.*)

F. D. P. Des 3 espèces ci-dessus. Comme purgatif, ℨß à ℨ ij dans ℥ v à ℥ ij d'eau ou dans une potion purgative.

SULFATE DE ZINC, (Vitriol blanc, *Deuto-sulfate de zinc.*)

F. D. Gr. ij à iv en pilules ou dans une potion. — Comme émétique, gr. vj à Əj. — *A l'extér.* collyre, gr. iv par ℥ j de liquide, — Injection, Əj à ℨ j par ℔ j d'eau.

P. Vomitif, astringent, excitant.

Obs. Peu usité à l'intérieur.

SULFITE SULFURÉ de soude, (*Deuto-sulfite sulfuré de sodium.*)

F. D. En pilules, gr. xviij à ℨ ß.

P. Sudorifique, diaphorétique.

Cas part. Dartres.

Obs. Il purge légèrement à la dose de ℨ ij à ℨ vj.

SULFURE D'ANTIMOINE, (Antimoine cru.)

F. D. Gr. viij à ℨ j et plus.

P. Vomitif infidèle ; abandonné.

— D'ARSENIC JAUNE OU ROUGE, (Orpiment, Réalgar.)

Obs. Inusités en France.

Sᴜʟꜰᴜʀᴇ ɴᴏɪʀ ᴅᴇ ᴍᴇʀᴄᴜʀᴇ, (Ethiops minéral.)

F. D. Gr. vj à ɔj et même ʒj mêlé à une poudre ou à un électuaire.

P. Antisyphilitique.

Obs. Peu employé.

— ʀᴏᴜɢᴇ ᴅᴇ ᴍᴇʀᴄᴜʀᴇ, (Cinabre.)

F. D. Gr. ij à xij mêlé à une poudre ou à un électuaire. — *A l'extér.* mêlé à l'axonge, en bain fumigatoire.

P. Comme le précédent.

Obs. Les sulfures de mercure ne sont guère employés qu'en bains fumigatoires ; la dose pour chaque bain est de ʒj à ʒij. On fait prendre de 20 jusqu'à 30 bains pour un traitement. Le sulfure rouge entre dans quelques composés officinaux.

— ᴅᴇ ᴘᴏᴛᴀssᴇ, (*Sulfure de Potassium.*)

F. D. Gr. vj à xviij mêlé à une poudre ou à un extrait, en deux prises. — Sirop, ʒij à ʒij.

—*A l'extér.* lotion, liniment, bain liquide ou fumigatoire.

P. Sudorifique, diaphorétique, excitant.

Cas part. Dartres, gale, croup, catarrhe pulmonaire chronique.

Obs. On peut remplacer le sulfure de potasse surtout à l'extérieur, par les sulfures de chaux, de fer, de soude, etc.

Sureau, *Sambucus nigra*, Pentand. trigyn. Caprifol. Franc. (Seconde écorce, feuille, fleur, baies.)

F. D. Écorce fraîche, décoct. ℥ß à ℥j par ℥v ou ℔ij d'eau.—Suc, ℥ß à ℥ iij.—*Fleur*, poudre, ℈ß à ℨj. —Infusion, pinc. ij à iij par ℔ij d'eau. —Vinaigre, ℥ß à ℥j. —*Baies*, rob, ℨij à ℨß et même ℥ij. —*A l'extér. feuille*, en cataplasme.—*Fleur*, lavement, vapeur, lotion, fomentation, bain.

P. Ecorce, purgative, diurétique. *Fleur, feuille, baies*, sudorifiques, diaphorétiques, résolutives.

Obs. Ecorce, vantée par Sydenham, dans l'hydropisie.

Sureau (petit), *Voy.* Hièble.

T.

Tabac, *Nicotiana Tabacum*, Pentand. monogyn. Solan. Franc. Cult. (*Feuilles.*)

F. D. Teinture, ℥ij à ℥ ß. — Sirop, ℥ij à ℥ ij. — Extrait, comme altérant, gr. j à iv ; comme émétique, gr. iv à xij. — *A l'extér.* en lavement, fumigation, lotion.

P. Purgatif, émétique, narcotique, stimulant.

Obs. Peu usité à l'intérieur. On le prescrit en infusion comme émétique à la dose de ʒj à ℥ ß dans ℥ vj d'eau en 2 ou 3 prises.

Tabouret, *Thlaspi Bursa pastoris*, Tétradyn. silicul. Crucif. Franc. (*Feuille.*)

F. D. Poudre, ʒ ß à ʒj. — Infusion, manip. j à iij par ℔ ij d'eau ou de vin.

P. Antiscorbutique, légèrement astringent.

Obs. Peu usité. Il en est de même de la Monnoyère (*Thlaspi arvense.*)

TAMARINS, *Tamarindus Indica*, Triand. monogyn. Légumin. Inde. (Pulpe du fruit.)

F. D. Décoct. ℥j à ℥ij par ℔ij d'eau. — On donne la même dose dans ℥v d'eau. — On peut aussi en faire prendre en bols, de ʒj à ℥ß.

P. Purgatif doux.

TAMARISC, *Tamarix Gallica*, Pentand. pentagyn. Portulac. Franc. (Écorce.)

F. D. Poudre, Əj à ʒj. — Décoct. ℥ß à ℥j par ℔ij d'eau.

P. Fébrifuge, astringent.

TANAISIE, *Tanacetum vulgare*, Syngén. polygam. superfl. Corymbif. Franc. (Sommités, graine.)

F. D. Sommités, poudre, ʒß à ʒij. — Infusion, manip. j à ij par ℔ij d'eau ou de vin. — Suc, ℥ij à ℥j. — *Graine*, poudre, gr. xij à Əj. — Infus. ʒij à ℥ß par ℔ß d'eau ou de lait. — *A l'extér.* lotion, fomentation, bain.

P. Emménagogue, vermifuge, tonique.

Obs. La graine est particulièrement usitée comme vermifuge.

TARTRATE ACIDULE DE POTASSE, (Crême de tartre , *Sur - deuto - tartrate de potassium.*)

F. D. Poudre , ℥ß à ℥ij.—Rendu soluble au moyen d'un 8ᵉ d'acide boracique, ℥ij à ℥j dans ℥v ou ℔ij d'eau.

P. Diurétique , rafraîchissant , purgatif.

TARTRATE DE POTASSE ; (Sel végétal , *Deuto-tartrate de potassium.*)

F. D. P. Comme le précédent.

—DE POTASSE ANTIMONIÉ, (Emétique , *Deuto-tartrate de potassium et de protoxide d'antimoine.*)

F. D. Comme purgatif, gr. ß à gr. ij par ℔ij d'eau ; comme émétique, gr. ij à iv par ℔j d'eau (par verres de demi-heure en demi-heure) ; ou dans une potion calmante, à prendre par cuillerées.—Vin , ℥ij à ℥iv en lavement, et très-rarement pris par la bouche comme émétique , ℥ß à ℥j.

P. Purgatif, émétique.

—DE POTASSE ET DE FER , *Deuto-tartrate de potassium et de fer.*)

F. D. Gr. xij à ϶j et même ℥ß en poudre, pilules ou potion. — *A l'extér.* dissous dans l'eau, en fomentation.

P. Stimulant, tonique, astringent.

Obs. Il existe dans les pharmacies 4 préparations de ce sel, qui ne diffèrent entre elles que par la plus ou moins grande quantité de fer qu'elles contiennent, 1°. *Tartre chalybé;* 2°. *Teinture de mars tartarisé;* 3°. *Tartre martial soluble;* 4°. *Boule de mars* ou *de Nancy.*

TARTRATE DE POTASSE ET DE SOUDE, (Sel de Seignette, *Deuto-tartrate de potassium et de sodium.*

F. D. ℥ij à ℥j par ℔ij d'eau.

P. Diurétique, purgatif.

TARTRE STIBIÉ, *Voy.* TARTRATE DE POTASSE ANTIMONIÉ.

— MARTIAL, ⎱ *Voy.* TARTRATE DE PO-
— CHALYBÉ, ⎰ TASSE ET DE FER.

TÉRÉBENTHINE DE CHIO, suc du *Pistacia Terebinthus,* Dioéc. pentand. Térébenth. Europ.

F. D. Gr. vj à Ɔj et quelquefois ℨj en pilules, ou dans une potion, dissoute avec le jaune
d'œuf. — En lavement, ℨj à ℨij dissoute de
même. — Huile essent. gtte iv à viij dans une
potion.

P. Diurétique, expectorante, astringente.

Obs. Elle entre dans beaucoup de composés officinaux.

TÉRÉBENTHINE DE COPAHU , suc du *Co-
païfera officinalis.* Décand. monogyn.
Légumin. Amér.

F. D. Gtte viij à ℨß et même ℨj en pilules
avec une poudre et du sucre, ou dans une potion, dissoute avec le jaune d'œuf ou l'alcool.
— *A l'extér.* en injection.

P. Astringente, diurétique, expectorante.

— DE LA MECQUE, suc de l'*Amyris Opo-
balsamum.* Octand. monogyn. Térébenth.
Asie.

F. D. G^{tte} viij à ℈ß en pilules ou dans une potion, dissoute avec le jaune d'œuf.

P. Emménagogue, diurétique.

Obs. Peu usitée, très-rare.

TÉRÉBENTHINE DE VENISE, suc du *Pinus Larix*, Monoéc. monadelph. Conif.

Obs. On l'employe quelquefois à la place de la térébenthine de Chio. Elle entre dans beaucoup d'onguens.

TERRE CIMOLÉE DES COUTELIERS.

Usitée à l'extérieur en épithème, comme tonique, résolutive, astringente.

— DU JAPON, *Voy.* CACHOU.

— FOLIÉE DE TARTRE, *Voy.* ACÉTATE DE POTASSE.

— FOLIÉE MERCURIELLE, *V.* ACÉTATE DE MERCURE.

THÉ, *Thea boeha*, *T. viridis*, Polyand. monogyn. Hespér. Asie. Amér. (Feuille.)

F. D. Infusion, pinc. ij à iij par ℔ ij d'eau.

P. Diaphorétique, diurétique, stimulant du système nerveux.

THYM, *Thymus vulgaris*, Didynam. gymnosp. Lab. Franç. (Sommités.)

F. D. Poudre, Əj à Ʒ ß.—Infus. Ʒj à Ʒij par ℔ij d'eau.—Eau distil. ʒij à ʒiv.—Alcool, Ʒß à Ʒj. —Huile essent. gtte ij à viij.—Extrait, Əj à Ʒß. —*A l'extér.* lotion, fomentation, vapeur, bain.

P. Stimulant, stomachique, carminatif.

THYMÉLÉE, *Voy.* GAROU.

TILLEUL, *Tilia Europæa*, Polyand. monogyn. Tiliac. Franc. (Fleur.)

F. D. Infusion, pinc. ij à iij par ℔ij d'eau. —Eau distil. ʒij à ʒiv.

P. Calmant, antispasmodique.

TORMENTILLE, *Tormentilla erecta*, Icosand. polygyn. Rosac. France.

F. D. Poudre, Ʒß à Ʒj. — Décoct. Ʒij à ʒj par ℔ij d'eau. — Suc, Ʒß à ʒij. — Extrait, Əj à Ʒß.

P. Astringente.

TORTUE. (Chair de)

F. D. Décoct. ℔ß à ℔j par ℔ij d'eau. — Sirop, Ʒij à ʒij.

P. Adoucissante, pectorale.

TOXICODENDRON, *Rhus radicans* , *R. Toxicodendron* , Pentand. trigyn. Térébenth. Amériq. Franc. cult. (Feuille.)

F. D. Extrait, gr. x à Ɔj, progressivement, Ʒj, Ʒij et même Ʒj, ordinairement dans une tasse de lait de chèvre. (*Peyrilhe.*)

P. Tonique, antispasmodique.

Cas part. Paralysie, dartres.

Obs. Très-dangereux.

TRÈFLE d'eau, *Menyanthes trifoliata,* Pentand. monogyn. Gentian. Franc. (Racine, feuille.)

F. D. Racine, décoct. Ʒij à Ʒß par ℔ ij d'eau. — *Feuille,* infus. Ʒß à Ʒj par ℔ ij d'eau. — Extrait, Ɔj à Ʒj. — Suc, Ʒij à Ʒiij.

P. Tonique, fébrifuge, antiscorbutique.

TURBITH MINÉRAL, (Sulfate de mercure jaune, *Sous-deuto-sulfate de mercure.*)

F. D. Comme altérant, gr. ß à gr. j uni au camphre; comme émétique, gr. ij à vj.

P. Antisyphilitique, émétique, purgatif.

Obs. Peu usité ; il était particulièrement recommandé dans la rage.

TURBITH VÉGÉTAL, *Convolvulus Turpethum*, Pentand. monogyn. Convolvul. Inde. (Racine.)

F. D. Poudre, gr. x à Ɵj et même Ʒj. — Décoct. Ʒj à Ʒij par ℔j d'eau (par verres jusqu'à effet purgatif). — Résine, gr. iv à xviij. — *A l'extér.* poudre, pinc. j commé sternutatoire.

P. Purgatif infidèle.

Obs. Peu usité.

TUSSILAGE, *Tussilago Farfara*, Syngén. polygam. superfl. Corymbif. Fran. (Plante entière, particulièrement la fleur.)

F. D. Racine, décoct. Ʒj à Ʒij par ℔ij d'eau. — *Fleur,* Infusion, pinc. j à iij par ℔ij d'eau. — Sirop, Ʒij à Ʒiij. — *Feuille,* Infusion, manip. j par ℔ij d'eau. — Suc, Ʒij à Ʒiij. — *A l'extér.* lotion, fomentation.

P. Adoucissant, pectoral.

Obs. On fume les feuilles desséchées en guise de tabac.

TUTHIE, (Cadmie des fourneaux.) C'est

un oxide formé de zinc, de cuivre et d'étain.

Usitée à l'extérieur en poudre dans les collyres secs. — Elle entre dans des onguens et des emplâtres, comme excitant,

V.

VALÉRIANE, *Valeriana officinalis*, Triand. monogyn. Dypsac. Franc. (Racine.)

F. D. Poudre, ʒß à ʒj et même ʒij. — Infusion ou décoction dans un vaisseau fermé, ʒij à ℥ß par ℔ij d'eau. — Teinture, ʒß à ʒj. —Extrait, gr. xij à ʒß et même ʒj. — *A l'extér.* pinc. j comme sternutatoire.

P. Stimulante, tonique, antispasmodique.

Obs. On peut lui substituer la grande valériane (*Valeriana Phu*), quoiqu'elle possède moins de vertus.

VANILLE; *Epidendrum Vanilla*, Gynand, diand. Orchid. Indes. (Silique.)

F. D. Poudre, gr. vj à xij et Ʒ ß. — Infus. Ʒ j à Ʒ ij par ℔ ij d'eau.

P. Stimulante, stomachique.

Obs. Peu usitée ; elle entre dans la confection du chocolat.

Veau. (chair, poumon de)

F. D. Chair, décoct. ℔ ß par ℔ ij d'eau. —*Poumon,* ℔ ß par ℔ ij d'eau.—Sirop, Ʒ ij à ℥ ij.

P. Délayant, adoucissant, pectoral.

Vélar, *Erysimum officinale,* Tétradyn. siliq. Crucif. Franc. (Herbe, graine.)

F. D. Herbe, poudre, Ʒ ß à Ʒ j. — Infusion, manip. j par ℔ ij d'eau. — Sirop, Ʒ ij à ℥ ij. —Suc, ℥ ß à ℥ ij. — *Graine,* poudre, Ə j à Ʒ ß. —Décoct. Ʒ ij à ℥ ß par ℔ ij d'eau.

P. Herbe, Stimulante, pectorale ; *graine,* antiscorbutique.

Verdet, *Voy.* Acétate de cuivre.

Vermiculaire brulante, *Voy.* Joubarbe.

Véronique, *Veronica officinalis,* Diand. monogyn. Rhinant. Fran. (Feuille.)

F. D. Poudre, ʒß à ʒj. — Infusion, pinc. ij à iij par ℔ ij d'eau. — Eau distil. ʒij à ʒiv. — Sirop, ʒij à ʒij. — Extrait, Əj à ʒj. — Conserve, ʒj à ʒij. — Suc, ʒj à ʒij. — *A l'extér.* vapeur, lotion, fomentation, bain.

P. Stimulante, tonique, astringente.

Obs. Peu usitée, quoique très-vantée par quelques auteurs.

VERVEINE, *Verbena officinalis*, Diand. monogyn. Pyrénac. Franc. (Sommités.)

F. D. Infusion, pinc. ij à iij par ℔ ij d'eau. — Eau distil. ʒij à ʒiij. — Suc, ʒj à ʒij. — *A l'extér.* en cataplasme, lotion, fomentation, bain.

P. Tonique, astringente, rubéfiante.

Obs. Peu usitée.

VIF ARGENT, *Voy.* MERCURE.

VIGNE, *Vitis vinifera*, Pentand. monogyn. Sarmentac. Franc. (Fruit desséché.)

F. D. Décoct. ʒj à ʒij par ℔ ij d'eau.

P. Adoucissant, pectoral.

Obs. On emploie souvent les raisins de

Corinthe, fruits du *Vitis apyréna*. Pour les autres produits de la vigne, *voyez* vins, vinaigre.

VIGNE BLANCHE, *Voy.* BRYONNE.

— SAUVAGE, *Cissampelos Pareira*, Dioéc. monadelph. Ménisper. Amériq. (Racine.)

F. D. Poudre, ℈j à ℨß. — Décoct. ℨij à ℨß par ℔ij d'eau. — Extrait, ℈j à ℨß.

P. Diurétique, fébrifuge.

VINS.

Vins sucrés amers. D'Alicante, du Cap, de Madère, de Malaga, de Malvoisie.

P. Toniques, cordiaux.

— *acidules alcooliques.* De Bourgogne, de Champagne méridionale, de Mâcon, etc.

P. Toniques.

— *extracto-alcooliques.* De Bordeaux, de Pontac, de Roussillon.

P. Toniques, astringens.

— *acidules et peu alcooliques.* D'Arbois, de Champagne, de l'Orléanais, de la

Moselle, du Rhin. On peut rapporter à ce genre presque tous les vins blancs.

P. Diurétiques, diaphorétiques.

Obs. Les vins servent de véhicule à beaucoup de médicamens.

VINAIGRE.

F. D. ℥ß à ℥ij par ℔ij d' au miellée, et mieux jusqu'à acidité agréable (Oxicrat). — Sirop, ℥j à ℥iv. — *A l'extér.* dans les gargarismes, dans les lavemens, en fomentation, vapeur, etc.

P. Rafraîchissant, astringent, répercussif.

Obs. Très-usité; il entre dans beaucoup de composés officinaux et sert de véhicule à beaucoup de médicamens.

VIOLETTE , *Viola odorata* , Syngén. monogam. Cistoïd. Franc. (Plante entière.)

F. D. Racine, poudre, gr. x à ℈j et même ℨß. — Décoct. ℨj à ℨiij par ℔ij d'eau (par verres). — *Graine*, même dose. — *Fleur*, infusion, pinc. ij à iij par ℔ij d'eau. — Eau distil. ℥ij à ℥iv. — Sirop, ℨij à ℥ij. — Miel, ℨij à ℥ij.

— *Feuille*, à l'extérieur en cataplasme, lotion, fomentation.— *Fleur*, vapeur, lotion, etc.

P. Racine, purgative, émétique ; *graine*, émétique, diurétique ; *fleur*, adoucissante, pectorale, laxative ; *feuille*, émolliente.

Obs. Elle est peu usitée comme émétique. On peut la remplacer par le *Viola Canina.*

VIOLETTE TRICOLORE , *Viola tricolor,* (Plante entière.)

F. D. Racine, comme la précédente. — *Fleur*, infusion, pinc. ij à iij par ℔ij d'eau. — Sirop, ʒ ij à ʒ ij. — *Feuille*, suc, ʒ ß à ʒ ij.

P. Comme la précédente.

Cas part. Dartres.

VIPÈRE. (Chair de)

F. D. Poudre, ʒ ß à ʒ ij. — Décoct. ʒ ij à ʒ iv par ℔ij d'eau. On y joint ordinairement du veau ou du poulet. — Sirop, ʒ ij à ʒ j. — Vin, ʒ iv à ʒ viij par jour.

P. Stimulante , analeptique , aphrodi- siaque.

Obs. Elle entre dans beaucoup de composés officinaux.

Vitriols de cuivre, de fer ou de mars, de zinc, *Voy.* sulfates.

Y.

Yeble, *Voy.* Hièble.
Yeux d'écrevisses, *Voy.* Ecrevisses.
Yvette, *Voy.* Ivette.

Z.

Zédoaire, *Kœmpferia rotunda*, Mon-and. monogyn. Drymyrrh. Inde. (Racine.)

F. D. Poudre, ℥ß à ℥j. — Teinture, ℥ß à ℥ij. — Extrait, ℈j à ℥ß.

P. Stimulante, tonique, stomachique.

Obs. Peu usitée; elle entre dans beaucoup de composés officinaux.

Zinc, peu ou point usité à l'état métallique.

Oxide blanc de zinc, (Fleurs de zinc, *Deutoxide de zinc.*)

F. D. Gr. ß, progressivement gr. xx et même ß en pilules, dans une conserve ou un extrait. —*A l'extér.* en liniment, 3 ß à 3 j par ℥j d'huile récente de lin.

P. Antispasmodique.

Cas part. Epilepsie, chorée, coque-luche.

FIN DE LA 1ere SECTION DE LA IIe PARTIE.

SECONDE PARTIE.

ABRÉGÉ

DE PHARMACOLOGIE.

~~~~~~~~~~~~~~~~~~~~~~~~~~~~~~~~

DEUXIÈME SECTION.

DES MÉDICAMENS COMPOSÉS, OFFICINAUX ET MAGISTRAUX.

A.

Alcools, *Voy.* les substances qui entrent dans leur composition, *Première section.*

Aloès violat. (*Officinal.*)

Dose. Gr. vj à Ɖj.

Propriétés. Purgatif drastique.

Observation. Peu usité seul ; il n'entre guère que dans les pilules aloétiques émollientes.

Alun teint de Mynsicht, ou pilules d'alun d'Helvétius. (*Offic.*)

D. Gr. vj à ʒß.
~~~~~~~~~~~~~~~~~~~~~~~~~~~~~~~~

P. Astringent, diurétique.

Cas particuliers. Hémorrhagies passives.

APOZÈME ALTÉRANT COMMUN.

℞ Feuille de bourrache . . . ⎫
——————— de buglose . . . ⎪
——————— de scolopendre, . ⎬ aa manip. j.
——————— de chicorée . . . ⎭
Faites bouillir légèrement, dans
Eau commune . . . . ℔iv.
Passez avec expression ; laissez reposer ; dé-
cantez et ajoutez par chaque livre :
Sirop violat, de nénuphar ou d'orgeat, ℥j
Faites-y dissoudre,
Nitrate de potasse, sulfate de magnésie ou
de soude . . . . ℥ß.
D. ℥iv à ℥vj, 3 ou 4 fois le jour.

P. Diaphorétique, diurétique.

APOZÈME ANTISCORBUTIQUE.

℞ Racine de bardane . . . ⎫
——————— d'aunée. . . . ⎬ aa ℥iij.
Eau commune . . . . . . ⎭
Faites bouillir et réduire à ℔iv ℔vj

Versez cette décoction sur

Racine de raifort. . . . . . }
Feuilles de cresson . . . . . } $\overline{aa}$ ℥ ij.
———— de beccabunga. . . . }
———— de cochléaria . . . . }

Laissez infuser et refroidir dans un vase de terre bien fermé ; passez avec expression ; ajoutez à chaque ℔ ij.

Muriate d'ammoniaque. . . . gr. xv
Sirop de limons. . . . . . ℥ j à ℥ ij
D. ℥ iv à ℥ vj, plusieurs fois le jour.

APOZÈME FÉBRIFUGE. (*Lieutaud.*)

℞ Quinquina concassé . . . . . . ℥ j
Eau commune. . . . . ℔ iij
Faites bouillir et réduire à ℔ ij
Jettez la décoction sur
Fleurs de camomille. . . . . manip. ß
Sommités de germandrée. . . . pinc. j
Laissez infuser ; passez et ajoutez
Sulfate de magnésie ou de soude. . ℥ ij.
D. Par verres, pendant l'apyrexie.

APOZÈME FÉBRIFUGE PURGATIF.

℞ Quinquina concassé . . . . . . ℥ j
Séné. . . . . ℥ j

Sulfate de magnésie. . . . . } ā̄ ʒ ß.
————— de soude. . . . . }
Eau commune.. . . . . ℔ iij
Faites bouillir et réduire à ℔ ij.
Passez et ajoutez
Sirop de pomme composé, ... ʒ j.
D. Par verres, d'heure en heure, pendant l'apyrexie.

<h2 style="text-align:center">B.</h2>

BAUME D'ACIER OU D'AIGUILLES. (*Offic.*)

A l'extérieur, Q. S. en friction.
P. Excitant.. *Obs.* Abandonné.

BAUME ACOUSTIQUE. (*Offic.*)

D. Quelques gouttes sur du coton qu'on introduit dans les oreilles.*
P. Tonique léger. *Obs.* Abandonné.

BAUME ANTI-APOPLECTIQUE. (*Offic.*)

D. Gr. ij à xviij. — *A l'extér.* on le fait respirer.
P. Stimulant, aphrodisiaque, excitant.
Obs. Peu usité.

BAUME D'ARCÆUS. (*Offic.*)

P. *A l'extér.* excitant, résolutif.

Cas part. Ulcères atoniques, contusions.

BAUME DU COMMANDEUR. (*Offic.*)

D. Gtte x à ʒ ß dans une potion. — *A l'extér.*
en friction, fomentation, injection.

P. Stomachique, carminatif, emménagogue, stimulant.

BAUME DE CONDOM OU DE LECTOURE.
(*Offic.*)

D. Gtte j à v sur du sucre. — *A l'extér.* fumigation.

P. Stimulant, sudorifique, désinfectant.

Obs. Peu usité.

BAUME DE FIORAVENTI. (*Offic.*)

D. Gtte iv à ɘ j dans une potion. — *A l'extér.*
en friction, fomentation.

P. Stomachique, excitant.

BAUME HYPNOTIQUE. (*Offic.*)

Obs. Peu usité, employé seulement à
l'extérieur en friction aux narines, aux

tempes et aux poignets, comme calmant et narcotique. Son emploi demande de la prudence.

BAUME DE JUDÉE, *Voy*. TÉRÉBENTHINE DE LA MECQUE, *Première sect.*

BAUME DE LUCATEL. (*Offic.*)

D. Ʒj à Ʒij ordinairement en pilules. — *A l'extér.* rarement employé.

P. Stimulant, astringent.
Cas part. Catarrhe pulmonaire chronique.

BAUME DE LA MECQUE, *Voy*. TÉRÉBEN-THINE DE LA MECQUE, *Première sect.*

BAUME NERVAL. (*Offic.*)

A l'extér. en friction, comme excitant.

BAUME OPODELDOCH. (*Offic.*)

A l'extér. en friction comme excitant.

BAUME DE PAREIRA-BRAVA. (*Offic.*)
D. Ʒj à Ʒij.
P. Diurétique, aphrodisiaque.
Obs. Peu usité.

BAUME DU PÉROU, *Voy. Première sect.*

BAUME TRANQUILLE. (*Offic.*)

A l'extér. en friction, comme calmant.

Obs. Il est prudent de ne l'employer qu'en friction, quoiqu'on l'ait donné en lavement à la dose de ℥j à ℥ij.

BAUME VERT DE METZ OU DE FEUILLET. (*Offic.*)

A l'extér. comme excitant, cathérétique.

Cas part. Ulcères atoniques et fongueux.

BAUME DE VIE. (*Hoffmann.*)

℞ Huile essent. de lavande . . .⎫
———— de marjolaine. . . . .⎪
——— de girofle. . . . . . .⎬ āā ℈j
———— de macis. . . . . .⎪
———— de canelle. . . . . .⎪
———— de citron. . . . . .⎭

Huile essent. de rue. . . . .⎱ āā gr. xij
———— de succin. . . . . .⎰

Alcool. . . . . ℥x.

Mêlez et faites digérer dans un matras, jusqu'à dissolution parfaite, en agitant de temps en temps; filtrez et conservez dans un flacon bien bouché.

D. Gtte x à ʒß. — *A l'extér.* en friction.

20

P. Sudorifique, excitant.

Cas part. Colique, dysenterie chronique.

BAUME DE VIE DE LE LIÈVRE, OU ELIXIR DE SPINA. (*Offic.* **)**

D. Cochl. j à iij par jour. — *A l'extér.* en épithème.

P. Stomachique, vermifuge, purgatif.

BAUME DE VINCEGUÈRE, *Voy.* **B. DE CONDOM.**

BAUME VULNÉRAIRE (*Offic.* **)**

A l'extér. en fomentation, comme résolutif.

Obs. Peu usité.

BAUME UNIVERSEL, *Voy.* **BAUME DU COMMANDEUR.**

BIÈRE DE QUINQUINA, DITE PROPHYLACTIQUE. (*Mutis.* **)**

℞ Quinquina rouge . . . . . . ⎫
————————gris . . . . . ⎬ āā ℥j
————————jaune. . . . . . ℥ij
Canelle. . . . . ⎫
Muscade. . . . . ⎬ āā ℥j

Bière. . . . . ℔ xxiv
Sucre. . . . . ℔ ij.

D. 2 à 3 verres par jour.

P. Tonique, fébrifuge.

BIÈRE SAPINETTE.

℞ Feuilles de cochléaria . . . . ℥ j à ℥ ij
Racine de raifort. . . . . . . ℥ ij
Bourgeons de sapin. . . . . . ℥ j
Bière ordinaire. . . . . ℔ iv.

Faites macérer, pendant 3 ou 4 jours, dans un vase bien bouché ; passez.

D. ℥ iv, 2 ou 3 fois le jour.

P. Tonique, antiscorbutique.

BIÈRE STOMACHIQUE.

℞ Racine de raifort . . . . . . ⎫
Feuilles de cochléaria. . . . ⎬ āā ℥ j
———— de cresson. . . . . ⎪
———— de beccabunga . . . ⎭
Bière ordinaire. . . . . ℔ ij

Laissez macérer, pendant 24 heures, dans un vase bien bouché ; passez.

D. 2 à 3 verres par jour.

P. Stimulante, antiscorbutique.

BISCUITS PURGATIFS.

℞ Jalap en poudre . . . . ℥ ß
Sucre . . . . ℔ ß
Farine. . . . . ℥j
OEufs. . . . . n° xij.

Faites 30 biscuits, qui contiennent chacun neuf grains et demi de jalap.

D. n° j à n° iij.

Obs. Usités pour purger les enfans.

BISCUITS VERMIFUGES.

℞ Semen-contra en poudre . . . . ℥j
Sucre en poudre. . . . . . . ℥ iv
Farine. . . . . ℥j
OEufs. . . . . n° iij
Huile essent. d'anis ou de citron, gtte viij.

Faites 12 biscuits, qui contiennent chacun six grains de semen-contra.

D. Un le matin, un le soir, aux enfans.

BLANC-MANGER.

℞ Gelée de corne de cerf . . . . ℥ viij
Sucre. . . . . ℥ ß
Amandes douces écorchées. . . . ℥j
Eau de fleurs d'oranger. . . . . ℥j

Huile essent. de citron . . . . g^{tte} iv

Zeste de citrons récens. . . . . ʒ ß.

F. S. L. Une gelée à prendre par cuillerées.

P. Analeptique.

Cas part. Convalescences.

BOIS SUDORIFIQUES, *Voy.* GAYAC, SAL-
SEPAREILLE, SQUINE, SASSAFRAS, 1ere *sect.*

BOISSON ANTIPHLOGISTIQUE. (*Stoll.*)

℞ Décoction d'orge mondé . . . . ℔ ij

Sirop de vinaigre. . . . . . . ʒ ij.

D. Une tasse toutes les heures.

P. Délayante, rafraîchissante.

BOISSON EMMÉNAGOGUE.

℞ Limaille de fer . . . . ʒ ß

Quinquina jaune pulvérisé. . . . ʒ iij

Vin rouge ou eau commune. . . . ℔ ij.

Laissez infuser pendant 12 heures ; passez.

D. Par cuillerée d'heure en heure.

BOISSON SUDORIFIQUE.

℞ Gayac rapé . . . .

Salsepareille. . . . .   } āā ʒj

Squine. . . . .

Réglisse effilée. . . . . ʒ ß
Eau commune. . . . . ℔ ᶦj.
Faites bouillir pendant une demi-heure, ensuite ajoutez
Semences de fenouil. . . . . . . ʒ j.
D. 2 ou 3 tasses dans la journée.

BOL ANTI-ASTHMATIQUE.

℞ Soufre sublimé et lavé . . . . . ʒ iij
Acide benzoïque . . . . ℈ v
—— succinique. . . . . ʒ ij
Gomme ammoniac. . . . . ʒ ß
Conserve d'aunée, Q. S.
F. S. L. 36 bols.
D. N° iij dans la journée.

BOL CONTRE LA CHLOROSE.

℞ Oxide de fer noir . . . . . . ⎱
Safran en poudre. . . . . . . ⎰ āā gr. vj

Rhubarbe pulvérisée. . . . . . ⎱
Sulfate de potasse. . . . . . . ⎰ āā ℈ j
Sirop d'absinthe, Q. S.
F. S. L. Un bol qu'on partagera en deux prises. Il faut en continuer l'usage pendant plusieurs jours.

BOL CONTRE LA FIÈVRE QUARTE.

℞ Quinquina en poudre . . . . . . ℥j
Muriate d'ammoniaque. . . . . . ʒij
Hiéra-picra ou sirop de gentiane , Q. S.
F. S. L. 12 bols.
D. Deux par jour, un le matin, l'autre le soir.

BOL CONTRE LES MALADIES DE LA PEAU.

℞ Soufre sublimé et lavé . . . . . gr. x
Muriate de mercure doux. . . ⎫
Extrait de fumeterre. . . . . ⎬ aa gr. vj
Sirop de fumeterre, Q. S.
F. S. L. Un bol à prendre le matin. Il faut
en continuer l'usage pendant long-temps.

Cas part. Gale , dartres.

BOL FÉBRIFUGE.

℞ Quinquina en poudre . . . . . . ℥ij
Nitrate de potasse. . . . . . . ʒij
Sirop d'absinthe , Q. S.
F. S. L. Trente-deux bols.
D. Deux par jour, un matin et soir.

BOL EMMÉNAGOGUE.

℞ Aloès succotrin . . . . gr. viij
Safran de Gatinais . . . . . gr. iv
Huile de Sabine. . . . . . . gtte ij

Sirop d'absinthe, Q. S.

F. S. L. Un bol, à prendre en une ou deux fois.

BOL FORTIFIANT.

℞ Poudre de serpentaire de Virginie ⎫
——— de contrayerva. . . . ⎬ $\overline{aa}$ З ß
Acide succinique. . . . . ⎭ . gr. xij
Sirop de fleurs d'oranger, Q. S.
Faites deux bols, à prendre en deux fois.

BOL PURGATIF. (Dr *Alibert.*)

℞ Rhubarbe pulvérisée. . . . . ⎫
Jalap pulvérisé . . . . . ⎬ $\overline{aa}$ З ß
Tartrate acidule de potasse. . . ⎭ Зj.
Faites des pilules de quatre grains.
D. 2 toutes les heures, jusqu'à effet purgatif.

BOL STOMACHIQUE. (*Desbois.*)

℞ Poudre de gentiane. . . . . ⎫
——— de zédoaire. . . : . ⎬ $\overline{aa}$ gr. xij
——— de safran . . . . . ⎭
Baume de Copahu. . . . . . . Зij
Elixir de propriété. . . . . . . g^{tte} xx
Sirop de Menthe, Q. S.
F. S. L. 24 bols.
D. Six par jour, en 3 fois.

BOUILLON AMER.

℞ Rouelle de veau . . . . ℔ ß
Quinquina concassé. . . . . . ʒ ij
Feuilles de fumeterre . . . } āā manip. j
Sommités de petite centaurée }
Eau commune. . . . . ℔ iij.
F. S. L. Un bouillon; passez.
D. 2 ou 3 tasses par jour, pendant l'apyrexie.
P. Fébrifuge.

BOUILLON PECTORAL.

℞ Mou de veau . . . . . } āā ℔ ß
Chou rouge . . . . . . }
Feuilles de pulmonaire. . . . manip. j
Eau commune. . . . . ℔ iij.
F. S. L. Un bouillon; passez; ajoutez par
chaque tasse une cuillerée de sirop de gomme.
D. Une tasse matin et soir.

C.

CACHOU A L'AMBRE GRIS, A LA VIOLETTE,
A LA FLEUR D'ORANGER, A LA CANELLE, A
LA RÉGLISSE, etc.

D. Gr. iv à ʒ ß.
P. Stomachique, astringent.

CATAPLASME ANODIN.

℞ Mie de pain blanc . . . , . . ℥iv
　Lait de vache . . . . ℔ß.
　Faites cuire jusqu'à consistance de cata-
plasme et ajoutez

　Jaune d'œuf . . . . n° ij
　Safran pulvérisé . . . . ℈ j.
　On y joint souvent
　Baume tranquille. . . . . . . ℥ ß
　Opium ou laudanum. . . . . . ℨ ß.

CATAPLASME ÉMOLLIENT.

℞ Farine récente de graine de lin, Q. V.
　Décoction de racine de guimauve, Q. S.
　Faites cuire jusqu'à consistance de cata-
plasme.

　Obs. Si l'on veut rendre ce cataplasme
résolutif, on y ajoute quelques gouttes
d'acétate de plomb.

CATAPLASME MATURATIF.

℞ Feuilles d'oseille . . . . ⎫
　———— de poirée. . . . ⎬ āā manip. j
　Ognon de lis . . . . ⎭ n° j.
　Mêlez ; faites cuire sous la cendre chaude et
pilez dans un mortier ; ajoutez ensuite

　Onguent basilicum . . . . ℥j.

Obs. On peut substituer au basilicum, le vieux levain, la vieille graisse ou l'onguent de la mère.

CATHOLICUM DOUBLE. (*Offic.*)

D. ℨij à ℥ij; rarement seul.
P. Purgatif.

CÉRAT ORDINAIRE OU DE GALIEN. (*Offic.*)

Obs. Employé dans le pansement des plaies et des ulcères, comme adoucissant.

CÉRAT SATURNÉ OU DE GOULARD. (*Offic.*)

℞ Cérat ordinaire . . . . ℥j
Acétate de plomb. . . . . . . ℨj à ℨij
Mêlez.

P. Résolutif, répercussif.
Obs. Son emploi demande de la prudence.

CÉRAT SOUFRÉ.

℞ Cérat ordinaire . . . . ℔j
Soufre sublimé . . . . ℥iv
Huile essent. de citron. . . . ℨj à ℨß
Mêlez.

P. Antiherpétique, antipsorique.

COLLIER CONTRE LE GOÎTRE. (*Morand.*)

℞ Muriate d'ammoniaque . .
——— de soude décrépité } āa parties égales.
Eponge calcinée et non lavée
F. S. L. Une poudre.

On fait un collier de taffetas noir, on pose dessus une carde de coton, on y étend la poudre ci-dessus. On recouvre le tout d'une mousseline claire qu'on pique en carrés ou en losanges,

Ce collier s'applique du côté de la mousseline sur la tumeur; il est gardé jour et nuit. On a soin de renouveler la poudre tous les mois.

COLLYRE ÉMOLLIENT.

℞ Eau distil. de roses . . .
——————— de plantain . . } āa ℥ij.
Faites y infuser
Graine de psyllium ou de lin. . . pinc. j
Passez.
Si on veut le rendre anodin, ajoutez
Safran en poudre. . . . . . . gr. x à xij.

COLLYRE DE LANFRANC.

℞ Vin blanc . . . . ℔j

Eau distil. de plantain. . . . } $\overline{aa}$ ℥ iij
———————— de roses. . . . . }

Sulfure jaune d'arsenic . . . . . ℨ ij

Oxide vert de cuivre. . . . . . ℨ j

Myrrhe . . . . } $\overline{aa}$ Ə ij.
Aloès . . . . }

Triturez dans un mortier les substances sèches, délayez-les avec le vin blanc et ajoutez les eaux distillées.

Ce mélange, appelé improprement collyre, ne sert qu'à toucher les ulcères vénériens de la bouche et des autres parties du corps. Pour s'en servir on en imbibe un tampon de linge fixé au bout d'un petit bâton.

P. Excitant, cathérétique.

COLLYRE SEC. (Dr *Lagneau.*)

℞ Sucre candi . . . . } $\overline{aa}$ ℨ ij.
Tuthie ou nitrate de potasse. . }

Réduisez en poudre très-fine.

Soufflez-le dans l'œil au moyen d'un tuyau de plume.

Cas part. Taches de la cornée transparente.

COLLYRE RÉSOLUTIF.

℞ Infusion de mélilot . . . . ℥xij
Acétate de plomb. . . . . , ℨß.

CONFECTION ALKERMÈS. (*Offic.*)

D. ℈j à ℨj.

P. Tonique, stomachique.

CONFECTION HAMECH. (*Offic.*)

D. ℨj à ℥vj.

P. Purgatif drastique; peu usitée.

CONFECTION D'HYACINTHE. (*Offic.*)

D. Comme la précédente.

P. Stomachique, sudorifique, astringente.

CRÊME PECTORALE. (Dr *Alibert.*)

℞ Sucre blanc . . . . ⎫
Sirop de baume de Tolu. . . ⎬ āā ℥j
—— de capillaire de Canada . ⎭
Eau, Q. S. pour donner au mélange la consistance de la crême.

CRÊME PECTORALE. (*Tronchin.*)

℞ Beurre de cacao . . . . ℥ij
Sucre blanc. . . . . ℥ß

Sirop de baume de Tolu . . ⎫
—— de capillaire. . . . . ⎬   aa ℥j.

Mêlez exactement.

D. Ces deux crêmes se prennent par petites cuillerées.

Crême de pain.

℞ Pain très-blanc . . . . ℥iv

Eau commune, ... ℔ij.

Faites cuire pendant une heure ; brisez ; passez et ajoutez

Sucre en poudre . . . . ℥j

Eau de fleurs d'oranger. . . . . ℥ij.

On peut y joindre quelques grains de canelle pulvérisée.

Cas part. Maladies aiguës dans lesquelles il convient de donner un peu de nourriture ; convalescences.

D.

Décoction amère.

℞ Racine de gentiane. . . . . ⎫
Ecorce d'orange amère . . . ⎬ aa ℥ß
Sommités d'absinthe . . . ⎫
—————— de mille-feuille. . ⎬ aa manip. j
—————— de chardon-bénit. ⎭

Vin. . . . . } āā ℔j.
Eau de fontaine. . . . . }

Faites bouillir pendant une demi-heure ; passez.

D. 3 à 4 tasses par jour.

P. Tonique, fébrifuge, vermifuge.

DÉCOCTION BLANCHE. (*Sydenham.*)

℞ Carbonate de chaux . . . . . } āā ʒij
Mie de pain blanc. . . . . . }

Eau commune. . . . . ℔iij.

Faites bouillir et réduire à deux livres ; passez et ajoutez

Sucre blanc. . . . . ʒiv.

Aromatisez avec eau distil. de fleurs d'oran-ger, de menthe ou de canelle . . . ʒij.

Obs. Au lieu de mie de pain, on emploie quelquefois la gomme arabique ; et au lieu de carbonate de chaux, on se sert de la corne de cerf calcinée.

D. 2 à 4 tasses par jour.

Cas part. Dysenterie chronique ; suite des empoisonnemens.

DÉCOCTION DIURÉTIQUE.

℞ Racine de persil. . . . . . .
———— d'asperge . . . . . ,
Feuilles de pariétaire . . . . . } $\overline{aa}$ ℥ ß
Eau commune. . . . , ... ℔ iv.
Faites bouillir jusqu'à réduction de moitié ;
mettez à infuser
Semences de carotte. . . . . . ℨ iij.
Passez et ajoutez
Nitrate de potasse. . . . . . . ℨ j.
D. 2 à 5 tasses par jour.

DÉCOCTION DE POLYGALA. (*Peyrilhe.*)

℞ Racine de polygala amer. . . . ℥ iij
Eau commune. . . . . ℔ iij.
Faites réduire par l'ébullition, à ℔ j ß.
Ajoutez
Sirop d'hysope . . . .
——— de pavot blanc . . . . } $\overline{aa}$ ℥ j.
D. ℥ iv matin et soir, pendant 1, 2 ou 3 mois.

Cas part. Catarrhe pulmonaire chronique.

Obs. Pour boisson ordinaire, décoction de polygala coupée avec partie égale de lait.

DÉCOCTION PURGATIVE.

℞ Pulpe de tamarin. . . . . ℥ vj
Phosphate de soude. . . . . . . ʒ ij
Eau commúne. . . . . ℔ ij.
Faites bouillir pendant un quart d'heure ;
ensuite faites infuser.
Séné . . . . ʒ ij.
    Passez et ajoutez
Sirop de violettes. . . . . . . ℥ j à ℥ ij
Eau distillée de canelle. . . . . ℥ ß.
D. Par verres de demi-heure en demi-heure,
jusqu'à effet purgatif.

DÉCOCTION TONIQUE, FÉBRIFUGE.

Quinquina concassé. . . . . . . ℥ j
Carbonate de potasse. . . . gr. xij à Ə j
Eau commune. . . . . ℔ iij.
Faites bouillir et réduire à ℔ ij.
D. 3 à 4 tasses par jour, durant l'apyrexie.

DIAPHÉNIX. (*Electuaire offic.*)

D. ʒ ij à ℥ ß. — En lavement, ℥ j à ℥ ij.
P. Purgatif, drastique.

DIAPRUN SIMPLE. (*Offic.*)

D. ℥ ß à ℥ j ß. — Lavement, double dose.

DIAPRUN SOLUTIF. (*Offic.*)

D. ʒj à ʒvj.

P. Ces deux électuaires sont purgatifs.

DIASCORDIUM. (*Electuaire offic.*)

D. ʒß à ʒj.

P. Tonique, astringent.

Cas part. Diarrhée chronique.

DRAGÉES ANTISYPHILITIQUES. (*Keyser.*)

℞ Acétate de mercure . . . . . . ʒij
Sucre blanc. . . . . ʒvj
Gomme arabique . . . . . . ʒj
Guimauve en poudre . . . . } aa ʒß.
Amidon . . . . }
Mucilage de gomme arabique, Q. S.
Faites des pilules d'un grain; roulez-les dans du sucre.

D. N° ij à n° iv par jour.

Obs. Peu usitées.

DRAGÉES VERMIFUGES.

℞ Muriate de mercure doux. . . . ʒß
Sucre blanc . . . . ʒj
Amidon. . . . . ʒß

Mucilage de gomme adragant , Q. S.
Faites 144 pilules.

D. Une matin et soir.

E.

EAU ANTI-OPHTHALMIQUE.

℞ Alun. 3j
   Eau commune. . . . . ℥vj
   Faites dissoudre et ajoutez
   Eau-de-vie . . . . 3j.
   Cas part. Ophthalmie chronique.

EAU D'ARQUEBUSADE. (*Offic.*)

D. 3ij à ℥j. — *A l'extér.* en lotion, fomentation.

P. Stimulante, résolutive.

Obs. Il existe trois préparations de cette eau qu'on appelle aussi *Vulnéraire*; elles ne diffèrent que par le véhicule qui est l'alcool, le vin ou l'eau.

EAUX D'ARDEL, DE COLOGNE, DE MÉLISSE COMPOSÉE OU DES CARMES, DE MENTHE COMPOSÉE, DE MIEL COMPOSÉE. (*Offic.*)

D. 3j à ℥ß dans une tasse d'eau ou d'infusion

aromatique.—*A l'extér.* lotion, fomentation.

P. Stimulantes, antispasmodiques, excitantes.

Obs. L'eau de *Cologne* est principalement usitée pour l'agrément. Il en est de même de l'eau de *Bouquet.*

EAU BLANCHE, VÉGÉTO-MINÉRALE, DE GOULARD OU DE SATURNE.

Acétate de plomb . . . . . . ℈ ij à ℥ j
Eau commune. . . . . ℔ ij
A l'extér. injection, lotion, fomentation.
P. Sédative, répercussive.

EAU ÉTHÉRÉE CAMPHRÉE. (*Offic.*)

D. Cochl. j à ij, seule ou dans une potion.
P. Stimulante, antispasmodique.

Obs. Cette eau est de la composition de M. Planche, pharmacien.

EAU DE GONDRAN.

℞ Acide muriatique. . . . . ℥ iv
Pétrole blanc . . . . ℥ j
Mêlez en agitant la bouteille.
P. Rubéfiante.

F. D. A l'extér. en bain local à la dose de
ʒj à ʒij par ℔ij d'eau dans le rhumatisme
chronique.

EAU IMPÉRIALE. (*Offic.*)

D. ʒj à ʒß dans une tasse de tisane diurétique.

P. Stimulante, diurétique.

EAU DE LUCE. (*Offic.*)

D. G^tte x à ʒß par ℔ij de tisane ou dans
une potion. — *A l'extér.* en vapeur, en liniment mêlée avec l'huile; pure.

P. Diaphorétique, excitante, rubéfiante.
Cas part. Voy. AMMONIAQUE, 1ere sect.

EAU MERCURIELLE, *Voy.* NITRATE DE MERCURE, *première sect.*

EAU PHAGÉDÉNIQUE, *Voy.* MURIATE DE MERCURE SUR-OXIDÉ, *première sect.*

EAU DE QUERCÉTAN.

℞ Suc de poireau . . . . . .
—— d'ognon. . . . . . .   } āā ℔ij
—— de raifort . . . . . .

Suc de pariétaire . . . · · · ⎞
—— de citron . . . . . . · ⎠ $\overline{aa}$ ℥ viij

Mêlez, faites digérer pendant plusieurs jours et distillez à feu doux.

D. ℥j à ℥ij.

* *Cas part.* Affections chroniques des voies urinaires.

EAU DE RABEL, *Voy.* ACIDE SULFURIQUE ALCOOLISÉ, *première sect.*

EAU DE LA REINE DE HONGRIE, *Voy.* ROMARIN (ALCOOL DE), *première sect.*

EAU THÉRIACALE. (*Offic.*)

D. ʒj à ℥ß dans une tasse de tisane.

P. Stomachique, sudorifique.

EAU DE TREVEZ, dite FONDANTE.

℞ Sulfate de soude. . . . . . . · · ℥j
Tartrate de potasse antimonié . . gr. ß
Nitrate de potasse . . . . . . · gr. xij
Eau commune . . . . ℔ ij

Faites dissoudre.

A prendre par verres, d'heure en heure.

P. Purgative.

EAU DES TROIS NOIX, *Voy.* NOYER, *première sect.*

EAU DE LA VRILLIÈRE.

℞ Cannelle . . . . ℥ij
Girofles. . . . . ʒvj
Cresson de fontaine . . . . ℥vj
Écorce récente de citron . . . . ℥jß
Roses rouges séchées. . . . . . ℥j
Cochléaria . . . . ℔ß
Alcool. . . . . ℔iij.

Concassez la cannelle et les girofles, coupez les roses et les écorces de citron, écrasez le cresson et le cochléaria; mêlez; faites digérer pendant 24 heures dans l'alcool, et ensuite distillez au bain-marie.

D. Cochl. j pure ou dans un verre d'eau. On s'en gargarise la bouche et l'on en frictionne les dents et les gencives.

P. Tonique, astringent, antiscorbutique.

Obs. Il en est de même de l'élixir odontalgique de *Le Roy de la Faudignère*, de celui de l'abbé *Ancelot*, de l'eau dite de *Stahl*, dont on fait usage à la dose d'une cuillerée à café dans un verre d'eau.

EAU VULNÉRAIRE, *Voy.* EAU D'ARQUE-
BUSADE.

EAU-DE-VIE ALLEMANDE. (*Offic.*)

D. ʒij à ʒij.

P. Purgatif drastique.

Cas part. Hydropisies passives, affections comateuses.

ÉLECTUAIRE ANTI-ÉPILEPTIQUE. (D^r
Mead.)

℞ Quinquina en poudre . . . . . . ʒj
Etain pulvérisé . . . . ⎫
Racine de valériane pulvérisée ⎬ $\overline{aa}$ ʒß
Sirop de sucre, Q. S.

D. Ɂj à ʒj soir et matin pendant 3 mois.
Il faut en interrompre l'usage tous les 10 jours
pendant 24 heures.

ÉLECTUAIRE ASTRINGENT BALSAMIQUE.
(*Barthez.*)

℞ Conserve de roses. . . . . ʒiv
Sirop de Tolu. . . . . ʒj
—— de pavot . . . . ʒij
Mêlez, faites un électuaire.

D. Cochl. iv à vj par jour.

Cas part. Hémoptysie passive, diarrhée chronique.

ELECTUAIRE ASTRINGENT.

℞ Oxide de fer noir . . . . . .
Alun pulvérisé . . . . . . } $\overline{aa}$ ℥j
Quinquina en poudre . . . .
Conserve de roses . . . . } $\overline{aa}$ ℥j
Sirop d'écorce d'orange, Q. S.

D. 3 fois par jour, gros comme une noix muscade.

Cas part. Dysenterie chronique, blennorrhée.

ELECTUAIRE DE BAIES DE LAURIER. (*Offic.*)

D. ℈j à ℥ij.

P. Carminatif, diurétique, emménagogue.

Obs. Peu usité.

ELECTUAIRE BÉNÉDICTE LAXATIF. (*Offic.*)

D. ℥j à ℥j.—Lavement, même dose.

P. Purgatif; peu usité.

ELECTUAIRE CARIOCOSTIN. (*Offic.*)

D. ℥j à ℥vj.

P. Purgatif.

ELECTUAIRE FÉBRIFUGE.

℞ Quinquina en poudre . . . . . . ℨj
Camomille en poudre . . . . . ⎰
Muriate d'ammoniaque pulvérisé ⎱ āā ℥iij
Sirop de fleurs d'oranger , Q. S.
Faites un électuaire.
D. ℨij à ℥ß par jour en plusieurs prises.

ELECTUAIRE HIÉRA-DIACOLOCYNTHIDOS. (*Offic.*)

D. ℨß à ℥ß et rarement ℨj.

P. Purgatif violent; abandonné.

ELECTUAIRE HIÉRA-PICRA. (*Offic.*)

D. ℨj à ℨvj.

P. Purgatif drastique.

ELECTUAIRE HYDRAGOGUE. (Dr *Fou-quier.*)

℞ Scammonée d'Alep. . . . . ⎱
Jalap pulvérisé . . . . . . ⎰ āā ℥ij
Scille en poudre . . . . ℨjß
Résine de jalap . . . . ℨß
Sirop de Nerprun, Q. S.
Faites un électuaire.
D. Gr. xij à ℈j roulés en bols.

P. Purgatif fort.

Cas part. Hydropisies passives.

ELECTUAIRE DE PSYLLIUM. (*Offic.*)

D. ʒj à ʒvj.

P. Purgatif ; abandonné.

ELIXIR ALKERMÈS DES ITALIENS.

℞ Noix muscade . . . . }
Girofle. . . . . }
Cannelle . . . . } aa ʒj
Macis . . . . }

Concassez et faites macérer pendant 8 jours dans

Alcool . . . . ℔iv.
Faites fondre ensuite sucre blanc . ℔ij
Dans eau commune. . . . . . . ℔iv.

Mêlez et colorez avec le sirop alkermès ou avec

Alun . . . . gr. iv
Cochenille . . . . ʒꝪ.

Filtrez et mettez dans des bouteilles.

D. Un petit verre le matin.

P. Stimulant , stomachique , carminatif.

Elixir anti-asthmatique. (*Boerrhaave.*)

℞ Racine d'asarum . . . . gr. xviij

———— de calamus aromaticus }
———— d'énula campana . . } āā ʒj

———— de réglisse. . . . . . . ʒj ß

Semences d'anis . . . . ʒ ß

Camphre. . . . . gr. vj

Concassez et faites macérer pendant 4 à 5 jours dans

Alcool . . . . ℥ xviij

Passez avec expression, filtrez et mettez dans une bouteille bien bouchée.

D. G^tte ij à xxx dans une tasse d'infusion aromatique.

Elixir antiscorbutique. (*Du méme.*)

Semences de moutarde . . }
———— de raifort . . . }
———— de roquette . . . } āā ʒj
———— d'érysimum. . . }
———— de cresson . . . }

Feuilles de cochléaria. . . }
———— de passe-rage. . . } āā manip.
———— de raifort . . . . }

Pilez dans un mortier de bois , et ajoutez
Sommités de houblon . . . . . . ʒj
Alcool . . . . ℔viij
Distillez.

D. ʒj à ʒij dans une tasse de tisane ou dans
une potion.

ELIXIR ANTISCROPHULEUX (*Peyrilhe.*)

℞ Racine de gentiane. . . . ⎱
Carbonate de potasse concret ⎰ʒj, ʒjßàʒß
Eau-de-vie vieille. . . . . ʒxxx
Faites macérer pendant 4 ou 5 jours ; passez.
D. Une cuillerée à bouche avant le déjeûner,
le dîner et le souper.

Obs. Pour les enfans , au lieu d'eau-de-
vie, on se sert de vin de *Madère*.

ELIXIR AMÉRICAIN DE COURCELLES.
(*Offic.*)

D. Une cuillerée à café 2 ou 3 fois le jour.
P. Stimulant, diurétique, astringent, etc.
Obs. Peu usité en France ; c'est un de
ces remèdes qu'on applique à toutes les
affections.

ELIXIR CORROBORANT. (*M. Hébert,
pharmacien, à Paris.*)

℞ Extrait de quinquina jaune, préparé avec
l'alcool faible. . . . . ℥ vj
   Extrait de cachou. . . . . . . ℥ iv
   Rhubarbe de Chine . . . . . . ℨ j ß
   Canelle de Ceylan . . . . . ⎫
   Anis étoilé . . . . ⎬ āā ℨ j ß
   Alcool à 18 degrés . . . . . ⎭ . ℔ xvj
   Sucre blanc . . . . ℔ iv

On concasse ce qui doit l'être ; on fait macérer le tout pendant 10 jours, excepté le sucre
qu'on ne met que vers la fin, et l'on filtre.

D. Cochl. j à ij, 3 fois par jour.

ELIXIR DE GARUS. (*Offic.*)

D. ℨ j à ℥ ß.

P. Stimulant, stomachique.

ELIXIR DE PROPRIÉTÉ OU DE PARACELSE.
(*Offic.*)

D. Gtte iv à xxx dans une tasse de boisson
appropriée.

P. Stomachique, diaphorétique, emménagogue.

ELIXIR SACRÉ. (*M. Cadet de Gassicourt.*)

℞ Rhubarbe concassée. . . . . . . ℥ij
   Aloès succotrin pulvérisé . . . . ʒvj
   Semences de petit cardamome. . . ʒiv
   Eau-de-vie . . . . ℔ij
   Laissez infuser pendant 2 ou 3 jours, passez.
   D. ℥j à ℥j ß.

P. Purgatif tonique.

ELIXIR DE SPINA, *Voy.* BAUME DE
LONGUE VIE.

ELIXIR DE STOUGTHON. (*Offic.*)

D. Gtte xij à ʒß dans une tasse d'infusion
aromatique.

P. Stomachique, vermifuge.

ELIXIR THÉRIACAL. (*Offic.*)

D. Gtte vj à ℈j dans une tasse de vin ou dans
une potion cordiale.

P. Stimulant, sudorifique.

ELIXIR DE VIE DE MATHIOLE. (*Offic.*)

D. ʒß à ℥ß. — *A l'extér.* en friction. On le
fait aussi respirer.

P. Cordial, stimulant.

ELIXIR VISCÉRAL TEMPÉRANT. (*Hoff-mann.*)

D. Ʒß à Ʒ ij dans une tasse de boisson.

P. Stomachique, vermifuge, fébrifuge.

Obs. Il porte aussi le nom de *Vin amer alcalisé.*

ELIXIR DE VITRIOL DE MYNSICHT (*Offic.*)

D. G^{tte} ij à Ʒ ß dans une ou plusieurs tasses de boisson.

P. Stimulant, stomachique.

EMBROCATION SIMPLE. (*de la Faye.*)

℞ Huile rosat . . . . } aa parties
———— d'hypéricum. . . . . } égales.
Eau-de-vie . . . .)

On y ajoute souvent jaune d'œuf, Q. S.

EMBBOCATIOM RÉSOLUTIVE. (*Du méme.*)

℞ Savon blanc . . . . Q. V.
Eau-de-vie . . . . Q. S.

Faites dissoudre.

EMPLATRES.

Les plus employés sont ceux d'André de la Croix, de ciguë, de céruse, de diachylum, de

diapalme, de minium, de Nuremberg, de savon,
de Vigo simple, de Vigo *cum mercurio*, etc.

P. Résolutifs.

Cas part. Engorgemens glanduleux.

EMULSION ASTRINGENTE. (*Cadet.*)

℞ Baume de Copahu . . . . . }
 Sirop de Tolu . . . . . . } āā ʒj
 Eau de roses . . . . . .
 Gomme arabique . . . . . ℥iv
 Acide nitrique alcoolisé . . . . ℥j
 F. S. L. Une émulsion. ℥j

D. En deux prises matin et soir, pendant
5 à 6 jours.

Cas part. Gonorrhée chronique.

EMULSION CAMPHRÉE.

℞ Amandes douces . . . . . . ℥ß
 Camphre . . . . gr. x à ℈j
 Sucre . . . . ℥iv à ℥vj
 Eau commune . . . . . . ℥vj
Faites d'abord l'émulsion, ensuite triturez
le camphre avec le sucre, mêlez peu à peu.
D. Par cuillerées.

P. Antispasmodique, calmante.

EMULSION PURGATIVE.

℞ Scammonée ou résine de jalap . . gr. viij
Dissolvez dans jaune d'œuf, Q. S.
Ajoutez
Lait d'amandes . . . . . . , . ℥iv
Sirop de guimauve . . . . . . ℥j
Eau de fleurs d'oranger . . . ʒj à ℨij
Obs. Purgatif agréable.

EMULSION SIMPLE.

℞ Semences froides majeures. . . . ℥ß
Amandes douces . . . . ℥j
Amandes amères . . . . nº ij
Eau commune . . . . ℔v
F. S. L. Une émulsion; ajoutez par chaque
deux livres.
Sirop de nénuphar . . . . . . ℥jß
Eau de fleurs d'oranger. . . . . ℨij
P. Délayante, rafraîchissante.

Obs. On peut, si on le juge à propos,
remplacer les semences froides par une
once d'amandes douces. Si l'on veut rendre
cette boisson diurétique, on ajoute un
demi-gros de nitrate de potasse par chaque
deux livres.

Eponges préparées. (*Offic.*)

Obs. Employées à l'extérieur pour maintenir ou agrandir l'ouverture d'un abcès ou d'un trajet fistuleux.

Espèces pectorales. (*Offic.*) *Voy.* première sect. Capillaire, Guimauve, Tussilage, Scolopendre, etc.

Espèces toniques. (*Offic.*) *Voy.* première sect. Mélisse, Mélilot, Bétoine, Patience, Bardane, etc.

Espèces vermifuges. (*Offic.*) *Voy.* première sect. Absinthe, Tanaisie, Camomille, Gratiole, etc.

Espèces vulnéraires. (*Offic.*) *Voy.* première sect. Véronique, Mille-pertuis, Pervenche, Lierre terrestre, Chardon-bénit, Aigremoine, etc.

Esprits, *Voy.* Alcools, *première sect.* En cherchant les substances qui entrent dans leur composition.

Esprit de sel ammoniac succiné. *Voy.* Eau de Luce.

ESPRIT VOLATIL, HUILEUX ET AROMA-
TIQUE DE SYLVIUS. (*Offic.*)

D. G^tte iv à xxx dans une potion.

P. Stimulant, sudorifique, emménagogue.

Obs. Peu usité.

ESSENCE ALEXIPHARMAQUE DE STAHL.

℞ Racine d'impératoire. . . . ⎫
———— de carline. . . . . ⎬ aa ℥ ß
———— d'angélique . . . . ⎪
———— de pimprenelle . . . ⎭
———— d'asclépias . . . . ⎫
———— d'aunée. . . . . ⎪
———— de dictame. . . . ⎬ aa ℥j
———— de contrayerva . . . ⎪
———— de valériane . . . . ⎭

Alcool . . . . Q. S.

D. G^tte xx à xl dans une potion ou tisane
appropriée.

P. Stimulante, sudorifique.

ESSENCE CARMINATIVE DE WEDELIUS.
(*Offic.*)

D. Ɔj à ℥j dans une potion.

P. Stomachique, carminative, emménagogue.

Obs. Peu usitée.

ESSENCE CÉPHALIQUE OU BONFERME.
(*Offic.*)

Obs. On en introduit quelques gouttes
dans les fosses nasales, en la faisant respirer fortement, dans les cas de céphalalgie ou de chutes sur la tête; elle agit comme
stimulante de la membrane pituitaire.

ESSENCE VULNÉRAIRE, *Voy.* EAU D'AR-
QUEBUSADE.

ETHER ACÉTIQUE FERRÉ. (*M. Klaproth.*)

♃ Acétate de fer liquide . . . . . ℥ix
Ether acétique. . . . . ⎫
Alcool . . . . ⎬ a͞a ℥ij
Mélez. . . . . ⎭

D. G^tte xij à xL.

P. Stimulant, antispasmodique.

ETHER BALSAMIQUE DE TOLU.

♃ Baume de Tolu en poudre. . . . . ʒiij
Ether sulfurique rectifié . . . . . . ℥ij

Faites macérer pendant 2 ou 3 jours dans un flacon bouché à l'émeri, agitez souvent jusqu'à *dissolution*.

Obs. On le fait respirer, comme excitant de la membrane bronchique, dans les catarrhes pulmonaires chroniques avec toux et expectoration abondante.

ÉTHER DE DIGITALE POURPRÉE.

℞ Feuilles sèches de digitale pourprée   ʒj
  Ether sulfurique . . . . ℥j
Faites macérer pendant 24 heures dans un flacon bien bouché; filtrez promptement.

D. Gtte x à ℈j sur du sucre ou dans une potion.

P. Diurétique, sédatif des mouvemens du système sanguin.

ÉTHER PHOSPHORÉ.

℞ Phosphore en petits fragmens. . . gr. viij
  Ether sulfurique . . . . ℥j
Mettez d'abord l'éther dans un flacon bouché à l'émeri, ajoutez ensuite le phosphore et bouchez aussitôt; agitez souvent jusqu'à solution parfaite.

D. Quelques gouttes sur du sucre.
P. Excitant, stimulant.

EXTRAITS SIMPLES. *Voy.* Les substances qui les fournissent, *première sect.*

EXTRAIT DE RUDIUS. (*Offic.*)
D. En pilules, gr. x à 3 ß.
P. Purgatif drastique.
Cas part. Hydropisies passives, affections comateuses.
Obs. Peu usité.

F.

FARINES RÉSOLUTIVES. Ce sont celles d'orge, de fèves, d'orobe, de lupin ; on y joint celles de froment, de lentilles, de lin et de fénugrec.
D. En cataplasme, Q. S.

FLEURS CARMINATIVES. *Voy.* prem. sect. CAMOMILLE, MÉLILOT, MATRICAIRE, etc.

FLEURS CORDIALES. *Voy.* première sect. BUGLOSE, BOURRACHE, VIOLETTE.

FOMENTATION ÉMOLLIENTE. (*de la Faye.*)

℞ Racine de guimauve . . . } āā ℥ ij
Bulbe de lis blanc . . . . }

Feuilles de guimauve. . . ⎫
———— de mauve . . . ⎪
———— de seneçon . . . ⎬ āā manip. j
———— de pariétaire. . . ⎪
———— de bouillon blanc . ⎭

Fleurs de sureau . . . . ⎫
———— de camomille . . . ⎬ āā pinc. ij
———— de mélilot . . . . ⎭

Semences de lin . . . . } āā manip. j
———— de fenugrec . . . }

Eau commune. . . . . . . ℔ viij

Faites bouillir et réduire à ℔ vj.

Obs. Cette fomentation est très-composée; on peut très-bien supprimer quelques-unes des substances qui entrent dans sa composition.

FOMENTATION RÉSOLUTIVE. (*Du même.*)

℞ Eau commune. . . . . ℔ xx
Muriate de soude . . . . . . manip. ſs

22 *

Feuilles de lavande . . . . } āā manip. ij.
————— de sauge . . . . }

Faites bouillir et réduire aux trois quarts.

FOMENTATION RÉSOLUTIVE. (*Richter.*)

℞ Eau commune . . . . ℔ x
Vinaigre. . . . . ℔ j
Nitrate de potasse . . . . . ℥ iv
Muriate d'ammoniaque . . . . ℥ ij
Faites dissoudre.

Cas part. Contusions, ecchymoses, fractures, luxations, etc.

FOMENTATION RÉSOLUTIVE. (Dr *Justamond.*)

℞ Muriate d'ammoniaque. . . . . ℥ j
Alcool de romarin . . . . . . ℔ j
Mêlez.

Cas part. Engorgemens laiteux et indolens des mamelles. On aura soin que les compresses soient toujours humectées.

FUMIGATION GUITONIENNE.

℞ Oxide de manganèse pulvérisé, 2 parties

Muriate de soude . . . . . . 10 parties
Acide sulfurique étendu d'eau*. 6 parties.

Mêlez ensemble l'oxide de manganèse et le muriate de soude dans une capsule de terre cuite et ajoutez l'acide sulfurique.

P. Désinfectant.

Cas part. Maladies épidémiques contagieuses.

Obs. Lorsqu'on fait ces fumigations, il faut fermer toutes les issues de l'appartement, retirer tous les métaux et se retirer soi-même de peur d'être asphyxié.

On peut aussi faire des fumigations en décomposant le nitrate de potasse ou le muriate de soude seul, au moyen de l'acide sulfurique.

G.

GARGARISME ADOUCISSANT.

℞ Décoction de figues grasses dans le lait ℥ viij
Miel rosat ou sirop de mûres . . . ℥ j
Mêlez.

GARGARISME ANTISCORBUTIQUE.

℞ Décoction d'orge mondé . . . . . ℥vj
    Faites-y infuser
    Feuilles d'aigremoine. . . . . pinc. iij
    Passez et ajoutez
    Suc de citron . . . . ℥ij
    Alcool de cochléaria . . . . . ℨj

GARGARISME ANTISCORBUTIQUE.

℞ Décoction de racine de raifort et de bardane. . . . . ℥vj
    Alcool de cochléaria. . . . . . ℨj
Acide suliurique, jusqu'à acidité agréable.

GARGARISME DÉTERSIF.

℞ Feuilles d'aigremoine. . .
    ———— de ronces. . . . } āā pinc. j.
    Sommités de rue . . . .
    Faites légèrement bouillir dans
    Eau commune . . . . ℔j
    Passez et ajoutez
    Miel rosat . . . . , . . ℥j
Acide sulfurique, jusqu'à acidité agréable.

GARGARISME RAFRAÎCHISSANT.

℞ Eau de fontaine ou lait. . . . . . ℔j
Sirop de mûres . . . . ℥j
Nitrate de potasse fondu . . . . ℨß
Mêlez et faites dissoudre.

GARGARISME DE QUARIN.

℞ Racine de pyrèthre pulvérisée. . . ℨjß
Muriate d'ammoniaque. . . . . ℨij
Eau de sauge . . . . ℥viij
Alcool de cochléaria . . . . . ℨvj
Laissez digérer pendant 12 heures.
Passez et ajoutez
Miel . . . . ℥ß
P. Stimulant.
Cas part. Paralysie de la langue.

GELÉE DE CHOUX ROUGE. (*Offic.*)

D. ℥j à ℥iv par jour.
P. Adoucissante, pectorale.
Cas part. Catarrhes pulmonaires chro-
niques, phthisie.

GELÉE DE COING. (*Offic.*)

D. Q. V.
P. Légèrement astringente.

GELÉE DE CORNE DE CERF. (*Offic.*)

D. Plusieurs cuillerées dans le jour.
P. Adoucissante, astringente.

GELÉE DE GROSEILLES. (*Offic.*)

D. Q. V.
P. Rafraîchissante.

GELÉE DE LICHEN D'ISLANDE. (*Offic.*)

D. Cochl. iij à v par jour.
P. Adoucissante, pectorale.
Cas part. Catarrhes pulmonaires chroniques, phthisie.
Obs. Lorsqu'on veut la rendre tonique, on y joint du quinquina ou de l'alcornoque.

GELÉE DE MOUSSE DE CORSE. (*Offic.*)

D. Cochl. iij par jour : une avant chaque repas.
Obs. Ce vermifuge, destiné aux enfans, doit être continué pendant 3 ou 4 jours de suite.

GOUTTES AMÈRES. (*Offic.*)

D. G^tte j à vj dans une tasse d'infusion aromatique.

P. Stimulantes, toniques; peu usitées.

GOUTTES ANODINES D'ANGLETERRE OU DE TALBOT. (*Offic.*)

D. G^tte iv à ℈j dans une tasse de tisane ou une potion.

P. Antispasmodiques.

GOUTTES ANODINES D'HOFFMANN.

D. G^tte x à ʒß et même ʒj dans une potion.

P. Antispasmodiques.

Obs. Remplacées par l'éther sulfurique.

GOUTTES ANODINES DE SYDENHAM, *Voy.* LAUDANUM.

GOUTTES CÉPHALIQUES D'ANGLETERRE. (*Offic.*)

D. G^tte x à ℈j dans une potion ou une tasse de tisane.

P. Antispasmodiques.

GOUTTES D'ELLER.

℞ Liqueur anodine d'Hoffmann. . ⎫
Esprit de corne de cerf succiné. ⎬ · āā ℥ ij
Mêlez.

D. Gtte xij à ℨ ß dans une tasse de tisane ou une potion.

P. Sudorifiques, antispasmodiques.

Cas part. Goutte et rhumatisme chroniques, spasmes.

H.

HIÉRA-DIACOLOCYNTHIDOS, *Voy.* ELECTUAIRE, *deuxième sect.*

HIÉRA-PICRA, *Voy.* ELECTUAIRE, *deuxième sect.*

HUILES ESSENTIELLES ET GRASSES, *Voy.* Les substances qui les fournissent, *première sect.*

HUILE VERTE DE METZ, *Voy.* BAUME VERT, *deuxième sect.*

HYDROMEL, *Voy.* MIEL, *première sect.*

1.

INFUSIONS SIMPLES, *Voy. première sect.*

INFUSION SUDORIFIQUE. (Dr *Camera.*)

℞ Feuilles d'aya-pana. . . . . . . ℥ij
Semences d'anis . . . . ℥j
Eau bouillante. . . . . ℔ij
Laissez infuser.

INJECTION ASTRINGENTE.

℞ Sulfate de zinc . . . . . ⎫
Alun. . . . . ⎬ āā ℥ij
Eau distillée de roses . . ⎫
———————de plantain. . ⎬ āā ℔ß
Mélez et faites dissoudre.

Cas part. Gonorrhée et leucorrhée chroniques.

INJECTION SÉDATIVE. (Dr *Hamilton.*)

℞ Extrait muqueux d'opium. . . ℥j à ℥iij
Eau chaude. . . . . ℔j
Faites dissoudre et ajoutez
Acétate de plomb liquide . . . ℥j à ℥iij

Cas part. Les mêmes que pour la précédente.

Obs. Il faut s'abstenir autant que possible de faire usage des injections dans le traitement de la gonorrhée et de là leucorrhée. Il ne faut y avoir recours qu'après l'emploi des autres moyens.

J.

JULEP ACIDE.

℞ Suc de citron clarifié . . . .   ℥j
Eau distillée de menthe . . . . . .   ℥iij
Sirop de sucre. . . . .   ℥j
Mêlez.
A prendre par cuillerées.

Cas part. Fièvres inflammatoires et bilieuses.

JULEP CALMANT.

℞ Eau distillée de laitue . . . . . .   ℥ij
————————de fleurs d'oranger. .   ℥j
Sirop d'opium. . . . . . . }
————— de nymphæa . . . . }   aa ℥ij
Ether sulfurique . . . .   ℈j
Faites un julep. A prendre en trois ou quatre fois dans la journée.

JULEP CAMPHRÉ.

℞ Camphre. . . . . gr. xij
Faites dissoudre avec jaune d'œuf . Q. S.
Eau distillée de tilleul . . . . . ℥ iij
Sirop de sucre. . . . . ℥ j
Mêlez.
D. Par cuillerées.

JULEP PECTORAL.

℞ Infusion de fleurs pectorales . . . ℥ iv
Gomme arabique en poudre . . . gr. xij
Sirop de guimauve . . . . . . ℥ j
Mêlez.
D. Par cuillerées.

JULEP TEMPÉRANT.

℞ Eau distillée de laitue . . . . . ℥ ij
Sirop de nymphæa . . . . ⎫
——— de groseilles . . . . ⎬ āā ℥ ij
Nitrate de potasse . . . . gr. viij
Faites un julep. A prendre le soir en une ou
deux doses.

JUS D'HERBES, *Voy.* 1ere *sect.* Les substances qui fournissent les sucs.

L.

Lait de poule, *Voy*. Œuf, 1ere *sect.*

Lait virginal, *Voy*. Acide benzoïque, *première sect.*

Laudanum ou vin d'opium composé. (*Offic.*)

D. Gtte x à ʒ ß et même ʒj par jour en plusieurs prises, ordinairement dans une potion.

P. Narcotique, antispasmodique.

Obs. 16 ou 18 gouttes de ce vin contiennent 1 grain d'opium.

Lavement adoucissant.

℞ Décoction de graine de lin. . . . ℔j
Huile d'olives. . . . . ʒß
Mêlez.

Obs. On y joint souvent une ou deux *têtes* de pavot.

Lavement astringent.

℞ Ecorce de grenade , ... ʒß
Roses rouges . . . . manip. ß

Faites bouillir dans

Eau commune. . . . . ℥xx
A réduire à ℔j.
Passez et ajoutez
Diascordium . . . . ʒiij.

LAVEMENT CAMPHRÉ.

℞ Décoction de graine de lin . . . . ℥x
Camphre. . . . . ʒß à ʒij.
Faites dissoudre le camphre avec jaune d'œuf
Q. S. et mêlez le tout.

LAVEMENT CARMINATIF.

℞ Feuilles de mercuriale . . . . . manip.j
Fleurs de camomille. . . ⎱ āā manip. ß
———— de mélilot. . . . ⎰
Faites bouillir dans

Eau commune. . . . . ℥xx
A réduire à ℔j.
Mettez à infuser
Semences d'anis . . . . ʒij
Passez.

LAVEMENT LAXATIF.

℞ Miel mercurial . . . . ℥j
Sucre brut. . . . . cochl.j
Eau de son. . . . . ℔j.

LAVEMENT D'OPIUM.

℞ Décoction de graine de lin . . . . ℔j
Extrait muqueux d'opium. . . . . gr. ij
Pour deux demi-lavemens. A prendre à quelques heures de distance.

Cas part. Colique nerveuse.

LAVEMENT PURGATIF.

℞ Son de froment . . . . manip. ij
Séné. . . . . ℥ß
Faites bouillir dans
Eau commune. . . . . ℥xx
A réduire à ℔j.
Passez et ajoutez
Sulfate de soude . . . . ℨij
Miel commun. . . . . ℥iv.

LAVEMENT STIMULANT PURGATIF.

℞ Séné. . . . . ⎱
Sulfate de soude . . . . . . ⎰ āā ℥ß
Faites bouillir dans
Eau commune. . . . . ℥xij
Passez et ajoutez
Vin émétique trouble . . . . ℥j à ℥iij
Ou bien émétique. . . . . . gr. x à xv

Cas part. Apoplexie, affections comateuses, hydropisies passives.

LAVEMENT STIMULANT.

℞ Feuilles de tabac. . . . . ℥ß

Faites bouillir dans

Eau de fontaine . . . . ℔j

A réduire à ℥xij.

Passez et ajoutez

Térébenthine dissoute avec jaune d'œuf ʒ ij

Muriate de soude. . . . . ℥j.

LAVEMENT FÉBRIFUGE.

℞ Quinquina concassé. . . . . . ; ℥j

Faites bouillir dans

Eau commune . . . . ℥xx

A réduire à ℔j.

Passez et ajoutez

Camphre dissous avec jaune d'œuf . ʒß.

LAVEMENT VERMIFUGE.

℞ Racine de fougère mâle . . . . ℥j

Feuilles d'absinthe. . .

Sommités de tanaisie. . } āā manip. ß.

Faites bouillir dans

Eau commune . . . . ℔j

Ajoutez

Huile d'hypericum . . . . ʒj.

LIMONADE SÈCHE DE FASCIO.

℞ Oxalate acidule de potasse. . . . ʒiij
Sucre blanc pulvérisé . . . . . ℔j
Huile essentielle de citron. . . gᵗᵗᵉ viij
Faites une poudre.

D. ʒj par ℔j d'eau, pour boisson ordinaire.

P. Délayante, rafraîchissante.

LINIMENT AMMONIACAL.

℞ Huile d'amandes douces . . . . ʒij
Ammoniaque . . . . ʒij
On peut y ajouter
Camphre. . . . . gr. x à xij
Ou laudanum ou baume tranquille. gᵗᵗᵉ xx.

P. Excitant, rubéfiant.

Cas part. Paralysie, rhumatisme chronique.

LINIMENT ANTISPASMODIQUE.

℞ Huile d'amandes douces . . . . ʒij
Camphre . . . .
Laudanum. . . . . } āā ʒj
Mêlez.

On en fait des frictions sur les parties affectées de spasmes et particulièrement sur l'abdomen, dans le cas de coliques nerveuses.

LINIMENT ANTIPSORIQUE. (Dr *Valentin.*)

℞ Soufre gris ou natif . ⎱ $\overline{aa}$ parties égales.
Chaux vive . . . . ⎰
Huile d'olives. . . . . Q. S.
Faites un liniment.

LINIMENT CALCAIRE.

℞ Eau de chaux . . . . . . ⎱ $\overline{aa}$ ℥ ĩj
Huile d'amandes douces. . . ⎰
Mêlez en agitant.

P. Répercussif.

LIQUEUR ANODINE D'HOFFMANN, *Voy.*
GOUTTES D'HOFFMANN.

LIQUEUR ANODINE DE SYDENHAM, *Voy.*
LAUDANUM.

LIQUEUR ANTI-ARTHRITIQUE DE PRA-
DIER.

℞ Baume de la Mecque . . . . . . ℥ vj
Quinquina rouge . . . . ℥ j
Safran . . . . ℥ ß

Salsepareille . . . .
Feuilles de sauge. . . . . } aa ℥j
Alcool rectifié. . . . . . . - ℔iij.

Dissolvez le baume de la Mecque dans le tiers de l'alcool; faites macérer pendant 24 heures les autres substances dans les deux autres tiers; passez et mêlez les deux liqueurs ensemble; ensuite ajoutez 6 à 7 livres d'eau de chaux et mettez dans des bouteilles bien bouchées.

Lorsqu'on veut se servir de cette liqueur, on en verse quelques gouttes sur un cataplasme de farine de graine de lin, qu'on applique le plus chaud possible sur la partie affectée, et qu'on renouvelle deux fois par jour.

Il faut favoriser l'action de ce cataplasme, en faisant boire au malade deux ou trois verres d'infusion de fleurs de sureau avec addition de quelques gouttes d'ammoniaque.

P. Sédatif, sudorifique.

Cas part. Goutte et rhumatisme chroniques.

LIQUEUR ANTINÉPHRÉTIQUE. (Dr *Adams.*)

Capsules de pavot . . . . ℥ vj
Eau de fontaine . . . . ℔ ij

Faites réduire à huit onces par ébullition prolongée ; passez avec expression et ajoutez

Nitrate de potasse . . . . . . $\mathfrak{Z}$j

D. $\mathfrak{Z}$ij matin et soir dans une tasse de tisane mucilagineuse.

P. Sédative, diurétique.

LIQUEUR CONTRE LES APHTHES. (Dr *Swediaur.*)

℞ Borax en poudre. . . . . $\mathfrak{Z}$ij

Teinture de myrrhe . . . . . $\left.\begin{array}{c} \\ \\ \end{array}\right\}$ āā $\mathfrak{Z}$j

Eau distillée de roses . . .

Miel rosat . . . . $\mathfrak{Z}$ij.

On trempe un pinceau de charpie dans cette liqueur, et on en touche les aphthes 2 ou 3 fois le jour.

LIQUEUR NITRÉE CAMPHRÉE.

℞ Nitrate de potasse . . . . $\mathfrak{Z}$vj

Eau commune. . . . . ℔ iij

Faites dissoudre et ajoutez

Alcool camphré . . . . $\mathfrak{Z}$j

Conservez dans des bouteilles bien bouchées.

D. G^tte vj à $\ominus$j dans un verre d'eau, 4 ou 6 fois par jour.

P. Stimulante, diurétique.

Cas part. Gonorrhée chronique.

LIQUEUR RÉSOLUTIVE DE PURMANN.

℞ Solution de muriate de soude. . . ℔ij
Vinaigre fort . . . . ℔j
Feuilles de sauge. . . . . . . manip. ij
Sulfate de cuivre. . . . . ℨxij
———— d'alumine. . . . . . . ℨvj.
Faites bouillir pendant 20 minutes.

On applique des compresses trempées dans cette liqueur chaude, autour des articulations affectées d'engorgemens lymphatiques.

LIQUEUR DE VAN-SWIETEN, *V.* MURIATE DE MERCURE SUR-OXIDÉ, *première sect.*

LOOCH ASTRINGENT.

℞ Amidon. . . . . ℨij
Cachou . . . . ℨj
Sirop de baume de Tolu . . ⎫
Blanc d'œuf battu dans un peu ⎬ āā ℨj
   d'eau . . . . ⎭
F. S. L.
D. Par cuillerées.

LOOCH BLANC DU CODEX. (*Offic.*)

D. Par cuillerées.
P. Adoucissant, pectoral.

LOOCH GOMMEUX KERMÉTISÉ. (*Parmentier.*)

℞ Gomme arabique. . . . . $\mathfrak{Z} j$
Infusion pectorale . . . . . . $\mathfrak{Z} iv$
Sirop de guimauve . . . . . . $\mathfrak{Z} \mathfrak{s}$
Oxide d'ántimoine hydro-sulfuré-brun. gr. iij.
Triturez le kermès avec la gomme ou le
sirop, et versez peu à peu l'infusion.
D. Cochl. j d'heure en heure.
P. Incisif, expectorant.

LOOCH DE JAUNE D'OEUF. (*Offic.*)

D. Par cuillerées.
P. Adoucissant, pectoral.

LOOCH VERT. (*Offic.*)

D. *P*. Comme le précédent.

M.

MARMELADE DE TRONCHIN.

℞ Manne en larmes. . . . . .
  Pulpe de casse . . . . . $\}$ ̅aa ℨj

  Huile d'amandes douces . .
  Sirop de guimauve . . . . $\}$ ̅aa ℨß
  Eau de fleurs d'oranger. . . . ℨj à ℨij
  Mêlez.

D. Cochl. j d'heure en heure. On boit une tasse de bouillon léger par dessus chaque cuillerée.

P. Purgatif minoratif.

MERCURE SOLUBLE, *Voyez* MERCURE (Oxide gris de), *première sect.*

MIELS , *Voy.* Les substances qui entrent dans leur composition, *première sect.*

MIEL DE LONGUE VIE.

℞ Suc dépuré de mercuriale. . . . ℔j
  ———— de bourrache . .
  ———— de buglose. . . $\}$ ̅aa ℨiv
  Racine de glayeul. . . . . ℨj

Racine de gentiane . . . .   ℥ß
Miel blanc . . . .   ℔jß
Vin blanc . . . .   ℥ vj.

Coupez les racines et mettez-les à infuser à froid dans le vin pendant 24 heures ; passez et ajoutez les sucs et le miel ; faites cuire à petit feu jusqu'à consistance de sirop. Tandis qu'il est chaud, passez au blanchet.

D. ℨj à ℥j.

P. Tonique, diaphorétique.

Obs. Si l'on veut le rendre purgatif, on ajoute, pendant la cuisson, une once d'infusion de séné faite à chaud.

MIXTURE ANTILÉTHARGIQUE. (Dr *Franck.*)

℞ Alcool de menthe poivrée. . . .   ℥ vj
Laudanum liquide . . . .   ℨ iv
Ether sulfurique . . . .   ℨ vj
Mêlez.

D. Une cuillerée à café tous les quarts d'heure ou demi-heures.

MIXTURE ASTRINGENTE.

℞ Baume de Copahu . . . . . .   ℨ ij.

Faites dissoudre dans

Jaune d'œuf . . . . Q. S.

Ajoutez

Eau distillée de roses . . . $\left.\right\}$ $\overline{aa}$ ʒ ij
——————— de plantain . . $\left.\right\}$

Alcool de genièvre . . . . . . ʒj

Sirop de Tolu. . . . . . $\left.\right\}$ $\overline{aa}$ ʒj
—— de consoude . . . . $\left.\right\}$

Mêlez.

D. Cochl. ij matin et soir.

Cas part. Gonorrhée chronique.

MIXTURE BALSAMIQUE DE FULLER.

℞ Baume de Copahu . . . . . . ʒ ß

Jaune d'œuf . . . . n° ij

Sucre blanc . . . . ʒ ij

Vin blanc , ... ʒ viij

Mêlez.

D. Cochl. j matin et soir.

Cas part. Catarrhe pulmonaire et gonorrhée chroniques.

MIXTURE LITHONTRIPTIQUE. (D^r *Du-rande.*)

℞ Ether sulfurique. . . . . ʒ vij

Huile essentielle de térébenthine.   ℨß

Mêlez.

D. Gtte xij à ℈j le soir dans une tasse d'eau sucrée.

Cas part. Calculs biliaires.

Obs. Comme l'huile essentielle de térébenthine est sujette à donner des coliques, *Fourcroy* a proposé de lui substituer le jaune d'œuf. On peut employer cette mixture en épithème sur la région du foie, au moyen d'un emplâtre de thériaque.

O.

ONGUENT DE L'ABBÉ PIPON. (*Offic.*)
Inusité ; remplacé par le basilicum.

ONGUENT ÆGYPTIAC. (*Offic.*)

P. Excitant, cathérétique.
Cas part. Ulcères fongueux.

ONGUENT D'AGRIPPA OU DE BRYONE. (*Offic.*)

Obs. Peu usité ; on l'employait en frictions sur le ventre, dans les engorgemens chroniques de quelque viscère et particu-lièrement dans ceux de la rate; il agissait souvent comme purgatif.

ONGUENT D'ALTHÆA. (*Offic.*)

P. Adoucissant, résolutif.

ONGUENT D'ARCÆUS, *Voy.* BAUME.

ONGUENT D'ARTHANITA. (*Offic.*)

Obs. Inusité; il s'employait en friction sur le ventre ou en épithème sur la région épigastrique, comme vomitif et purgatif, dans les hydropisies et les affections ver-mineuses.

ONGUENT BASILICUM OU SUPPURATIF, OU TETRAPHARMACUM. (*Offic.*)

P. Excitant, suppuratif.

ONGUENT BLANC-RHASIS OU BLANC-RAISIN. (*Offic.*)

P. Sédatif, dessicatif.

ONGUENT DE BRYONE, *Voy.* ONGUENT D'AGRIPPA.

ONGUENT BRUN. (*Offic.*)

P. Cathérétique, corrosif.
Cas part. Chancres syphilitiques.
Obs. Son emploi exige de la prudence.

ONGUENT OU EMPLATRE DE CANET. (*Offic.*)

Obs. Inusité ; remplacé par tous les emplâtres dits *Fondans.*

ONGUENT CITRIN. (*Offic.*)

D. En friction, ℥ß à ℥ij.
Cas part. La gale ; les dartres, principalement celles de cause syphilitique.
Obs. Son emploi exige de la circonspection, à cause du mercure qu'il contient.

ONGUENT DIGESTIF SIMPLE.

♃ Térébenthine de Venise . . . . . ℥ß
Jaune d'œuf . . . . n° ij

Huile d'hypéricum ou cérat   .   .   .   ℥ß
Mêlez exactement.

P. Excitant léger.

ONGUENT DIGESTIF ANIMÉ.

℞ Térébenthine de Venise.   .   .   .   .   ℥ij
Baume d'Arcæus.   .   .   .   .   .   .   ℥jß
Basilicum   .   .   .   .   ℥j
Huile d'hypéricum ou cérat   .   .   .   ℥ß
Alcool étendu d'eau.   .   .   .   .   .   ♋ij
Mêlez exactement.

P. Stimulant, excitant.

Obs. On étend ces *digestifs* sur des plumasseaux de charpie pour exciter les ulcères ou les plaies suppurantes.

ONGUENT GRIS. (*Offic.*)

Obs. Mélange d'un quart ou de moitié d'onguent mercuriel avec l'axonge. Employé en frictions pour détruire les insectes qui attaquent la peau et les poils.

ONGUENT OU HUILE DE LAURIER. (*Offic.*)

Obs. Usité en frictions comme calmant et résolutif.

ONGUENT MARTIATUM. (*Offic.*)

Obs. Abandonné. On l'employait en friction comme résolutif et calmant.

ONGUENT OU POMMADE MERCURIELLE. (*Offic.*)

D. En friction, tous les deux jours, ℨß, progressivement, ℨij.—Etendu sur un plumasseau dans le pansement des ulcères vénériens.

P. Excitant, antisyphilitique.

ONGUENT MERCURIEL BLANC. (*Zeller.*)

℞ Mercure précipité blanc . . . .   ℨj
Cérat ou pommade blanche à la rose   ℥j
Mêlez.

D. En friction, ℨß à ℨj.

Cas part. Affections cutanées psoriques, herpétiques et syphilitiques.

ONGUENT DE LA MÈRE. (*Offic.*)

P. Maturatif, suppuratif.

ONGUENT MONDIFICATIF D'ACHE. (*Offic.*)

Obs. Abandonné. Il était usité comme

vulnéraire. On en faisait surtout usage dans la morsure des animaux enragés.

ONGUENT DE MONTPELLIER.

℞ Onguent d'althæa . . . . . .
———————— rosat. . . . . .
———————— populeum . . . . . } āā ℨj
Miel . . . .
Mêlez exactement.

Employé comme adoucissant contre les tumeurs hémorrhoïdales.

ONGUENT DE NICOTIANE. (*Offic.*)

Obs. En friction comme excitant dans la gale, etc.

ONGUENT NUTRITUM. (*Offic.*)

P. Répercussif, sédatif.

ONGUENT POMPHOLYX. (*Offic.*)

P. Comme le précédent; peu usité.

ONGUENT POPULEUM. (*Offic.*)

Obs. Très-employé comme adoucissant et calmant, sur les tumeurs hémorrhoï-

dales, les crevasses du sein, etc. — On l'a
aussi quelquefois employé en lavement à
la dose de *quelques gros.*

ONGUENT ROSAT. (*Offic.*)

P. Adoucissant.

ONGUENT DE STYRAX. (*Offic.*)

P. Stimulant, excitant.

ONGUENT SUPPURATIF, *Voy.* ONGUENT
BASILICUM.

ONGUENT DE TUTHIE. (*Offic.*)

Obs. Appliqué sur le bord des paupières, comme excitant dans l'ophthalmie
chronique.

OPIAT ANTILEUCORRHÉEN. (*Tissot.*)

℞ Conserve de roses rouges ℈. . .. . ℥ iij
———— de romarin . . . ⎱
Quinquina . . . . ⎰ aa ℥ j
Macis . . . . ⎱
Cachou . . . . ⎰ aa ℈ ij

Huile essentielle de cannelle. . . . gtte iij
Sirop d'écorce d'orange, Q. S.
F. S. L. Un opiat.
D. ℥ ij matin et soir.

OPIAT ASTRINGENT. (Dr *Larrey*.)

℞ Baume de Copahu . . . . . } āā ℥ iv
Sucre . . . .
Gomme arabique . . . . ℥ j ß
Laque carminée . . . . ℥ j
Eau de menthe poivrée, Q. S.
D. ℥ j à ℥ ij matin et soir.

Cas part. Gonorrhées chroniques.

Obs. Pour favoriser l'effet de cet opiat, il faut faire un exercice modéré et s'abstenir de faire usage de crudités.

OPIAT DENTIFRICE. (*Baumé.*)

℞ Pierre ponce préparée . . . } āā ℥ j
Terre sigillée préparée. . .
Corail rouge préparé . . .
Sang-dragon . . . . ℥ ß
Tartrate acidule de potasse . . . ℥ j ß
Cannelle. . . . . ℥ ij
Girofles. , ... ℈ j

F. S. L. Une poudre que l'on peut employer en cet état.

Lorsqu'on en veut faire un opiat, on prend

Poudre ci-dessus . . . . ℥j
Laque carminée . . . . ℥ij
Miel de Narbonne écumé . . . . ℥iv
Sirop de mûres . . . . ℥ij
Huile essentielle de girofles . . . gtte ij

F. S. L. Un opiat.

On en fait des frictions sur les dents, au moyen d'une petite brosse, pour les nétoyer et pour donner du ton aux gencives.

OPIAT MÉSENTÉRIQUE. (*Offic.*)

D. ℈ß à ℥ij.

P. Purgatif drastique; peu usité.

OPIAT DE SALOMON. (*Offic.*)

D. ℈j à ℥ij.

P. Tonique, stomachique, carminatif.

OPIAT STOMACHIQUE OU PATE SUDORI-FIQUE D'HELVÉTIUS. (*Offic.*)

D. ℈j à ℥j.

P. Stomachique, sudorifique, aphrodisiaque.

OPIUM DU PROFESSEUR CHAUSSIER.

℞ Opium choisi et divisé en petits frag-
mens . . . . ʒj
Eau distillée . . . . ℥ viij
Laissez macérer à la chaleur de l'atmosphère,
pendant 2 ou 3 jours, suivant la saison; filtrez
et ajoutez
Alcool à trente-six degrés . . . . ʒß
Conservez dans un flacon bien bouché.

D. Gtte xv à 3ß dans une cuillerée de sirop.
— *A l'extér.* friction, lotion, collyre.

P. Celles de l'opium.

OPIUM CYDONIÉ DE LANGELOT. (*Offic.*)

D. P. Comme l'opium.

OPIUM DE ROUSSEAU. (*Offic.*), *Voy.* OPIUM, *première sect.*

OR POTABLE D'HELVÉTIUS. (*Offic.*)

D. Gtte vj à xv.

P. Stimulant, tonique.

Obs. Abandonné aussi bien que les fa-
meuses gouttes d'or du général *La Motte;*

je n'en ai fait mention que parce qu'on a introduit de nouveau dans la matière médicale les préparations d'or.

ORVIÉTAN. (*Offic.*)

ORVIÉTAN PRÆSTANTIUS. (*Offic.*)

Obs. Ces deux électuaires sont abandonnés ; ils se donnaient dans les mêmes cas et aux mêmes doses que la Thériaque.

OSMAZÔME. (*M. Thénard.*)

Choisissez un muscle bien dégraissé, hachez-le, formez-en une pâte, versez dessus peu à peu de l'eau froide, malaxez, passez au travers d'un linge, faites chauffer jusqu'à ébullition, filtrez et faites évaporer jusqu'à consistance d'extrait.

D. ℥ß à ℥j.

Cas part. On le prescrit dans les convalescences pour donner du ton aux organes digestifs.

OXICRAT, *Voy.* VINAIGRE, 1ᵉʳᵉ *sect.*

OXIMEL COLCHIQUE, *Voy.* COLCHIQUE, *première sect.*

OXIMEL SCILLITIQUE, *Voy*, SCILLE, *première sect.*

OXIMEL SIMPLE. (*Offic.*)

D. ʒij à ʒj. — *A l'extér.* en gargarisme.

P. Rafraîchissant, délayant, expectorant.

P.

PASTILLES DE CACHOU, *Voy*. CACHOU, *première sect.*

PASTILLES DE CANNELLE. (*Offic.*)

D. Nᵒ iij à xij par jour. Chaque pastille doit contenir 5 grains de cannelle.

P. Stomachiques, toniques, emménagogues.

PASTILLES dites AU CITRON ou *adversus sitim, Voy*. ACIDE OXALIQUE, 1ᵉʳᵉ sect.

PASTILLES contre la mauvaise odeur de la bouche.

℞ Cachou . . . . ʒij
Corail rouge pulvérisé . . . . . . ʒß

Sucre 3iij
Huile essentielle de cannelle. . . G.tte xij
Mucilage, Q. S.
Faites des pastilles de 10 grains.
D. On en laisse fondre une dans la bouche.

PASTILLES contre le croup et la phthisie laryngée. (*Prof. Chaussier.*)

℞ Camphre . . . . gr. xij
Opium . . . . gr. vj
Sucre. 3iij
Mucilage, Q. S.
F. S. L. 5o pastilles. Chacune contient à peu près $\frac{1}{8}$ de grain d'opium.
D. N° iv à vj par jour.

PASTILLES ÉMÉTIQUES DE CHOMEL. (*Off.*)
D. 3j dissous dans un verre d'eau.
Obs. Abandonnées ; c'était une mauvaise manière d'administrer *l'Emétique*.

PASTILLES D'ENULA CAMPANA.

℞ Racine d'énula campana en poudre . 3ij
———— d'iris en poudre. 3ß
Sucre . . . . ℔ß
Mucilage . . . . Q S.

F. S. L. Des pastilles de 10 grains.

D. ℨij à ℨ ß par jour.

Cas part. Scorbut, hydropisie, chlorose.

PASTILLES OU TABLETTES DE GIROFLES. (*Offic.*)

D. N° iij à n° xij par jour. Chaque pastille doit contenir deux grains de girofle.

P. Stomachiques, emménagogues.

PASTILLES DE MERCURE SACCHARIN. (Dr *Lagneau.*)

℞ Mercure purifié . . . . ℥ij
 Gomme arabique. . . . . ℥j
 Vanille . . . . ℥j
 Sucre en poudre. . . . . ℥x

F. S. L. 576 pastilles. Chacune contient deux grains de mercure.

D. N° j pendant quelques jours, ensuite n° ij.

P. Antisyphilitiques.

Obs. On peut substituer à la vanille huit gouttes d'huile essentielle de *Bergamotte.* Il est des cas où l'on ne doit donner qu'une demi-pastille en commençant.

PASTILLES OU TABLETTES DE SAFRAN. (*Offic.*)

D. ℈ij à ʒj.

P. Apéritives, emménagogues, pecto-rales.

PASTILLES VERMIFUGES. (*Barthez.*)

℞ Muriate doux de mercure . . . . ʒij
Sucre. . . . . ℔j
Mucilage . . . . Q. S.
F. S. L. 288 pastilles. Chacune doit con-tenir un demi-grain de muriate doux.

D. Pour les enfans, n° j à ij. Pour les adultes, n° iv à xij.

PASTILLES D'YEUX D'ÉCREVISSES. (*Offic.*)

D. ℈ß à ℈ij et même ʒij par jour.
P. Absorbantes, anti-acides.

PATES DE GUIMAUVE, DE JUJUBES, PEC-TORALE DE PARMENTIER, DE RÉGLISSE, etc. (*Offic.*)

P. Adoucissantes, pectorales.

Obs. Toutes ces pâtes, dont la gomme-arabique forme la partie médicamenteuse, se donnent à dose indéterminée ; cependant il est quelques pharmaciens qui font entrer de l'opium dans leur confection ; commé dans le *Suc de réglisse gommé* de M. Thibierge : alors la dose doit être de ℥ ß et tout au plus ℥ ij par jour.

PATE SUDORIFIQUE D'HELVÉTIUS, *Voy.* OPIAT STOMACHIQUE.

PETIT-LAIT, *Voy.* LAIT (petit), 1ᵉʳᵉ sect.

PETIT-LAIT TAMARINDÉ.

℞ Pulpe de tamarins . . . . ℥j
Petit-lait . . . . ℔ ij
Mêlez.
D. Par verres d'heure en heure.
P. Laxatif.

PETIT-LAIT DE WEISSE.

℞ Follicules de séné . . . . . }
Sulfate de magnésie . . . . . } āā ℥ ß

Fleurs de sureau . . . . }
Sommités de mille-pertuis . } āā pinc. j.

Faites infuser pendant dix à douze heures dans
Petit-lait clarifié . . . . ℔ viij.

D. ℔ j par jour en deux prises.

P. Purgatif recommandé par quelques accoucheurs, pour diminuer la sécrétion du lait chez les femmes qui ne nourrissent pas ou qui ont sevré leurs enfans.

PILULES D'ACONIT MERCURIELLES. (Dr *Double.*)

℞ Extrait d'aconit napel . . . . . ℈j
  Muriate de mercure sur-oxidé. . . gr. ij

Triturez long-temps dans un mortier de verre; faites ensuite 20 pilules.

D. Une pilule matin et soir; on augmente la dose d'une pilule, tous les dix jours.

Cas part. Dartres anciennes compliquées de virus syphilitique, psorique ou scrophuleux.

PILULES ALOÉTIQUES ÉMOLLIENTES. (*Off.*)

D. Gr. xij à ʒj.

P. Purgatives.

PILULES D'ALUN D'HELVÉTIUS, *Voy.* ALUN DE MYNSICHT. 2ᵉ *sect.*

PILULES ANGÉLIQUES. (*Offic.*)

D. Gr. xij à ʒj.
P. Stomachiques, purgatives.

PILULES *antè cibum*, PILULES GOURMANDES OU GRAINS DE VIE. (*Offic.*)

D. P. Comme les précédentes.

PILULES ANTI-ASTHMATIQUES.

℞ Soufre sublimé et lavé. . . . . . ʒiij
Acide benzoïque. . . . . . . ʒß
Extrait de gomme ammoniac. . . ʒß
Conserve d'énula campana. . . . Q. S.
F. S. L. Des pilules de quatre grains.
D. Nᵒ iv à nᵒ vj par jour.

PILULES ANTI-ÉPILEPTIQUES ANGLAISES.

℞ Nitrate d'argent . . . . gr. j
Mie de pain blanc . . . . ʒj
Mêlez exactement; faites ensuite 20 pilules.
D. Une matin et soir.

Obs. Au bout d'un ou deux jours d'ancienneté , ces pilules perdent leur vertu.

PILULES ANTI-ICTÉRIQUES. (*Buchan.*)

℞ Aloès succotrin . . . . . ⎱
Rhubarbe en poudre . . . ⎰ āā ℨj
Savon médicinal . . . . . ⎰

Mêlez et faites des pilules de 5 grains.
D. N° v à n° vj, 2 à 3 fois dans la journée.
P. Purgatives.

PILULES ANTI-ICTÉRIQUES. (*Greding.*)

℞ Extrait de belladone . . . . Ɔj
Feuilles de belladone en poudre. . gr. xv
Mêlez et faites des pilules d'un demi-grain.
D. Une matin et soir.

PILULES ANTISPASMODIQUES. (*Pidérit.*)

℞ Assa-fœtida . . . . ⎱ āā ℨj
Castoreum. . . . . ⎰
Acide succinique concret . . . . . ℨ ß
Huile animale de Dippel . . . . gtte xx
Teinture de myrrhe. . . . . . . Q. S.
F. S. L. Des pilules de 5 grains.
D. N° ij à n° v.
Cas part. Hystérie.

PILULES ANTISYPHILITIQUES. (Dr *Alibert.*)

℞ Muriate de mercure doux . .
Résine de gayac . . . . . . } āā ℥ ij
Guimauve en poudre. . . . . . ℥ iv
Sirop de coing. . . . . Q. S.
Faites des pilules de 4 grains.
D. N° v à n° vj par jour.

PILULES ANTISYPHILITIQUES. (Dr *Chrestien.*)

℞ Muriate d'or . . . . gr. j
Extrait de thymélée . . . . . . gr. lx
Mêlez exactement et divisez en 60 pilules.
D. N° j chaque jour; augmenter tous les 8 jours d'une pilule.

Obs. Lorsqu'on administre le *Muriate d'or* aux enfans, il faut diviser la masse ci-dessus en 120 pilules.

PILULES ANTISYPHILITIQUES. (Dr *Cullerier.*)

℞ Muriate de mercure sur-oxidé . gr. xviij
Farine de froment . . . . ℥ ß

Gomme arabique pulvérisée . . . ʒ ij
Eau distillée, Q. S.
Mêlez ; faites des pilules de 3 grains. Chacune
contient $\frac{1}{3}$ de grain de muriate sur-oxidé.
D. Deux matin et soir.

PILULES ANTISYPHILITIQUES. (*Profess. Dupuytren.*)

℞ Muriate de mercure sur-oxidé . gr. xviij
Extrait de gayac . . . . ʒiv
Faites 72 pilules. Chacune contient $\frac{1}{4}$ de
grain de muriate sur-oxidé.
D. N° j d'abord, au bout de quelques jours
n° j matin et soir.

Obs. Dans quelques cas ce professeur
ajoute extrait muqueux d'opium gr. vj
à xij.

PILULES ANTISYPHILITIQUES. (Dr *Sédillot aîné.*)

℞ Onguent mercuriel . . . . ʒ iij
Savon médicinal . . . . ʒ ij
Amidon ou poudre de réglisse. . . ʒ j
Mêlez ; faites des pilules de 4 ou 6 grains.

D. N° ij d'abord, au bout de 4 à 5 jours on augmente d'une pilule et ainsi progressivement, jusqu'à n° ix et n° xij.

PILULES ANTISYPHILITIQUES. (*Terras.*)

℞ Onguent mercuriel . . . . . . ℥ß
Poudre d'althæa ou mie de pain, Q. S.
Faites 144 pilules.

D. N° iij le matin ; le 3e jour on double la dose ; ainsi progressivement, jusqu'à n° xij et même n° xv en augmentant de n° iij tous les 3 jours.

PILULES ASTRINGENTES. (*Offic.*)

D. Gr. vj à Əj.

Cas part. Leucorrhée, blennorrhée, hémorrhagies passives.

PILULES ASTRINGENTES. (Dʳ *Lagneau.*)

℞ Rhubarbe en poudre. . . . }
Cachou en poudre. . . . } āā ℥iij
Baume de Copahu . . . . . ℥ß
Térébenthine . . . . Q. S.
Faites 72 pilules.

D. N° ij le premier jour; n° iv le deuxième jour, ainsi de suite jusqu'au n° viij par jour.

Cas part. Gonorrhées chroniques.

Obs. Si les pilules étaient trop volumineuses, on pourrait les diviser.

PILULES BALSAMIQUES DE MORTON. (*Offic.*)

D. Gr. vj à gr. xx.

P. Béchiques, expectorantes.

Cas part. Asthme, catarrhe pulmonaire chronique.

PILULES BALSAMIQUES DE STAHL. (*Offic.*)

D. Gr. ij à gr. xij.

P. Stomachiques, laxatives, emménagogues.

Obs. Peu usitées.

PILULES DE BÉCHER. (*Offic.*)

D. P. Comme les pilules balsamiques de Stahl.

PILULES DE BÉLOSTE. (*Offic.*)

D. Comme altérant, gr. iv à gr. viij. — Comme purgatif, ℨß à ℨj.

P. Antisyphilitiques, vermifuges, purgatives.

PILULES CHÁLYBÉES. (*Offic.*)

D. Gr. vj à Əj.

P. Stomachiques, toniques, emménagogues.

PILULES DE CIGUE. (*Offic.*)

D. Gr. j à gr. iv, progressivement, gr. xij, Əj et même ℨj.

P. Narcotiques, résolutives, diurétiques.

PILULES COCHÉES MAJEURES ET MINEURES. (*Offic.*)

D. Gr. xij à ℨß.

P. Purgatives.

Obs. Peu usitées ; les pilules cochées majeures se prescrivent à plus forte dose que les mineures.

PILULES CONTRE L'AMÉNORRHÉE. (Dr *Alibert.*)

℞ Carbonate de fer. . . . . . $\backslash$ ℥ ij
Safran oriental. . . . . . $\}$ $\overline{aa}$ ℥ j
Cassia lignea . . . . . .
Extrait d'aloès. . . . . . $\}$ $\overline{aa}$ ℥ ß
————— de rhubarbe. . . .
————— de rue . . . . .
Sirop d'armoise ou miel de Narbonne, Q. S.
F. S. L. 72 pilules.
D. N° vj par jour en deux prises.

PILULES CONTRE LA DANSE DE SAINT-GUY. (Dr *Mérat.*)

℞ Nitrate d'argent fondu . . . . . gr. vj
Extrait gommeux d'opium . . . . ℥ j
Musc en poudre . . . . Ð ij
Camphre. . . . . Ð iv
F. S. L. 96 pilules. Chacune contient $\frac{1}{16}$ de grain de nitrate d'argent, $\frac{3}{4}$ de grain d'opium, $\frac{1}{2}$ grain de musc, 1 grain de camphre.

D. N° j matin et soir; ensuite n° iij par jour et même plus tard n° iv.

Obs. Utiles aussi dans l'épilepsie. Il faut les employer récentes.

PILULES CUIVREUSES. (Dr *Swediaur.*)

℞ Sulfate de cuivre ammoniacal.   .   . gr. xvj
Mie de pain blanc . . . . Ɔ iv
Carbonate d'ammoniaque liquide.   . Q. S.
Divisez en 96 pilules. Chacune doit contenir $\frac{1}{6}$ de grain de sulfate de cuivre.
D. N° ij à n° iij par jour.
Cas part. Epilepsie, chorée, hémorrhagies passives.

PILULES DE CYNOGLOSSE. (*Offic.*)

D. Gr. j à gr. vj ordinairement le soir.
P. Antispasmodiques, somnifères.
Cas part. Toux, douleurs de poitrine, asthme.
Obs. Très-usitées.

PILULES ÉCOSSAISES. (Dr *Anderson.*)

℞ Gomme-gutte.   .   .   .   .   .   .   ⎫   ‾aa ℥ ij
Aloès succotrin . . . . . . ⎬
Huile essentielle d'anis . . . . . g^{tte} xxx

Sirop de sucre, Q. S.

F. S. L. Des pilules de quatre grains.

D. Comme purgatives, n° iij à n° iv. — N° j le soir pour tenir le ventre libre.

PILULES FONDANTES. (*Richter.*)

℞ Gomme ammoniac . . . . .
Assa-fœtida. . . . . . .
Savon médicinal . . . . .
Racine de valériane . . . .
Fleurs d'arnica . . . . . } āā ℨij

Tartrate de potasse antimonié dissous dans Q. S. d'eau . . . . gr. viij à x.

F. S. L. Des pilules de quatre grains.

D. N° iv tous les trois jours.

Cas part. Engorgemens chroniques du foie.

PILULES FONDANTES. (*Vicq-d'Azir.*)

℞ Extrait de fiel de bœuf desséché
—————— de petite centaurée. . } āā ℨiij

Ecorce de Winter . . . . .
Oxide de fer noir . . . . . } āā ℨj

Sirop, Q. S.

F. S. L. Des pilules de quatre grains.

D. N° iv à n° vj par jour.

Cas part. Comme les précédentes.

PILULES OU PIERRE DE FOUGÈRE. (*Offic.*)

D. Gr. vj à Ðj.

P. Astringentes; peu ou point usitées.

PILULES GOURMANDES, *Voy.* PILULES ANGÉLIQUES et *antè cibum.*

PILULES HYDRAGOGUES DE BONTIUS. (*Offic.*)

D. Gr. xij à xviij et quelquefois ʒj.

P. Purgatives drastiques.

Cas part. Engorgemens chroniques des viscères abdominaux, hydropisies passives.

PILULES HYSTÉRIQUES. (*Offic.*)

D. Gr. vj à ʒß.

P. Antispasmodiques, emménagogues.

PILULES DE KEYSER, *Voy.* DRAGÉES.

PILULES DE MERCURE GOMMEUX. (*Plenck.*)

℞ Mercure bien purifié . . . . ʒj

gomme arabique. . . . . . . ℥iij.

Triturez dans un mortier de verre, en ajou-
tant peu à peu du sirop de chicorée avec rhubarbe, jusqu'à ce que le mélange soit parfait.
Ajoutez ensuite

Mie de pain blanc . . . . . . ℥j

Mêlez et faites des pilules de trois grains.

D. N° vj matin et soir.

Cas part. Syphilis.

PILULES MERCURIELLES PURGATIVES.
(Dr *Alibert.*)

℞ Mercure purifié . . . . . ⎫
Poudre de jalap . . . . . ⎬ āā ℥iv
—— de scammonée . . . ⎭
Tartrate acidule de potasse. . . ℥ij
Sirop de nerprun. . . . . . ℥iv

Eteignez le mercure en le triturant avec le
tartrate et une partie du sirop ; ajoutez ensuite
les poudres, mêlez exactement et faites des
pilules de six grains.

D. ℈j et quelquefois ℥j.

Cas part. Syphilis.

PILULES MERCURIELLES. (*Plumier.*)

℞ Muriate de mercure doux . .
Oxide d'antimoine - hydro - sul-
furé orangé. . . . . . } $\overline{aa}$ ʒ iij
Suc épuré de réglisse . . . . . ʒ ij
Mucilage . . . . Q. S.
F. S. L. Des pilules de six grains.
D. N° ij à n° iij matin et soir.
Cas part. Syphilis , dartres.

PILULES DE PANACÉE MERCURIELLE. (Dr *Lagneau.*)

℞ Muriate de mercure doux . . . . ʒ ij
Farine de froment . . . .
Ou manne . . . . } gr. xviij
Ou gomme adragant. . . .
Eau distillée ou sirop simple . . . Q. S.
F. S. L. 72 pilules. Chacune contient deux grains de muriate doux.
D. N° j, progressivement n° ij et même n° iv.
Cas part. Syphilis , vers intestinaux.

PILULES PANCHYMAGOGUES. (*Offic.*)

D. Gr. x à ϴj.

P. Purgatives drastiques; peu ou point usitées.

PILULES PURGATIVES. (Dr *Alibert.*)

℞ Résine de jalap . . . . . . ⎫
Muriate de mercure doux . . ⎬ āā ℨj
Savon d'Espagne. . . . . ⎭
Huile essentielle d'écorce d'oranges. . g^tte vj
F. S. L. Des pilules de quatre grains.
D. N° j de demi-heure en demi-heure, jusqu'à effet purgatif.

-/ **PILULES PURGATIVES UNIVERSELLES D'HELVÉTIUS. (*Offic.*)**

D. Gr. xij à Əj et même ℨ ß.
Obs. Peu ou point usitées.

PILULES RELACHANTES.. (*Buchan.*)

℞ Savon médicinal . . . . ℨj ß
Sagapenum. . . . . Əj
Extrait de pissenlit. . . . . . . Əij
Aloès succotrin . . . . Əj
F. S. L. des pilules de trois grains.
D. N° iij à n° vj et même n° x en a prises, soir et matin.

Cas part. Constipation.

PILULES DE RUDIUS, *Voy.* EXTRAIT.

PILULES DE SAVON OU SMECTIQUES. (*Off.*)

D. Gr. viij à gr. xvj deux ou trois fois le jour.

P. Anti-acides, apéritives, fondantes.

PILULES SAVONNEUSES DE Mlle STEPHENS. (*Offic.*)

D. ʒß répété trois fois par jour : le matin à jeun, trois heures après le dîner, le soir en se couchant.

Cas part. Gravelle, calcul urinaire.

Obs. Abandonnées.

PILULES DE SCILLE COMPOSÉES. (*Pharmacop. de Londres.*)

℞ Scille desséchée . . . . ʒj
Gingembre. . . . . ⎫
Savon médicinal . . . . . ⎬ āā ʒiij
Gomme ammoniac . . . . . . ʒij
Sirop, Q. S.
F. S. L. Des pilules de quatre grains.

D. N⁰ iij à n° vj par jour.

Cas part. Catarrhe pulmonaire chronique.

PILULES SCILLITIQUES. (*Pharmacop.*
d'Edimbourg.)

℞ Savon médicinal . . . . ʒj
Scille pulvérisée . . . . . . }
Nitrate de potasse . . . . }   āā ʒß
Baume de Copahu, Q. S.
F. S. L. Des pilules de quatre grains.
D. N⁰ iij à n° iv le matin.

Cas part. Hydropisies; quelques cas de
suppression d'urine.

PILULES DE STARKEY. (*Offic.*)

D. Gr. iv à gr. xij.

P. Apéritives, calmantes, légèrement
purgatives.

Cas part. Ictère, hydropisies.

PILULES STOMACHIQUES DE CADET.

℞ Aloès . . . . }
Extrait de quinquina . . . } āā gr. viij
Résine de gayac . . . . . . }

Savon médicinal . . . . ℈j
Gomme ammóniac . . . . gr. vj
Oxide de fer noir. . . . . . . gr. iv
F. S. L. Douze pilules.
D. N° ij en se mettant à table.

PILULES TARTARÉES DE SCHRODER. (*Off.*)

D. ℈j à ʒß et même ʒj.
P. Purgatives, emménagogues.
Cas part. Engorgemens chroniques de l'abdomen, chlorose.

PILULES TONIQUES DE BACHER. (*Offic.*)

D. Gr. ß le soir.
Cas part. Hydropisies, particulièrement l'anasarque.

PILULES TONIQUES DE MOSCOU. (*Dr Huln.*)

℞ Extrait de colombo . . . . .
———— de gentiane . . . . . ⎫
———— de quassia . . . . . ⎬ āā ʒij
———— de bile de bœuf. . . ⎭
Poudre de gentiane, Q. S.
F. S. L. Des pilules de quatre grains.

D. N° j à n°. ij après le dîner.

Cas part. Dyspepsie.

PILULES DE WERLHOFF.

♃ Cantharides en poudre. . . . . gr. j
   Sulfate jaune de mercure . . . . gr. ß
   Camphre. . . . . gr. x
   Mucilage de gomme adragant. . . Q. S.
   Faites 2 ou 3 pilules, à prendre en 2 ou 3 fois.

Cas part. L'hydrophobie. _

Obs. L'emploi de ces pilules demande beaucoup de prudence.

POMMADE ANTI-OPHTHALMIQUE.

♃ Cérat ou onguent rosat. . . . . ℥j
   Oxide rouge de mercure. . . . gr. xij à xvj
   Mêlez exactement.

On en applique gros comme une lentille sur le bord libre des paupières, le soir en se couchant.

P. Excitante, stimulante.

Cas part. Ophthalmie chronique, ulcération du bord des paupières, lippitude.

POMMADE ANTI-OPHTHALMIQUE. (*Desault.*)

℞ Oxide rouge de mercure . . ⎫
———— de plomb démi-vitreux. ⎬ $\overline{aa}$ ʒj
Tuthie préparée . . . . . : ⎪
Alun calciné . . . . . . ⎭
Muriate de mercure sur-oxidé . . gr. xij
Axonge, cérat ou onguent rosat. . ʒj
Ḋ. *P. Cas part.* Comme la précédente.

POMMADE ANTI-OPHTHALMIQUE DE R***.

℞ Acétate de plomb. . . . . ⎫ $\overline{aa}$ gr. v
Oxide rouge de mercure . . ⎭
Camphre . . . . gr. ß
Beurre frais lavé avec de l'eau de rose gr. lxxxij
F. S. L. Une pommade.
D. P. Comme les précédentes.

POMMADE ANTIHERPÉTIQUE. (*Profess. Boyer.*)

℞ Vieille brique rouge pilée . . ⎫ $\overline{aa}$ ʒij
Soufre sublimé et lavé . . . ⎭
Huile d'amandes douces, Q. S.
Huile essentielle de citron . . . gtte ij à iij

F. S. L. Une pommade.

On en frotte le soir en se couchant les efflorescences de la peau et les taches hépatiques qui assiégent le visage.

POMMADE ANTIPSORIQUE. (Dr *Alibert.*)

℞ Carbonate de potasse . . . ⎱
Soufre sublimé et lavé . . . ⎰ āā ℈iij

Axonge . . . . ℥iij

Mêlez exactement.

On en frotte deux ou trois fois le jour les parties affectées de gale.

POMMADE DE CANTHARIDES.

℞ Axonge. . . . . ℔j
Cantharides pulvérisées. . . . . ℥j

Faites cuire l'axonge avec quelques feuilles de morelle; passez et ajoutez les cantharides et faites cuire au bain-marie.

Obs. Employée pour exciter les vésicatoires.

POMMADE CONTRE LA TEIGNE.

℞ Charbon pulvérisé . . . . . . ℥j
Soufre sublimé . . . . ℥ij

Cérat. . . . . ℥ᵥ

Mêlez exactement.

F. En friction sur le cuir chevelu.

POMMADE DE CONCOMBRE. (*Offic.*)

P. Adoucissante.

Obs. Elle est employée comme cosmétique ; elle est sujette à devenir rance. Il
en est de même de la pommade en *créme*.

POMMADE DE GAROU.—

℞ Axonge . . . . ℔j
Ecorce de garou . . . . ℥ij
Faites digérer au bain-marie, et passez avec
expression.

Même usage que la pommade de cantharides.

POMMADE DE GOULARD. (*Offic.*)

Obs. Employée dans les mêmes cas que
le cérat de Goulard.

POMMADE MERCURIELLE, *V.* **ONGUENT.**

**POMMADE MERCURIELLE AU BEURRE DE
CACAO.** (*M. Planche.*)

℞ Mercure purifié . . . . ⎫
Beurre de cacao récent . . . ⎬　āā ℥j
　　　　　　　　　　　　　　　⎭

Huile d'œuf . . . . g^tte xx

F. S. L. Une pommade.

Obs. Elle s'emploie dans les mêmes cas et aux mêmes doses que l'onguent mercuriel. Ne conviendrait-il pas mieux, lorsqu'on veut faire prendre l'onguent mercuriel en pilules, de se servir de cette pommade ?

POMMADE CONTRE LA GALE. (*Peyrilhe.*)

♃ Noix de galles pulvérisées . . }
Alun pulvérisé. . . . . . } aa ℥j
Axonge . . . . ℥ vij
Mêlez exactement.
D. ℥j à ℥ij en friction.

POMMADE MERCURIELLE. (*Cirillo.*)

♃ Muriate de mercure sur-oxidé. . . ℈j
Axonge . . . . ℥j
Mêlez et triturez long-temps dans un mortier de verre ; ensuite ajoutez
Muriate d'ammoniaque pulvérisé. . gr. x
D. ℈j en friction sous la plante des pieds.
P. Antisyphilitique.

POMMADE OXYGÉNÉE. (*M. Alyon.*)

℞ Axonge . . . . ℔j
Acide nitrique à 32 degrés . . . . ℥jß
Faites fondre l'axonge ; mêlez peu à peu l'acide en agitant fortement ; tenez sur le feu jusqu'à ébullition, retirez et laissez refroidir.
D. ℥j en friction.
Cas part. Dartres, syphilis, mais particulièrement la gale.

POMMADE SAVONNEUSE HYDRO-SULFURÉE. (Dr *Jadelot.*)

℞ Sulfure de potasse . . . . ℥iij
Savon blanc. . . . . ℔j
Huile de pavot. . . . . ℔ij
Huile essentielle de thym . . . . ℥j
F. S. L. Une pommade.
D. ℥j matin et soir en friction.
Cas part. Gale, dartres.

POMMADE A LA SULTANE.

℞ Cire blanche . . . . ℥iij
Adipocire . . . . ℥j
Huile d'amandes douces . . . . ℥ij

Baume de la Mecque. . . . . . . g^{tte} xij

Lait virginal à l'eau de rose. . . . . ℥ j

F. S. L. Une pommade.

Obs. Plutôt usitée comme *cosmétique*, que comme médicament ; elle adoucit et raffermit la peau.

Pommade de Turbith. (Dr *Alibert.*)

℞ Sulfate jaune de mercure . . . . ℥ ij

Axonge. . . . . : ℔ ij

Faites fondre l'axonge ; incorporez le sulfate ; remuez jusqu'à entier refroidissement.

Obs. Usitée dans le traitement des dartres dépendantes ou compliquées de virus syphilitique.

Potion anti-émétique. (*Rivière.*)

℞ Carbonate de potasse . . . . . Э j

Faites dissoudre dans

Eau de fontaine . . . . ℥ ß

Ajoutez au moment de la prendre

Suc de citron . . . . }

Sucre blanc pulvérisé . . . } aa ℥ ß

A prendre en une seule fois.

Cas part. Vomissemens spasmodiques , ou produits par une trop forte dose d'émétique.

Obs. On remplace le suc de citron et le sucre par ℥ ß de sirop *tartareux.*

POTION ANTISPASMODIQUE.

℞ Eau de tilleul ou de laitue. . . . ℥iij
Eau de fleurs d'oranger. . . . }
Sirop d'armoise ou de karabé , } āā ℥j
ou diacode . . . . . . }
Ether sulfurique . . . . . gtte xxx à xl
F. S. L. Une potion.
D. Cochl. j toutes les 1 ou 2 heures.

POTION ANTISCORBUTIQUE. (Dr *Franck.*)

℞ Décoction de quinquina . . . . ℥v
Extrait de quinquina. . . . . ℥ß
Alcool de cannelle . . . . . . ℥ij
Sirop de pavot blanc . . . . . ℥j
Faites une potion.
D. Cochl. j toutes les demi-heures.

POTION ANTITÉTANIQUE. (Dr *Fournier.*)

℞ Musc pur . . . . ℈j

Camphre. . . . . ʒj
Eau de Luce . . . . ʒij
Infusion très-rapprochée d'arnica . ℥iv
F. S. L. Une potion.
D. Cochl. j toutes les heures.

Cas part. Tétanos traumatique.

Obs. On y ajoute de ℈ij à ℈iv de *nitrate de potasse,* suivant l'état des organes
urinaires.

Potion astringente. (*Desault et Cho-
part.*)

℞ Eau distillée de menthe. . . ⎰
Alcool . . . . ⎱
Baume de Copahu . . . . . ⎰ aa ℥ij
Sirop de capillaire . . . . ⎱
Eau distillée de fleurs d'oranger. . . ℥j
Acide nitrique alcoolisé . . . . ʒij
F. S. L. Une potion.
D. Cochl. ij le matin, cochl. j à midi, cochl. j
le soir, pendant 10 à 12 jours.

Cas part. Blennorrhée.

Obs. Très-usitée.

POTION CALMANTE.

℞ Eau distillée de laitue. . . . . . ℥ij

———— de pivoine . . . ⎱
———— de fleurs d'oranger. ⎰ āā ℥j
Sirop d'opium. . . . . . ⎰

Faites une potion.

D. Cochl. j toutes les heures, dans la soirée.

POTION CONTRE L'HÉMOPTYSIE. (Dr de Jussieu.)

℞ Eau distillée de plantain . . ⎱ āā ℥ij
———— de buglose. . . ⎰
Sirop de consoude. . . . . . ℥j
Eau de Rabel . . . . g^{tte} iij
Eau de fleurs d'oranger. . . . ℥ß
Mêlez.

D. En deux prises.

POTION CONTRE L'HÉMOPTYSIE.

℞ Suc d'ortie grièche dépuré . . . ℥iv
Sirop de consoude . . . . . . ℥j
Mêlez.

D. En deux prises.

Potion cordiale. (Dr *Alibert.*)

℞ Eau de scorsonère . . . . . ⎫
—— de mélisse simple . . . ⎬ aa ℥iv
——— de fleurs d'oranger . . ⎫
Sirop d'œillet. . . . . . ⎬ aa ℥ĵ
Confection alkermès. . . . . . ℥j
Faites une potion.
D. Par petites cuillerées, toutes les heures.

Potion émétique.

℞ Tartrate de potasse antimonié . . gr. iv
Eau distillée de tilleul, ou décoction
de racine de guimauve . . . . ℥iv
Sirop de guimauve . . . . . . ℥j
D. Par cuillerées de quart d'heure en quart
d'heure, jusqu'à effet.

Potion emménagogue. (*Desbois.*)

℞ Eau distillée d'armoise . . . . . ℥vj
Huile essentielle de rue . ⎫
——————————— de Sabine. ⎬ aa gtte vj à viij
Sirop d'armoise composé, ou sirop
de fleurs d'oranger . . . . . ℥j
Faites une potion.
D. Cochl. j de 2 heures en 2 heures.

26

Obs. On y ajoute quelquefois teinture d'*assa-fœtida*, gtte x à xij.

POTION MINORATIVE.

♃ Huile de ricin. . . . .
  Sirop de limon ou de violettes. } $\overline{aa}$ ℥ jß
Eau de fleurs d'oranger. . . . . ℥ ij
Mêlez.
D. A prendre en une fois.

POTION PURGATIVE.

♃ Follicules de séné . . . . . . ℥ ij
Faites légèrement bouillir dans
Eau commune . . . . ℥ iv
Ajoutez
Manne en larmes. . . . . . }
Pulpe de casse. . . . . . } $\overline{aa}$ ℥ ß
Phosphate ou sulfate de soude . ℥ ij à ℥ ß
Passez et aromatisez avec
Eau distillée de fleurs d'oranger . ℥ j à ℥ ij
D. A prendre en une fois.

POTION PURGATIVE.

♃ Jalap pulvérisé . . . . Ɔ j à ℥ ß
Décoction de racine de guimauve . ℥ iv

Sirop de limons ou de violettes .. ℥j à ℥ij
Eau distillée de fleurs d'oranger. ℥j à ℥ij
Mêlez.

D. A prendre en une fois.

Obs. Purgatif agréable et que l'on peut employer toutes les fois qu'un autre purgatif n'est point spécialement indiqué.

POUDRE ABSORBANTE. (*Offic.*)

D. Gr. vj à ℈j.

POUDRE D'AMBRE. (*Offic.*)

D. Gr. xij à ℨ ß.
P. Tonique, stomachique.

POUDRE AMÈRE. (*Offic.*)

D. Gr. xij à ℨj.
P. Stomachique, vermifuge, fébrifuge.
Cas part. La goutte atonique.

POUDRE ANTHELMINTIQUE.

℞ Coraline de Corse . . . . .
Semen-contra. . . . . . . ā̄ā ℨj
Racine de fougère mâle. . .
Mêlez et pulvérisez.

D. ʒß à ʒj en pilules ou dans une tasse d'infusion amère.

Obs. On peut joindre à cette poudre, *Muriate de mercure doux*, gr. vj à viij.

POUDRE ANTICANCÉREUSE DE SAINT-CÔME.

♃ Sulfure rouge de mercure . . . . . ʒij
  Cendre de vieux souliers . . . . . gr. viij
  Sang-dragon . . . . gr. xij
  Oxide blanc d'arsenic . . . . . . gr. xl
  D. A l'extér. réduite en pâte avec la salive, sur les ulcères chancreux, comme caustique.

Obs. Il ne faut employer cette poudre que sur des surfaces peu étendues; il faut détruire l'ulcère en une ou deux applications pour ne point exaspérer la maladie.

POUDRE ANTI-ÉMÉTIQUE. (*Professeur Chaussier.*)

♃ Acide tartarique en poudre . . . ʒj
  Carbonate de potasse cristallisé en
    poudre . . . . ʒij
  Sucre blanc en poudre . . . . . ʒj

Délayez dans un verre de tisane ou d'eau distillée appropriée, et faites la poudre en une dose sur-le-champ.

Obs. On peut, au lieu d'acide *Tartarique*, se servir des acides *Citrique* et *Oxalique.*

POUDRE ANTISPASMODIQUE. (*Offic.*)

D. Gr. vj à 3ß et même 3j.

POUDRE ANTISEPTIQUE. (Dr *Swediaur.*)

℞ Poudre de racine d'arnica ⎫
———— de quinquina. ⎬ aa parties égales.
———— de camphre. . ⎭

Mêlez.

On en saupoudre les ulcères atoniques ou qui sont menacés de gangrène.

POUDRE ANTISYPHILITIQUE. (D^r C***.)

℞ Sulfure d'antimoine. . . . . . gr. xij
———— noir de mercure 3ß
———— rouge de mercure . . . . Ɖj

F. S. L. une poudre ; divisez en 24 ou 18 paquets.

26 *

D. D'abord un chaque matin, ensuite un
m tin et soir.

POUDRE ARSENICALE. (*Prof. A. Dubois.*)

℞ Oxide blanc d'arsenic . . . . . . ℨß
Vermillon de Hollande . . . . . . ℥j
Saug-dragon . . . . ℥ß
Mêlez.

Obs. Employée dans les mêmes cas et
de la même manière que la poudre de
Saint-Côme. Il en est de même de celle de
Rousselot.

POUDRE D'ARUM COMPOSÉE. (*Birckmann.*)

℞ Racine d'arum. . . . . ℥ij
———— de calamus aromaticus }
———— de saxifrage . . . . } āā ℥j
Yeux d'écrevisses préparés. . . . ℥ß
Cannelle. . . . . ʒiij
Sulfate de potasse. . . . . . . ʒij
Muriate d'ammoniaque . . . . . ℈ij
F. S. L. Une poudre.
D. Gr. xij à ʒß et même ℥ij.
P. Stimulante, stomachique, absorbante.

POUDRE ASTRINGÉNTE. (*Offic.*)

D. Gr. xij à ℥ß et même ℈j.

POUDRE ASTRINGENTE.

℞ Poudre de quinquina . . . . . . ℥ß
——— de rhubarbe. . . . . . ℥ij
——— de cascarille. . . . . . ℥ß
Mêlez et divisez en quatre ou six prises.

POUDRE CAPITALE DE SAINT-ANGE.

℞ Feuilles de cabaret . . . . . . ℥j
Racine d'ellébore blanc. . . . . ℈j
Pulvérisez et mêlez.

D. Une pincée par le nez, comme le tabac rapé.

P. Sternutatoire.

Obs. Son emploi demande de la prudence, parce qu'il peut provoquer *l'épistaxis*.

POUDRE CATHARTIQUE. (*Parmentier.*)

℞ Tartrate acidule de potasse . . . ℥ij
Jalap en poudre . . . . ℥v
Scammonée. . . . . ℥j

F. S. L. Une poudre.

D. Gr. xviij à ℈j en pilules ou dans une potion appropriée.

P. Purgative.

POUDRE CONTRE LA COQUELUCHE. (*Fothergill.*)

℞ Tartrate de potasse antimonié . . gr. ij
Yeux d'écrevisses en poudre . . . ʒß
Mêlez exactement.

D. Gr. j dans une cuillerée à café de lait ou d'eau sucrée.

POUDRE CORNACHINE, *de Tribus* ou DE WARWICK. (*Offic.*)

D. Gr. xij à ʒß et même ʒj.
P. Purgative.

POUDRE CORROBORANTE. (*Werlhoff.*)

℞ Quinquina . . . . ʒß
Cannelle. . . . . gr. vj
Mêlez et faites une poudre, à prendre en une fois.

P. Tonique.

☞ *Cas part.* Convalescence des fièvres intermittentes.

POUDRE DENTIFRICE, *Voy*. OPIAT.

POUDRE DIARRHODON. (*Offic.*)

D. Gr. x à ℨß et même ℨj.
P. Stomachique, astringente.
Obs. Peu usitée.

POUDRE DIATRAGACANTHE FROIDE.(*Offic.*)

D. Gr. vj à ℨß et même ℨj.
P. Adoucissante, rafraîchissante.
Obs. Peu ou point usitée.

POUDRE D'IPÉCACUANHA COMPOSÉE OU DE DOWER.

℞ Sulfate de potasse . . . . }
Nitrate de potasse. . . . . } āā ℨj
Ipécacuanha . . . . . . }
Opium desséché . . . . . } āā ℨij
F. S. L. Une poudre.
D. Gr. xij à ℈j le soir en se couchant.
P. Diurétique, diaphorétique, calmante, purgative.

Cas part. Catarrhe pulmonaire, rhumatismes chroniques, ictère.

POUDRE DE GRIMALDI. (*Offic.*)

D. Ӡj à Ʒß.
P. Tonique, fébrifuge, purgative.
Obs. Peu usitée.

POUDRE DE GUTTETTE. (*Offic.*)

D. Gr. xv à Ʒj.
P. Antispasmodique.
Obs. Peu usitée.

POUDRE HYDRAGOGUE. (*Offic.*)

D. Gr. xij à Ʒß.
P. Purgatif fort.
Cas part. Hydropisies passives, affections comateuses.

POUDRE D'IRIS COMPOSÉE. (*Offic.*)

D. Gr. xij à Ʒß.
P. Adoucissante, pectorale.

POUDRE DE KENT. (*Offic.*)

D. Gr. xij à Ʒß.

P. Astringente, diaphorétique.
Obs. Peu ou point usitée.

POUDRE LÉTIFIANTE. (*Offic.*)

D. Gr. xij à ʒß et même ʒj.
P. Stomachique, antispasmodique.
Obs. Peu ou point usitée.

POUDRE DE MERCURE SACCHARIN. (Dr *Lagneau.*)

℞ Mercure purifié . . . . ʒij
Sucre blanc . . . . ʒß
Eteignez le mercure en le triturant long-temps avec le sucre.

D. Gr. x dans une tasse de café ou de chocolat.

Cas part. Syphilis des enfans.

POUDRE STERNUTATOIRE.

℞ Feuilles de marjolaine. . . ⎫
———— de bétoine. . . . ⎬ āā ʒj
Fleurs de muguet. . . . . ⎭
Feuilles de cabaret . . . . . . ʒß
Pulvérisez chaque substance séparément et mêlez.

D. Une pincée, comme du tabac en poudre.

POUDRE TEMPÉRANTE DE STAHL. (*Offic.*)

D. Gr. vj à ɔj.

Cas part. Angine, fièvre ardente, affections spasmodiques, etc.

POUDRE *de Tribus, Voy.* POUDRE CORⁿ NACHÎNE.

POUDRE TONIQUE.

♃ Quinquina . . . . } $\overline{aa}$ ʒj
Serpentaire de Virginie. . . }
Camphre . . . . gr. xij

Faites une poudre très-fine. A prendre en deux doses.

Cas part. Fièvres intermittentes.

POUDRE DE TROIS SANTAUX. (*Offic.*)

D. Gr. xij à ʒß et même ʒj.
P. Cordiale, stomachique.
Obs. Peu usitée.

POUDRE DE VERNIX. (*Offic.*)

Usitée à l'extérieur, comme astringente et cathérétique, pour arrêter les hémorrhagies.

R.

RACINES APÉRITIVES, *Voy.* 1ere *sect.* ACHE, ASPERGE, FENOUIL, PERSIL, PETIT HOUX.

RATAFIA DU COMMANDEUR CAUMARTIN. (*Offic.*)

D. Un petit verre soir et matin, pendant 4 à 5 jours.

Cas part. La gravelle.

Obs. On fait en même temps usage, pour boisson ordinaire, d'une infusion de *Criste-marine.*

RATAFIA DES CARAÏBES.

℞ Résine de gayac . . . . ℥ij
Tafia. . . . . ℔ vj

Concassez la résine et faites-la digérer pendant 15 jours dans le tafia.

D. ℥ß par jour.

Cas part. Goutte et rhumatisme chroniques.

REMÈDE ANTHELMINTIQUE. (*Alston.*)

℞ Etain pulvérisé . . . . ʒjß
Mélasse . . . . ℥viij
Mêlez exactement.
D. Prendre la moitié dans la journée; l'autre moitié, divisée en deux parties, se prendra le lendemain et le surlendemain.

REMÈDE ANTISYPHILITIQUE. (*Peyrilhe.*)

℞ Feuilles de mélisse . . . . ℥viij
Follicules de séné. . . . . ℥j
Eau commune. . . . . ℔ij
Faites infuser environ pendant une heure dans un vase fermé; passez.
℞ Infusion ci-dessus . . . . ℥xj
Sucre blanc. . . . . ℥iv
Faites dissoudre, mettez dans une bouteille et ajoutez
Carbonate d'ammoniaque . . . ʒj à ʒjß
Bouchez bien.
D. En quatre ou six fois, le matin.

REMÈDE ANTISYPHILITIQUE. (*Alex. Russel.*)

℞ Ecorce récente de garou . . . . ℥j

Eau commune . . . . ℔ iij

Faites réduire par l'ébullition à ℔ ij.

Ajoutez

Réglisse effilée. . . . . ℥j

D. ℥ iij à ℥ iv, 2 à 3 fois par jour.

REMÈDE CONTRE LA COLIQUE DES PEIN-
TRES. (*Hôpital de la Charité de Paris.*)

Le 1er jour on donne le *lavement purgatif
des peintres :*

℞ Feuilles de séné . . . . ℥ ß

Faites bouillir dans.

Eau commune. . . . . ℔j

Ajoutez à la décoction

Sulfate de soude . . . . ℥ ß

Vin émétique . . . . ℥ iv.

Dans la journée, *l'eau de casse avec les
grains :*

℞ Eau de casse simple (1). . . . . . ℔ ij

Sulfate de magnésie . . . . ℥ j

(1) Eau de casse simple.

℞ Casse en bâton concassée . . . . . ℥ ij

Eau commune. . . . . ℔ ij

Faites bouillir un quart d'heure et passez.

Tartrate de potasse antimonié. . . gr. iij
Si la maladie est forte , quelquefois on ajoute
Sirop de nerprun. . . . . ℥j
Ou bien confection hamech. . . . . ℨij.

Le soir à cinq heures on donne le *lavement anodin des peintres :*

℞ Huile de noix . . . . ℥vj
Vin rouge . . . . ℥xij.

A huit heures on donne

℞ Thériaque . . . . ℨj à ℨjß
Opium . . . . gr. ß à gr. j.

Le 2ᵉ jour on donne *l'eau dite bénite :*

℞ Tartrate de potasse antimonié. . . gr. vj
Eau tiède . . . . ℥viij.
A prendre en 2 fois à une heure de distance.

Quand le malade a vomi, on lui donne le reste du jour la *tisane sudorifique :*

℞ Gayac . . . .
Squine . . . .   } āā ℨj
Salsepareille . . . .
Eau commune. . . . . ℔ij
Faites bouillir et réduire à ℔j.

Ajoutez

Sassafras . . . . ℥j

Réglisse. . . . . ℥ß.

Faites bouillir légèrement et passez.

Le soir à cinq heures le *lavement anodin* et la *thériaque avec l'opium.*

Le 3ᵉ *jour* on donne la *tisane sudorifique laxative :*

℞ Tisane sudorifique simple . . . . ℔ij

Séné . . . . ℥j.

Faites jeter quelques bouillons et passez.

A prendre en 4 fois dans la matinée.

Dans la journée la *tisane sudorifique simple.*

Le soir à 4 heures le *lavement purgatif.*

Deux heures après le *lavement anodin.*

A huit heures la *thériaque et l'opium.*

Le 4ᵉ *jour* on donne le *purgatif des peintres :*

℞ Infusion de séné (1). . . . . . . ℥vj

Sulfate de soude . . . . ℥ß

Jalap en poudre . . . . ℈j

------

(1) Infusion de séné.

℞ Séné . . . . ℈ij

Eau . . . . ℔ß.

Faites bouillir et réduire à ℥vj.

Sirop de nerprun. . . . . 3j.

On aide l'action du purgatif par la tisane sudorifique simple.

Le soir à 5 heures, le *lavement anodin;* à 8 heures, la *thériaque et l'opium.*

Le 5e *jour* la *tisane sudorifique laxative;* le soir à 4 heures, le *lavement purgatif;* à 6 heures, le *lavement anodin;* à 8 heures, la *thériaque et l'opium.*

Le 6e *jour* le *purgatif des peintres,* la *tisane sudorifique simple,* le *lavement anodin,* la *thériaque et l'opium.*

Ordinairement les malades sont guéris après la deuxième purgation. Quelquefois il faut prolonger le traitement au-delà.

Si les malades ne vomissent ni n'évacuent les purgatifs administrés, on donne *les bols purgatifs des peintres :*

Diagrède . . . . } āa gr. x
Résine de jalap . . . . }
Gomme gutte . . . . gr. xij
Confection hamech . . . . 3jß.
Sirop de nerprun, Q. S.
Faites 12 bols, dont on prendra un, de 2 heures en 2 heures.

Si cela ne suffit pas, on a recours aux purgatifs doux et huileux.

Pendant les premiers jours on tient le malade à une diète sévère. Le 4ᵉ ou 5ᵉ jour on commence à donner des bouillons et du vin vieux.

REMÈDE CONTRE LA FIÈVRE INTERMITTENTE. (*Peyrilhe.*)

℞ Ecorce récente de marronnier   .   .   ℥j
   Gratiole pulvérisée .   .   .   .   .   .   Ɗij
   Carbonate de potasse.   .   .   .   .   .   ʒj
   Sirop de fleurs de pêcher .   .   .   .   Q. S.
Faites un opiat.

D. Gros comme une noix muscade toutes les trois heures pendant l'apyrexie ; on boira pardessus une tasse d'infusion de chicorée sauvage.

Obs. Ce remède fait pour remplacer le quinquina, ne doit être donné comme lui qu'après l'administration des évacuans.

REMÈDE CONTRE LE TÆNIA. (Dʳ *Alibert.*)

Racine de fougère mâle   .   .   .   .   ℥iv
Eau commune .   .   .   .   ℔iij
Faites bouillir et réduire à ℔ij.

Ajoutez

Sirop de coralline. . . . . , . ℥ij

A prendre par tasses, pour boisson ordinaire.

Trois heures après le repas, on administrera le bol suivant :

℞ Muriate de mercure doux . . }
Corne de cerf calcinée . . . } aa gr. ij
Conserve de roses, Q. S.

Le soir on donnera une once d'huile d'amandes douces.

Le lendemain on prescrira le purgatif suivant :

℞ Scammonée en poudre . . . . . gr. xviij
Racine de fougère mâle pulvérisée . . ℥j
Gomme-gutte. . . . . . }
Muriate de mercure doux. . } aa gr. xij.
A prendre en trois doses.

Obs. Il faut modifier le remède suivant l'âge du malade et suivant la plus ou moins grande tenacité du tænia.

Remède contre le tænia. (*Professeur Bourdier.*)

Ce professeur fait prendre le matin un gros

d'éther sulfurique dans un verre d'une forte décoction de racine de fougère mâle; une heure après il prescrit deux onces d'huile de ricin avec parties égales d'un sirop quelconque; il répète ce traitement le lendemain et quelquefois le surlendemain.

Il fait prendre quelquefois un lavement composé d'une forte décoction de fougère mâle et de deux gros d'éther.

REMÈDE DE MADAME NOUFFER CONTRE LE TÆNIA.

Le soir le malade mangera une bonne panade.

Le lendemain matin, il prendra trois gros de racine de fougère mâle en poudre dans six onces de tisane faite avec la racine de fougère et la fleur de tilleul. Deux heures après on lui donnera le bol purgatif suivant :

℞ Muriate de mercure doux . . ⎰ $\overline{aa}$ gr. x
Scammonée . . . . ⎱
Gomme-gutte . . . . gr. vj
Confection d'hyacinthe . . . . . Q. S.

On doit modifier ce purgatif selon l'âge, le

27*

tempérament du malade et suivant que le tænia résiste plus ou moins.

RHODOMEL. (*Offic.*) *Voy.* 1ere *sect.*
ROSE ROUGE. (Miel de.)

S.

SAVON MERCURIEL. (*Prof. Chaussier.*)

♃ Onguent mercuriel double. . . . ℥ iij ß
  Solutum de soude caustique . . . ℥ iij.
  Triturez dans un mortier de verre, en versant peu à peu le solutum, jusqu'à ce que le mélange ait acquis de la tenacité; on le met ensuite dans des moules de papier gris où il acquiert, avec le tem̃ps, la consistance du savon.

D. ℈ ß à ʒij en friction.

Cas part. Affections syphilitiques, psoriques et herpétiques.

SAVON DE STARKEY. (*Offic.*)

D. Gr. xij à ʒß et même ʒj en pilules. — *A l'extér.* friction, lotion, fomentation.

P. Apéritif, diurétique, résolutif.

Cas part. Néphrite, catarrhe vésical et rhumatisme chroniques.

SEL DE GUINDRE.

℞ Sulfate de soude mis en poudre par
    son efflorescence naturelle . . . ʒß
    Nitrate de potasse . . . . . . gr. xij
    Tartrate antimonié de potasse. . . gr. ß
    Faites dissoudre dans tisane laxative ℔ij.

D. A prendre par tasses dans la matinée, comme purgatif.

SEMENCES CARMINATIVES OU CHAUDES MAJEURES, *Voy.* FENOUIL, ANIS, CARVI, CUMIN, *première sect.*

SEMENCES CHAUDES MINEURES, *Voyez* ACHE, PERSIL, AMMI, CAROTTE, *première sect.*

SEMENCES FROIDES MAJEURES, *Voyez* COURGE, CITROUILLE, MELON, CONCOMBRE, *première sect.*

SEMENCES FROIDES MINEURES, *Voyez* LAITUE, POURPIER, ENDIVE, CHICORÉE, *première sect.*

Sɪʀᴏᴘs sɪᴍᴘʟᴇs, *Voy. première sect.*
Les substances qui entrent dans leur composition.

Sɪʀᴏᴘ ᴅ'ᴀʙsɪɴᴛʜᴇ ᴄᴏᴍᴘᴏsᴇ́. (*Offic.*)

D. ℈ij à ℥ij.
P. Tonique, stomachique, carminatif, emménagogue.

Sɪʀᴏᴘ ᴀʟᴇxᴀɴᴅʀɪɴ , *Voyez* 1ᵉʳᵉ *sect.*
Cᴀɴɴᴇʟʟᴇ. (Sirop de)

Sɪʀᴏᴘ ᴅ'ᴀʟᴛʜᴀᴇᴀ ᴄᴏᴍᴘᴏsᴇ́ .(*Offic.*)

D. ℈ij à ℥ij.
P. Adoucissant, expectorant, diurétique.

Sɪʀᴏᴘ ᴀɴᴛʜᴇʟᴍɪɴᴛɪǫᴜᴇ.

℞ Ail écrasé . . . . ℔j
  Faites infuser pendant une heure dans
  Eau bouillante. . . . . ℔ij
  Passez et ajoutez
  Sucre blanc . . . . ℔ij
  D. ℈ij à ℥ij le matin.

Sɪʀᴏᴘ ᴀɴᴛɪsᴄᴏʀᴅᴜᴛɪQᴜᴇ. (*Offic.*)

D. ℨ ij à ℥ ij.

Sɪʀᴏᴘ ᴀɴᴛɪsᴄᴏʀʙᴜᴛɪQᴜᴇ. (Dʳ *Duman-gin.*)

℞ Suc d'oseille . . . . . . , . ℔ iv
——de cresson . . . . ℔ ij
——de citron . . . . ℥ v.
Filtrez les trois sucs réunis, sans les faire chauffer, et ajoutez
Sucre blanc . . . . Q. S.
Faites un sirop à froid.
D. ℥ iv le matin.

Sɪʀᴏᴘ ᴅ'ᴀʀᴍᴏɪsᴇ ᴄᴏᴍᴘᴏsᴇ́. (*Offic.*)

D. ℨ ij à ℥ ß.
P. Emménagogue, carminatif, vermi-fuge.

Sɪʀᴏᴘ ᴅᴇ Cᴀʟᴀʙʀᴇ, *Voy.* Mɪᴇʟ ᴅᴇ ʟᴏɴ-ɢᴜᴇ ᴠɪᴇ.

Sɪʀᴏᴘ ᴅᴇ ᴄʜɪᴄᴏʀᴇ́ᴇ ᴄᴏᴍᴘᴏsᴇ́. (*Offic.*)
D. ℥ ß à ℥ ij. — Pour les enfans, ℨ j à ℥ ß.
P. Purgatif.

Sirop de chou rouge. (*Offic.*)

D. ℨij à ℥ij.
P. Adoucissant, pectoral.

Sirop des cinq racines. (*Offic.*)

D. ℨij à ℥j.
P. Apéritif, diurétique.

Sirop de consoude composé. (*Offic.*)

D. ℨij à ℥ij.
P. Astringent.

Sirop contre la coqueluche.

℞ Ipécacuanha pulvérisé . . . . . . ℥j
　Quinquina concassé. . . . . . . ℥iv
　Opium brut coupé . . . . . . ℈j
　Faites macérer pendant 24 heures dans
　Eau froide . . . . ℔ijß
　Répétez cette macération jusqu'à ce que les
substances ne fournissent plus de principes
médicamenteux ; filtrez les diverses colatures
et ajoutez
　Sucre blanc . . . . ℔iij.

Evaporez an bain-marie jusqu'à consistance de sirop.

D. Une cuillerée à café matin et soir aux enfans au-dessous de deux ans ; une cuillerée à bouche à ceux qui sont plus âgés.

SIROP CONTRE LA COQUELUCHE. (*M. Cadet de Gassicourt.*)

℞ Oximel scillitique . . . . ℥jß
Sirop d'ipécacuanha. . . . .
—— diacode . . . . . .   } āā ℥ij
—— de fleurs d'oranger . . . . ℥ß
Mêlez.

D. Cochl. ij dans une tasse de tisane adoucissante, répétées toutes les deux heures.

SIROP DE CUISINIER OU DÉPURATIF. (*Offic.*)

D. ℥ij à ℥iij.
P. Diaphorétique, sudorifique.
Cas part. Syphilis, dartres.
Obs. On ajoute souvent par livre de sirop 1, 2, 3 et même 4 grains de *Muriate de mercure sur-oxidé ;* on l'appelle alors sirop de la 1ᵉʳᵉ, 2ᵉ, 3ᵉ ou 4ᵉ *cuite.*

Sɪʀᴏᴘ ᴅɪᴀᴄᴏᴅᴇ , (*Offic.*) *Voy.* première sect. Oᴘɪᴜᴍ, Pᴀᴠᴏᴛ. (Sirop de)

Sɪʀᴏᴘ ᴅ'ᴇ́ʀʏꜱɪᴍᴜᴍ ᴄᴏᴍᴘᴏꜱᴇ́. (*Offic.*)

D. ℨ ij à ℥ ij.
P. Légèrement tonique , expectorant.

Sɪʀᴏᴘ ᴅᴇ Gʟᴀᴜʙᴇʀ. (*Offic.*)

D. ℨ ij à ℥ ij.
P, Diaphorétique , fébrifuge.
Obs. Peu ou point usité.

Sɪʀᴏᴘ ᴅᴇ ɢᴜɪᴍᴀᴜᴠᴇ ᴄᴏᴍᴘᴏꜱᴇ́, *Voyez* Sɪʀᴏᴘ ᴅ'ᴀʟᴛʜᴀ͞ᴀ ᴄᴏᴍᴘᴏꜱᴇ́.

Sɪʀᴏᴘ ᴅᴇ ᴋᴀʀᴀʙᴇ́. (*Offic.*)

D. ℨ ij à ℥ j.
P. Calmant, narcotique.

Sɪʀᴏᴘ ᴅᴇ ʟᴏɴɢᴜᴇ ᴠɪᴇ , *Voy.* Mɪᴇʟ ᴅᴇ ʟᴏɴɢᴜᴇ ᴠɪᴇ.

Sɪʀᴏᴘ ᴍᴀɢɪꜱᴛʀᴀʟ ᴀꜱᴛʀɪɴɢᴇɴᴛ. (*Offic.*)

D. ℨ ij à ℥ j ß.
P. Il purge d'abord et resserre ensuite.

SIROP DE NICOTIANE, (*Offic.*) *Voyez première sect.* TABAC. (Sirop de)

SIROP D'ORGEAT. (*Offic.*)

D. Cochl. j par verre d'eau.

P. Adoucissant, rafraîchissant.

SIROP DE MERCURE GOMMEUX. (*Plenck*)

℞ Mercure purifié . . . . ℈j
 Gomme arabique. . . . . ʒj
 Sirop de chicorée avec rhubarbe . Q. S.
 Triturez dans un mortier de verre jusqu'à
parfaite extinction du mercure. Ensuite ajoutez
 Sirop de chicorée avec rhubarbe. . ʒjß.
 D. Une cuillerée à café matin et soir.

Cas part. Syphilis des enfans.

SIROP MERCURIEL. (*Belet.*)

℞ Nitrate de mercure purifié et fait à
 froid . . . . ʒjß
 Ether nitrique rectifié . . . . . ʒß
 Sirop de sucre blanc. . . . . . ℔j
 Faites dissoudre le nitrate dans un mortier
de verre avec le moins d'eau possible; mêlez
à froid cette solution avec le sirop et l'éther.

Mettez dans une bouteille, bouchez bien et agitez.

D. Cochl. j le matin dans un verre de boisson appropriée.

Cas part. Syphilis, dartres, etc.

SIROP DE POMMES COMPOSÉ. (*Offic.*)

D. ʒij à ℥ij.
P. Purgatif minoratif, apéritif.

SIROP DE POMMES ELLÉBORÉ. (*Offic.*)

D. ʒij à ℥ij.
P. Purgatif plus fort que le précédent, emménagogue.

SIROP DE ROSES PALES COMPOSÉ. (*Offic.*)

D. ℥ß à ℥ij.
P. Purgatif.

SIROP DE STECHAS COMPOSÉ. (*Offic.*)

D. ʒij à ℥ij.

P. Tonique, stomachique, emménagogue.

Sirop de sulfure de potasse.

℞ Sulfure de potasse . . . . . . ℥ij
Eau distillée de fenouil ou d'hysope. ℥viij
Sucre blanc. . . . . ℔j
F. S. L. Un sirop.
D. ℥ß à ℥j le matin.

Cas part. Phlegmasies chroniques de la poitrine, dartres.

Sirop de tortue composé ou résumptif. (*Offic.*)

D. ℥ij à ℥ij.
P. Adoucissant, analeptique.
Obs. Peu ou point usité.

Sirop de Willis.

℞ Sulfure de potasse . . . . ℥ij
Vin d'Espagne. . . . . ℔iij
Sucre blanc . . . . ℔ij.
Faites digérer le sulfure pendant 24 heures dans le vin; filtrez; faites dissoudre le sucre et évaporez au bain-marie jusqu'à consistance de sirop.
D. Cochl. j matin et soir.

Cas part. Affections chroniques de la poitrine ; dartres.

SUCS DE RÉGLISSE ANISÉ, OU CACHOU, DE BLOIS, DE LILLE, D'ESPAGNE, etc.

D. Q. V.

P. Adoucissans, béchiques.

Obs. Quelques pharmaciens font entrer de l'opium dans ces compositions, *Voy.* PATE DE RÉGLISSE.

SUCS D'HERBES, *Voy. première sect.* Les substances qui les fournissent.

SUCRE ORANGÉ PURGATIF.

℞ Jalap en poudre. · . . . . . . ℥j
Sucre blanc . . . . ℥ vij
Tartrate acidule de potasse soluble . ʒij
Huile essentielle d'orange . . . . ℈j

F. S. L. Un *oleo-saccharum;* mêlez-y le tartrate et le jalap.

D. ʒij à ʒiij dans une livre d'orangeade.

SUCRE VERMIFUGE. (*Offic.*)

D. Gr. vj à xij, en pilules avec la gelée de groseilles ; en deux prises.

Obs. Son emploi demande de la prudence ; le *mercure* en forme la base.

SUPPOSITOIRE CALMANT.

℞ Opium . . . .
Safran . . . . } $\overline{aa}$ Ɵj
Castoreum . . . . . .
Miel épaissi, Q. S.
Pour faire deux suppositoires.

SUPPOSITOIRE FORTIFIANT, (*Reuss.*)

℞ Racine de tormentille . . . . } $\overline{aa}$ ℥ij
Ecorce de chêne . . . . .
Faites une poudre et ajoutez
Miel . . . . Q. S.
Pour faire huit suppositoires.
Cas part. Chute et atonie du rectum.

SUPPOSITOIRE VERMIFUGE.

℞ Extrait de bile de bœuf . . } $\overline{aa}$ Ɵj
Extrait d'absinthe . . . .
Semen-contra en poudre . . . . gr. xij
Miel épaissi, Q. S.
Pour 1 ou 2 suppositoires.
Cas part. Vers ascarides.

T.

TABLETTES ANTIMONIALES DE KUNCKEL. (*Offic.*)

D. ℈j à ʒß le soir et le matin.
P. Excitantes, diaphorétiques.
Obs. Peu ou point usitées.

TABLETTES BÉCHIQUES. (*Offic.*)

D. Q. V.

TABLETTES DE CITRO. (*Offic.*)

D. ʒij à ʒvj.
P. Purgatives.
Obs. Peu ou point usitées.

TABLETTES DIACARTHAMI. (*Offic.*)

D. ʒij à ʒj.
P. Purgatives; peu usitées.

TABLETTES MARTIALES. (*Offic.*)

D. ℈j à ℈ij soir et matin.
P. Stimulantes, emménagogues.
Cas part. Chlorose, aménorrhée.

TEINTURES SIMPLES, *Voy. première sect.*
Les substances qui les forment.

TEINTURE D'ABSINTHE COMPOSÉE. (*Offic.*)

D. Gtte x à Əj et même ℥ß dans une potion.
P. Stomachique, carminative, vermifuge, emménagogue.

TEINTURE DE MARS DE LUDOVIC. (*Off.*)

D. ℥ß à ʒj dans une potion.
P. Stimulante, tonique.

TEINTURE D'OPIUM CAMPHRÉE OU ELIXIR PARÉGORIQUE. (*Pharmacop. de Londres.*)

♃ Extrait sec d'opium. . . . ⎫
 Acide benzoïque . . . . . ⎬ āā ʒj
 Huile essentielle d'anis . . . ⎭
 Camphre . . . . Əɉ
 Alcool faible . . . . ℥xxiv
 Faites macérer pendant 3 jours; filtrez.
D. Əj à ℥ß.
P. Diaphorétique, antispasmodique.
Cas part. Toux spasmodique, catarrhes chroniques.

TEINTURE THÉBAÏQUE. (*Pharmacop. de Londres.*)

℞ Extrait sec d'opium . . . . ℨij
Eau de cannelle . . . . ℨx
Alcool . . . . ℨvj
Faites macérer pendant 8 jours ; filtrez.
D. Quelques gouttes.

P. Sédative , narcotique.

THÉRIAQUE. (*Electuaire offic.*)

D. Gr. xij à ℨij. — *A l'extér.* en épithème. Q. V.

P. Tonique, stomachique, alexitère, cordiale , astringente.

TISANE ASTRINGENTE.

℞ Riz mondé et lavé . . . . . ⎱
Corne de cerf rapée.. . . . . ⎰ āā ℨj

Racine de bistorte . . . . ⎱
——— de consoude . . . . ⎰ āā ℨß
Eau commune. . . . . ℔ij
Faites bouillir et réduire à ℔ij ; passez.

Pour édulcorer, vers la fin de l'ébullition, on ajoutera

Réglisse effilée. . . . . ℥ß

Ou bien on mettra dans chaque tasse une cuillerée de sirop de coing ou de sirop d'écorce d'oranges.

D. Quatre ou cinq tasses dans la journée.

TISANE DE FELTZ.

℞ Salsepareille . . . . ℥ij
  Squine . . . . ℥j
  Sulfure d'antimoine . . . . ℥iv
  Icthyocolle. . . . . ⎫
  Ecorce de buis. . . . . . . ⎬ āā ℥jß
  ——— de lierre . . . . . ⎭
  Eau commune . . . . ℔xij

Faites un nouet du sulfure d'antimoine; faites bouillir et réduire à ℔vj; passez à l'étamine; laissez reposer; décantez et ajoutez

Muriate de mercure sur-oxidé. . . . gr. iij

D. ℔ij par jour, en 5 ou 6 prises.

Cas part. La syphilis; quelques dartres.

TISANE LAXATIVE.

℞ Pulpe de casse . . . . . ⎫ āā ℥j
  ——— de tamarins . . . . ⎭

28

Phosphate ou sulfate de soude . . ℥ij
Faites bouillir dans
Eau commune. . . . . ℔iv.
Passez et ajoutez
Sirop de roses pâles. . . . . ℥j à ℥ij
D. Par verres d'heure en heure.

TISANE SUDORIFIQUE.

℞ Salsepareille . . . . ⎫
Squine . . . . ⎬ āā ℥j
Gayac . . . . ⎭
Eau commune. . . . . ℔iv
Faites macérer pendant 24 heures; faites
bouillir et réduire à ℔ij; ensuite mettez à in-
fuser
Sassafras. . . . . ℥ij
Passez et ajoutez
Miel ou sucre. . . . . . . Q. S.
D. Quatre ou cinq tasses dans la journée.
Cas part. Syphilis, rhumatisme et goutte
chroniques.

TISANE DE VINACHE.

℞ Salsepareille . . . . ⎫
Squine . . . . ⎬ āā ℥jβ
Gayac . . . . ⎭

Sulfure d'antimoine . . . . ℥ij
Eau commune . . . . ℔vj

Faites un nouet du sulfure d'antimoine. Faites bouillir dans un vaisseau de terre vernissée et réduire à ℔iv; mettez à infuser

Sassafras . . . . ⎫
Séné . . . . ⎬ ā̄ ℥ß

Passez; laissez déposer et décantez.

D. Deux à trois verres par jour.

P. Diaphorétique, purgative.

Cas part. Syphilis, dartres; rhumatismo et hydropisies chroniques.

<h2 style="text-align:center">V.</h2>

Vins médicinaux simples, *Voy.* Les substances qui les forment, *première sect.*

Vin amer diurétique. (*Professeur Corvisart.*)

℞ Quinquina en poudre . . . . . . ℥j
Ecorce de Winter . . . . ⎫
———— de citron . . . . . ⎬ aa ℥ij
Racine d'asclépias . . . . ⎫
———— d'angélique . . . . ⎬ āa ℥j
Scille sèche. . . . . ⎭

Feuilles sèches d'absinthe . }
———————— de mélisse. . } $\overline{aa}$ 3 ß

Baies de genièvre. . . . . }
Macis. . . . . } $\overline{aa}$ 3 ij

Vin blanc . . . . ℔ iv
Alcool à trente-six degrés . . . . ℥ ij

Concassez toutes ces substances, mettez-les dans un matras, versez le vin et l'alcool par-dessus; faites digérer pendant 24 heures au soleil ou au bain-marie; passez avec expression; filtrez, et conservez dans des bouteilles bien bouchées.

D. Cochl. iij à iv par jour : une avant chaque repas.

VIN ANTIHYDROPIQUE. (*Fuller.*)

℞ Iris de Florence . . . . ℥ ij
Enula campana . . . . . }
Scille . . . . } $\overline{aa}$ ℥ j ß
Ecorce de sureau. . . . . }
——— d'hièble . . . . . } $\overline{aa}$ ℥ j
——— de Winter. . . . . ℥ ij
Séné . . . . }
Ellébore noir . . . . . . }
Jalap. . . . . } $\overline{aa}$ 3 ij
Agaric . . . . }

Vin blanc . . . . , ℔ iv

Faites infuser à froid.

D. ℥ iv le matin.

Cas part. Hydropisies passives.

VIN ANTIHYDROPIQUE. (*Bayle.*)

℞ Cannelle. . . . . } $\overline{aa}$ ℥ iv
Nitrate de potasse . . . . }

Sommités d'absinthe . . . . manip. j

Vin blanc . . . . ℔ vj

Faites macérer pendant 24 heures; passez
et filtrez.

D. Un verre matin et soir.

Cas part. Hydropisies passives.

VIN ANTISCORBUTIQUE (*Offic.*)

D. ℥j à ℥iv.

VIN AROMATIQUE.

℞ Sommités fleuries de sauge .
————————— de lavande.
————————— de romarin.
————————— d'origan .
————————— de thym .
Feuilles de laurier . . . . $\overline{aa}$ ℥ ß

Muriate d'ammoniaque . . . . . . 𝔷 ij
Gros vin rouge . . . . ℔ iv
Faites infuser à chaud.

D. A l'extér. Q. V. en lotion, fomentation, bain local.

P. Tonique, résolutif.

Cas part. Fractures, luxations, contusions, œdème.

VIN ASTRINGENT.

℟ Ecorce de grenade . . . . .
——— de chêne . . . . . . } āā 𝔷 j
Roses rouges . . . .
Alun, ... 𝔷 ß
Faites macérer.

D. A l'extér. Q. V. en lotion, fomentation, bain local.

Cas part. Chute du rectum et de la matrice.

VIN FÉBRIFUGE DE S...... (*M. Cadet de Gassicourt.*)

℟ Quinquina jaune . . . .
Ecorces sèches d'oranges. } āā 𝔷 v et gr. xviij
Racine de gentiane . .
Fleurs de camomille. .

Vin d'Espagne. . . . . ℔ij
Alcool à vingt degrés . . . . . ʒj

D. ʒj à ʒiv soir et matin, pendant l'apyrexie.

Cas part. Fièvres intermittentes.

VIN D'HUXAM.

℞ Vin de Malaga . . . . ʒj
Tartrate antimonié de potasse. . . gr. j

Mêlez.

D. Gtte xv à xl dans une potion.

P. Sudorifique.

VIN D'OPIUM COMPOSÉ, *Voy.* LAUDANUM,
2ᵉ *sect.*

VINAIGRES MÉDICINAUX SIMPLES, *Voy.*
première sect. Les substances qui entrent
dans leur composition.

VINAIGRE PROPHYLACTIQUE OU DES
QUATRE VOLEURS. (*Offic.*)

Obs. On le fait respirer; on en frotte
les tempes, les narines et les mains; on
en imprègne les habits; on le fait évaporer
dans les appartemens, comme préservatif

de la contagion; on le donne, rarement, à l'intérieur à la dose de ʒj à ℥ß:

VINAIGRE THÉRIACAL. (*Offic.*)

D. ʒj à ℥ß dans une potion. — *A l'extér.* de même que le vinaigre des quatre voleurs.

P. Tonique, sudorifique, vermifuge, désinfectant.

VULNÉRAIRE SUISSE. (*Offic.*)

D. En infusion, pinc. ij à iv par ℔ ij d'eau. *Cas part.* Contusions.

Obs. C'est la réunion de plusieurs plantes plus ou moins stimulantes, telles que la *Véronique, le Mille-pertuis, la Pervenche, le Lierre terrestre, la Mille-feuille,* etc.

FIN DE LA IIe SECTION DE LA IIe PARTIE.

DEUXIÈME PARTIE.

TROISIÈME SECTION.

Séries alphabétiques des principaux médicamens considérés sous le rapport de leurs propriétés médicinales.

A.

ABSORBANS.—*Internes simples.* Carbonate de chaux, magnésie, yeux d'écrevisses.

—*Internes composés.* Pastilles d'yeux d'écrevisses, pilules de savon, poudre absorbante, poudre d'arum composée de *Birckmann.*

—*Externes simples.* Agaric de chêne, colophane en poudre, quinquina pulvérisé, amidon pulvérisé.

ADOUCISSANS.—*Internes simples.* Adipocire, amandes douces, amidon, avoine, bouillon blanc, capillaire, citrouille, concombre, corne de cerf, courge, dattes, épinard, gomme adragant, gomme arabique, grenouilles, guimauve, herbe aux puces, jujubes, lait, lait (petit), laitue, lichen, limaçons, lin, mauve, miel, navet, orge, pignons doux, pistaches, polypode, poulet, pruneaux, pulmonaire, réglisse, riz, sagou, salep, sébestes, sucre, tortue, tussilage, violette.

ADOUCISSANS. — *Internes composés.* Gelée de chou rouge, G. de corne de cerf, G. de lichen, décoction blanche de *Sydenham*, julep pectoral, looch blanc, L. jaune, L. verd, pâte de guimauve, poudre d'iris composée, sirop d'althæa composé, S. de chou rouge, S. d'orgeat, S. de tortue composé, suc de réglisse.

— *Externes simples.* Presque tous les adoucissans internes simples.

— *Externes composés.* Cérat de *Galien*, gargarisme adoucissant, lavement adoucissant, onguent d'althæa, O. populeum, O. rosat, pommade de concombre, P. à la sultane.

AGGLUTINATIFS. — *Composés.* Emplâtre diachylum simple, D. gommé.

ANALEPTIQUE. — *Simples.* Amidon, cacao, corne de cerf, riz, sagou, salep, vipère.

— *Composés.* Blanc-manger, crême de pain, sirop de tortue composé.

ANODINS, *voy*. ADOUCISSANS.

ANTHELMINTIQUES, *voy*. VERMIFUGES.

ANTI-ACIDES, *voy*. ABSORBANS.

ANTI-ARTHRITIQUE. — *Externes composés*. Liqueur anti-arthritique de *Pradier*.

ANTI-ASTHMATIQUE.—*Internes composés*. Bol anti-asthmatique, élixir anti-asthmatique de *Boerrhaave*, pilules anti-asthmatiques.

ANTICANCÉREUX.—*Externes composés*. Poudre anticancéreuse de Saint-Côme, P. arsenicale du Prof. *Dubois*.

ANTIDARTREUX, *voy*. ANTIHERPÉTIQUES.

ANTI-ÉMÉTIQUES. — *Internes simples*. Carbonate de potasse, columbo, quinquina.

—*Internes composés*. Potion anti-émétique de *Rivière*, poudre anti-émétique du prof. *Chaussier*.

ANTI-ÉPILEPTIQUES. — *Internes composés*. Électuaire anti-épileptique du Dr *Mead*, pilules anti-épileptiques anglaises, P. contre la danse de Saint-Guy du Dr *Mérat*, P. cuivreuses du Dr *Swediaur*.

ANTIHERPÉTIQUES.—*Internes simples*. Aconit napel; mercure, soufre et leurs composés.

—*Internes composés*. Bol contre les maladies de la peau, pilules d'aconit mercurielles du

Dr *Double*, pilules mercurielles de *Plumier*, sirop de *Cuisinier*, S. mercuriel de *Belet*, S. de sulfure de potasse, S. de *Willis*, tisane de *Feltz*, tisane de *Vinache*.

ANTIHERPÉTIQUES.—*Externes composés*. Cérat soufré, onguent citrin, O. mercuriel blanc de *Zeller*, pommade antiherpétique du prof. *Boyer*, P. oxigénée de M. *Alyon*, P. savonneuse hydro-sulfurée du Dr *Jadelot*, savon mercuriel du prof. *Chaussier*.

ANTI-ICTÉRIQUES.—*Internes composés*. Mixture lithontriptique de *Durande*, pilules anti-ictériques de *Buchan*, pilules de *Greding*.

ANTILAITEUX.—*Internes simples*. Canne de Provence, purgatifs, sudorifiques.

—*Internes composés*. Petit-lait de *Weisse*.

ANTIPSORIQUES. — *Internes composés*. Bol contre les maladies de la peau.

—*Externes composés*. Cérat soufré, liniment antipsorique du Dr *Valentin*, onguent citrin, O. mercuriel blanc de *Zeller*, O. de nicotiane, pommades antipsoriques du Dr *Alibert*, de *Peyrilhe*, P. oxigénée de M. *Alyon*, P. savonneuse hydro-sulfurée du Dr *Jadelot*, savon mercuriel du prof. *Chaussier*.

ANTISCORBUTIQUES. — *Internes simples*. Alliaire; beccabunga, cerfeuil, cochléaria, cresson, oseille, passe-rage, patience, raifort, tabouret, trèfle-d'eau.

ANTISCORBUTIQUES. — *Internes composés.* Apozème antiscorbutique, bière sapinette, B. stomachique; élixir antiscorbutique de *Boerrhaave;* pastilles d'énula campana, potion antiscorbutique de *Franck,* sirop antiscorbutique, vin antiscorbutique.

—*Externes composés.* Gargarisme antiscorbutique.

ANTISCROPHULEUX. — *Simples et composés.* Les toniques, les antiscorbutiques et les fondans; élixir antiscrophuleux de *Peyrilhe.*

ANTISEPTIQUES. — *Internes simples.* Acide muriatique, A. muriatique oxigéné, A. nitrique, alliaire, alun, quinquina.

—*Externes simples.* Les mêmes que les précédens; poudre antiseptique de *Swédiaur.*

ANTISPASMODIQUES.—*Internes simples.* Acide benzoïque, ambre gris, ambroisie, assa-fœtida, belladone, caille-lait, camomille, camphre, cardamome, castoreum, citron, cuivre (oxide de), cynoglosse, eaux minérales acidules, éthers, euphraise, galbanum, jusquiame, laitue, laitue vireuse, mandragore, mélisse, menthe, mille-feuille, musc, nitrate d'argent fondu, N. de bismuth, opium, opoponax, oranger, pavot, pétrole, pivoine, sagapenum, stéchas, sulfate de cuivre, S. de cuivre ammoniacé, tilleul, toxicodendron, valériane, zinc.

ANTISPASMODIQUES. — *Internes composés.* Eaux d'*Ardel*, etc. E. éthérée camphrée, émulsion camphrée, éther acétique ferré de *Klaproth*, gouttes de *Talbot*, G. anodines d'*Hoffmann*, G. céphaliques d'Angleterre, G. d'*Eller*, julep calmant, J. camphré, laudanum, opium du prof. *Chaussier*, opium cydonié de *Langelot*, pastilles contre le croup du prof. *Chaussier*, pilules antispasmodiques de *Pidérit*, P. contre la danse de Saint-Guy du Dr *Mérat*, P. cuivreuses du Dr *Swédiaur*, P. de cynoglosse, P. fondantes de *Richter*, P. hystériques, P. de *Starkey*, P. de *Werlhoff*, potion antispasmodique, P. antitétanique du Dr *Fournier*, P. calmante, poudre antispasmodique, P. de *Dower*, P. tempérante de *Stahl*, sirop de karabé, teinture d'opium camphrée, teinture thébaïque.

— *Externes composés.* Lavement camphré, L. d'opium, liniment antispasmodique, onguent de laurier.

ANTISYPHILITIQUES. —*Internes simples.* Acétate de mercure, acide nitreux, A. nitrique, astragale, bardane, gayac, mercure, muriate sur-oxidé de mercure, M. doux de mercure, M. d'or, M. de potasse oxigéné, or, sulfure rouge et S. noir de mercure, turbith minéral.

— *Internes composés.* Dragées de *Keyser*, pastilles de mercure saccharin du Dr *Lagneau*, pilules antisyphilitiques des Drs *Alibert*, *Béloste*, *Chrestien*, *Cullerier*, *Dupuytren*, *Sédillot*, *Terras*, P. de mercure gommeux de *Plenck*, P. mercurielles purgatives du Dr *Alibert*, P. mercurielles de *Plumier*, P. de panacée mercurielle du Dr *Lagneau*, poudre antisyphilitique de *C..*, P. de mercure saccharin du Dr *Lagneau*; remèdes antisyphilitiques de *Peyrilhe*, de *Russel*; savon mercurielle du prof. *Chaussier*; sirop de *Cuisinier*, S. de mercure gommeux de *Plenck*, S. de *Belet*, tisane de *Feltz*, T. de *Vinache*.

—*Externes simples.* Le mercure et ses composés, l'or et ses composés, bains fumigatoires mercuriaux.

Externes composés. Onguent citrin, O. mercuriel, O. mercuriel blanc de *Zeller*, pommade mercurielle au beurre de cacao de M. *Planche*, pommade mercurielle de *Cirillo*, P. oxigénée de M. *Alyon*, P. de turbith du Dr *Alibert*.

APÉRITIFS. —*Internes simples.* Acétate de potasse, A. de soude, ache, asclépias, asperge, câprier, eaux minérales sulfureuses, acidules et salines; houx (petit), marrube, savon, souchet.

—*Internes composés.* Pastilles de safran, pilules de savon, P. de *Starkey*, savon de *Starkey*, sirop des cinq racines, S. de pomme composé.

ASTRINGENS. —*Internes simples.* Acétate de cuivre, A. de plomb; acide muriatique oxigéné, A. nitrique, A. nitrique alcoolisé, A. sulfurique, A. sulfurique alcoolisé, aigremoine, alun, angustura, baume du Pérou, B. de Tolu, B. benjoin, bénoiste, bistorte, bois de Campêche, cachou, câprier, chêne, citron, codaga-pâle, coing, consoude, contra-yerva, eaux minérales ferrugineuses, euphraise, fer, galles, garance, grenadier, kino, mille-feuille, noyer, oranger, orme, ortie, patience, pervenche, plantain, plomb, prunelier, quinquina, racine de *Jean Lopez*, rhubarbe, ratanhie, ronce, rose-rouge, rosier sauvage, salicaire, sang-dragon, saule, simarouba, sulfates de cuivre, de fer, de zinc; tamarisc, tartrate de potasse et de fer; les térébenthines, tormentille, véronique, verveine, vins de Bordeaux et de Roussillon, vinaigre.

ASTRINGENS.—*Internes composés.* Alun teint de *Mynsicht*, baume de *Lucatel*, cachou à l'ambre gris, confection hyacinthe, diascordium, électuaire astringent balsamique de *Barthez*, E. astringent, élixir américain de *Courcelles*, émulsion astringente de *Cadet*, gelée de coing, G. de corne de cerf; looch astringent, mixture astringente, M. balsamique de *Fuller*, opiat antileucorrhéen de *Tissot*, O. astringent du Dr *Larrey*, pilules astringentes, P. astringentes du Dr *Lagneau*, P. cuivreuses du Dr *Swédiaur*, potion astringente de *Desault*, P. contre l'hémoptysie de *M. de Jussieu*, P. contre l'hémoptysie, poudre astringente, sirop de consoude composé, thériaque, tisane astringente.

—*Externes simples.* Presque tous les astringens internes simples, colophane, terre cimolée, vinaigre.

—*Externes composés.* Injection astringente, lavement astringent, pommade à la sultane, vin astringent.

B.

Bèchiques, *voy*. Adoucissans, pectoraux.

C.

Calmans, *voy*. Antispasmodiques, narcotiques.

Carminatifs. — *Internes simples.* Ache, ammi, anis, camomille, carotte, carvi, coriandre, écorce de *Winter*, galanga, gingembre, impératoire, livèche, marjolaine, menthe, thym.

—*Internes composés.* Baume du *Commandeur*, électuaire de baies de laurier, élixir alkermès, essence carminative de *Wédélius*, opiat de Salomon, sirop d'absinthe composé, S. d'armoise composé, teinture d'absinthe composée.

—*Externes composés.* Lavement carminatif.

Cathartiques, *voy*. Purgatifs.

Cathérétiques,
Caustiques,   } *voy*. Escarrotiques.
Corrosifs,

D.

Délayans. — *Simples.* Acides très-étendus

d'eau, arroche, citron, épinards, groseiller, oseille, pignons doux, pistaches.

DÉLAYANS. — *Composés.* Boisson antiphlogistique de *Stoll*; gelée de groseille, émulsion simple, julep acide, limonade sèche de *Fascio*; oximel simple, sirop d'orgeat.

DENTIFRICES.—*Composés.* Eau de la *Vrillière*, E. de *Stahl*; élixir de l'abbé *Ancelot*, E. de *Leroy*, de la *Faudignère*; opiat dentifrice de *Baumé*.

DÉPURANS, *voy.* ANTISCORBUTIQUES, DIAPHORÉTIQUES.

DÉSINFECTANS. — *Simples.* Acide muriatique, A. muriatique oxigéné, A. nitreux, A. nitrique; chaux, genièvre, manganèse (oxide de).

— *Composés.* Baume de Condom, fumigations *Guitonniènes*, vinaigre prophylactique ou des quatre voleurs, vinaigre thériacal.

DÉTERSIFS. — *Simples.* Acétate de plomb, acide boracique.

—*Composés.* Gargarisme détersif, liqueur contre les aphthes du Dr *Swédiaur*.

DIAPHORÉTIQUES. — *Simples.* Acétate d'ammoniaque, ail, ammoniaque, antimoine (oxides de), bardane, boucage, bourrache, capillaire, ivette, muriate d'ammoniaque, pissenlit, polygala, scabieuse, scorsonère, serpentaire , soufre , sulfite de soude , sulfure de potasse , sureau , thé.

DIAPHORÉTIQUES. — *Composés.* Apozème altérant commun, eau de Luce , élixir de propriété , miel de longue vie, poudre d'ipécacuanha de *Dower*, sirop de *Cuisinier*, teinture d'opium camphrée, tisane de *Vinache.*

DIURÉTIQUES. — *Simples.* Acétate d'ammoniaque, A. de potasse, A. de soude , ache, acide carbonique, A. muriatique , A. nitrique étendus d'eau , ail , alkékenge , alleluia , alliaire , ammi , asclépias , asperge , bardane , boucage , caille-lait , camphrée , canne de Provence , cantharides, carbonate de soude, C. de potasse, carotte , chardon bénit, C. roland, chicorée, ciguë , colchique, coloquinte , digitale , douceamère , eaux minérales acidules, salines , sulfureuses ; écrevisses , épine-vinette , fenouil, fraisier , garance , houblon , houx , lauriercerise , mille-pertuis , muriate d'ammoniaque, nitrate de potasse, pariétaire, persil, phosphate de soude , pissenlit , raisins d'ours , roseau aromatique, roseau à balais , saponaire , sassafras , saxifrage, scille , scorsonère , souchet, sureau , tartrate acidule de potasse , T. de potasse , T. de potasse et de soude ; térébenthines, thé, vigne sauvage, vins blancs, violette.

DIURÉTIQUES.—*Composés*. Apozème altérant commun, baume de pareïra brava, décoction diurétique, eau impériale, E. de *Quercetan*, électuaire de baies de laurier, élixir américain de *Courcelles*, éther de digitale pourprée, liqueur nitrée camphrée, pilules de cigüe, P. scillitiques, poudre de *Dower*, savon de *Starkey*, sirop d'althæa composé, S. des 5 racines, vin amer diurétique du prof. *Corvisart*, vin anti-hydropique de *Bayle*.

EMOLLIENS.—*Simples*. Epinards, herbes aux puces, lin, lis, mauve, mercuriale, poirée, pomme, son, violette.

— *Composés*. Bains tièdes, B. de vapeur, cataplasme anodin, C. émollient ; collyre émollient, fomentation émolliente de *La Faye*.

EMÉTIQUES. *Simples*. Antimoine, (oxides de) cabaret, gratiole, ipécacuanha, joubarbe, scille, soldanelle, sulfate de zinc, tabac, tartrate antimonié de potasse, turbith minéral, violette.

— *Composés*. Pastilles émétiques de *Chomel*, potion émétique.

EMMÉNAGOGUES. —*Simples*. Absinthe, aloès, angélique, aristoloche, armoise, arrête-bœuf

assa-fœtida, aunée, basilic, bryone, buis, cabaret, camomille, camphre, camphrée, cannelle, cardamome, carotte, castoreum, chardon-roland, coloquinte, fougère mâle, galbanum,
germandrée, girofle, gomme-ammoniac, marrube, matricaire, mélisse, menthe, myrrhe,
opoponax, persil, rue, sabine, safran, sagapenum, santoline, souchet, tanaisie.

EMMÉNAGOGUES.—*Composés.* Baume du *Commandeur*, bol emménagogue, élixir de propriété,
essence carminative de *Wédélius*, pastilles de
cannelle, de girofle, de safran; pilules balsamiques de *Stahl*, P. de *Becker*, P. chalybées, P.
contre l'aménorrhée du Dr *Alibert*, P. hystériques, P. tartarées de *Schroder*, potion emménagogue de *Desbois*, sirop d'absinthe composé, S.
d'armoise composé, S. de pommes elléboré, S. de
stéchas composé, tablettes martiales, teinture
d'absinthe composée.

EPISPASTISQUES, *voy.* VÉSICANS.

ERRHINS, *voy.* STERNUTATOIRES.

ESCARROTIQUES. — *Simples.* Acétate de cuivre, acides minéraux concentrés, alun calciné,
ammoniaque, cantharides, carbonate d'ammoniaque, garou, muriate d'antimoine, M. de mercure sur-oxidé, nitrate d'argent fondu, N. de mer-

cure, potasse caustique, sabine, sulfate de cuivre.

ESCARROTIQUES. — *Composés.* Baume vert de Metz, collyre de *Lanfranc*, onguent brun, poudre anticancéreuse de Saint-Côme, poudre arsenicale du prof. *Dubois.*

EXCITANS. — *Internes simples.* Acétate d'ammoniaque liquide, alcool, ambre gris, ammoniaque, carbonate d'ammoniaque, muriate d'ammoniaque, noix vomique, phosphore, pied de veau, santal, sénevé, soufre, sulfate de zinc.

— *Internes composés.* Baume de *Fioraventi*, B. de vie d'*Hoffmann*, eau de Luce, éther phosphoré.

— *Externes simples.* Presque tous les excitans internes simples. Bains à la glace, B. froids, B. alcalins B. fumigatoires, tuthie.

— *Externes composés.* Baume d'*Arcéus*, B. du *Commandeur*, B. de *Fioraventi*, B. opodeldoch, B. vert de Metz, collyre de *Lanfranc*, liniment ammoniacal, onguent basilicum, O. digestif simple, O. digestif animé, O. gris, O. mercuriel, O. de nicotiane, O. styrax, O. de tuthie, pommades anti-ophthalmiques de *Desault*, de *R....*; pommade contre la teigne.

EXPECTORANS. — *Simples.* Acide benzoïque, antimoine (oxides de), baume du Pérou, B. de

Tolu, B. benjoin, ciguë aquatique, hysope, lierre terrestre, polygala, scille, soufre, térébenthines.

EXPECTORANS. —*Composés.* Décoction de polygala de *Peyrilhe*, looch gommeux kermétisé de *Parmentier*, oximel simple, pilules balsamiques de *Morton*, P. de scille composées, poudre de *Fothergill* contre la coqueluche, sirop d'althæa composé, S. contre la coqueluche, S. d'Erysimum composé, S. de sulfure de potasse, S. de *Willis*.

F.

FÉBRIFUGES. — *Internes simples.* Absinthe, acide arsénieux, ail, amandes amères, angustura, arnica, arséniate de potasse, A. de soude; aune, camomille, camphre, cascarille, centaurée, chardon bénit, chêne, ciguë aquatique, fève de Saint-Ignace, galles, gélatine, gentiane, kino, marronnier, muriate d'ammoniaque, poivre, quassia, quinquina, saule, serpentaire, simarouba, tamarisc, trèfle d'eau, vigne sauvage.

—*Internes composés.* Apozême fébrifuge, A. fébrifuge purgatif, bière de quinquina, bol contre la fièvre quarte, B. fébrifuge, bouillon amer, décoction amère, D. tonique fébrifuge, électuaire fébrifuge, poudre amère, remède con-

tre la fièvre intermittente de *Peyrilhe*, vin fébrifuge de *S.....*

FONDANS. — *Internes simples*. Eaux minérales sulfureuses, savon.

—*Internes composés*. Pilules fondantes de
Richter, de *Vicq d'Azir*.

—*Externes simples*, *voy*. RÉSOLUTIFS, EXCI-
TANS, RÉPERCUSSIFS.

—*Externes composés*, *voy*. idem.

FORTIFIANS, *Voy*. STIMULANS, STOMACHI-
QUES, TONIQUES.

J.

INCISIFS, *voy*. EXPECTORANS.

L.

LAXATIFS.—*Simples*. Alkékenge, casse, chicorée, manne, miel, pissenlit, polypode, pommes, pruneaux, sebestes, tamarins.

—*Composés*. Petit lait tamarindé, pilules
balsamiques de *Stahl*, P. de *Bécher*.

M.

MATURATIFS. — *Simples*. Gomme-ammoniac,
goudron, lis, oseille, poirée, poix, sagapenum.

—*Composés*. Cataplasme maturatif, onguent
basilicum, O. de la mère.

MINORATIFS, *voy*. PURGATIFS.

N.

NARCOTIQUES. —*Internes simples.* Alkékenge, belladone, ciguë, coquelicot, cynoglosse, jusquiame, laitue vireuse, laurier-cerise, mandragore, morelle, opium, pavot, pomme épineuse, tabac.

—*Internes composés.* Laudanum, opium du prof. *Chaussier,* O. cydonié de *Langelot,* pilules de ciguë, P. de cynoglosse, teinture thébaïque.

—*Externes simples.* Presque tous les internes simples.

—*Externes composés.* Baume hypnotique, baume tranquille, lavement d'opium, suppositoire calmant.

P.

PECTORAUX. — *Simples.* Les adoucissans ; carotte, sirop de velar, chou rouge, coquelicot,

— *Composés.* Les adoucissans composés, bouillon pectoral, crêmes pectorales du Dr *Alibert,* de *Tronchin,* pastilles de safran, pilules balsamiques de *Morton.*

PURGATIFS.—*Internes simples.* Acétate de potasse, A. de soude; agaric blanc, aloès, bétoine, bryone, cabaret, carthame, colchique, coloquinte, concombre sauvage, eaux minérales salines, ellébore noir, E. blanc, eupatoire, euphorbe, féve de Saint-Ignace, gratiole, gomme-gutte, hièble, jalap, joubarbe, magnésie, manne, méchoacan, mercuriale, muriate doux de mercure, M. de potasse, nerprun, pêcher, phosphate de soude, rhapontic, rhubarbe, roses pâles, scammonée, séné, soldanelle, sulfate de magnésie, S. de potasse, S. de soude; sureau, tabac, tamarins, tartrate acidule de potasse, T. de potasse antimonié, T. de potasse et de soude, violette.

PURGATIFS. — *Internes composés.* Baume de vie de *Le Lièvre,* biscuits purgatifs, bol purgatif du Dr *Alibert,* catholicum double, eau de *Trévez,* eau-de-vie allemande, électuaire hydragogue du Dr *Fouquier,* élixir sacré, émulsion purgative, marmelade de *Tronchin,* petit-lait de *Weisse,* pilules aloètiques émollientes, P. angéliques, P. *ante cibum,* P. anti-ictériques de *Buchan,* P. de *Béloste,* P. écossaises du Dr *Anderson,* P. hydragogues de *Bontius,* P. mercurielles purgatives du Dr *Alibert,* P. relâchantes de *Buchan,* P. de *Starkey,* P. tartarées de *Schroder,* potion minorative, P. purgative, poudre cathartique de *Parmentier,* P. de *Dower,* P. hydragogue, sel de *Guindre*, sirop de chicorée composé, S. de pomme composé, S. de pomme elléboré, S. de roses pâles composé, sucre orangé purgatif, tisane laxative, T. de *Vinache*.

PURGATIFS. —*Externes composés*. Lavement purgatif, L. purgatif des peintres, L. stimulant purgatif.

R.

RAFRAICHISSANS.—*Internes simples*. Les délayans ; alléluia, chiendent, citrouille, concombre, courge, eaux minérales acidules, épine-vinette, framboise, grenade, melon, nénuphar, nitrate de potasse, oranges, oxalate acidule de potasse, poirée, pomme, tartrate acidule de potasse, T. de potasse, vinaigre.

—*Internes composés*. Les délayans composés.

—*Externes composés*. Gargarisme rafraichissant.

RELACHANS, *voy*. LAXATIFS.

RÉPERCUSSIFS. — *Simples*. Préparations de plomb, terre cimolée.

—*Composés*. Eau blanche, liniment calcaire, onguent et cérat de *Goulard*.

RÉSOLUTIFS.—*Simples*. Bains alcalins, hièble,

jusquiame, mille-pertuis, morelle, persil, pomme épineuse, safran, sauge, savon, scabieuse, scrophulaire, sureau, terre cimolée, vinaigre.

Résolutifs. — *Composés*. Baume d'*Arceus*, B. du Commandeur, collier de *Morand* contre le goître; collyre résolutif, eau d'arquebusade, embrocation simple, E. résolutive de *La Faye*, presque tous les emplâtres, fomentations résolutives de *La Faye*, de *Richter*, du Dr *Justamond*; liqueur résolutive de *Purmann*, onguent d'althæa, emplâtre de ciguë, vin aromatique, V. astringent.

Rubéfians.—*Simples*. Acides étendus, ail, alcool, ammoniaque, carbonate d'ammoniaque, euphorbe, pied de veau, poix, sénevé, verveine.

—*Composés*. Eau de *Gondran*, eau de Luce, liniment ammoniacal.

. S.

Salivans, *voy*. Sialagogues.

Sédatifs. — *Internes simples*. Acétate de plomb; en général les narcotiques et les antispasmodiques.

— *Internes composés*. Liqueur antinéphrétique du Dr *Adams*.

—*Externes composés*. Eau blanche, injection sédative du Dr *Hamilton*.

SIALAGOGUES OU SIALOGOGUES. —Angélique, dentelaire, girofle, impératoire, pyrèthre.

STERNUTATOIRES.—*Simples.* Arnica, bétoine, ptarmique, pyrèthre, tabac.

— *Composés.* Poudre capitale de Saint-Ange, P. sternutatoire.

STIMULANS. — *Internes simples.* Acide benzoïque, anis, aristoloche, alcool, arnica, basilic, baume du Pérou, B. de Tolu, B. benjoin, beccabunga, carbonate d'ammoniaque, cardamome, carvi, cresson, fenouil, galanga, gingembre, ginseng, gomme-ammoniac, huile de *Dippel*, hydrogène sulfuré, lavande, marjolaine, mélisse, muscade, poivre, polygala, romarin, roseau aromatique, safran, sauge, serpolet, stéchas, sulfate de cuivre, tartrate de potasse et de fer, thé, thym, valériane, vanille, vélar, véronique, vins, vipère, zédoaire.

— *Internes composés.* Bière stomachique, eau d'arquebusade, E. d'*Ardel*, E. éthérée camphrée, E. impériale, presque tous les élixirs; éther acétique ferré de M. *Klaproth*; E. phosphoré, gouttes amères, liqueur nitrée camphrée, mixture antiléthargique de *Franck*, potion cordiale du Dr *Alibert*, poudre d'arum composée de *Birckmann*; tablettes martiales, teinture de mars de *Ludovic*, vulnéraire suisse.

STIMULANS.—*Externes simples.* Presque tous les stimulans internes simples; bains à la glace, B. froids, B. alcalins, B. fumigatoires, B. chauds, B. électriques, tuthie.

—*Externes composés.* Collier de *Morand* contre le goître, eau d'arquebusade, E. d'*Ardel*, gargarisme de *Quarin*, lavement stimulant, liqueur contre les aphthes du Dr *Swédiaur*, pommade anti-ophthalmique, P. de *Desault*, P. de *R.....*, onguent styrax, O. de tuthie, suppositoire fortifiant de *Reuss.*

STOMACHIQUES.—*Internes simples.* Absinthe, ambroisie, angélique, cacao, cannelle, cascarille, citron, colombo, écorce de *Winter*, galanga, germandrée, girofle, gingembre, ivette, lavande, marjolaine, menthe, muscade, quassia, racine de *Jean Lopez*, rhubarbe, roseau aromatique, santal, serpolet, thym, vanille, vins, zédoaire.

—*Internes composés.* Baume du *Commandeur*, B. de *Fioraventi*, B. de vie de *Le Lièvre*, bol stomachique de *Desbois*, confection alkermès, C. d'hyacinthe, eau thériacale, élixir alkermès, E. corroborant de M. *Hébert*, E. de

Garus, élixir de propriété, E. de *Stougthon*, essence carminative de *Wédélius*, opiat de Salomon, O. stomachique d'*Helvétius*, osmazome, pastilles de cannelle, P. de girofle, pilules angéliques, P. *ante cibum*, P. balsamiques de *Stahl*, P. de *Bécher*, P. chalybées, P. stomachiques de *Starkey*, poudre d'ambre, P. amère, P. d'arum composée de *Birckmann*, sirop d'absinthe composé, S. de stéchas composé, teinture d'absinthe composée, thériaque.

STUPÉFIANS, *voy.* NARCOTIQUES.

STYPTIQUES.—*Internes simples.* Acide sulfurique alcoolisé, alun, fer, galles, mille-feuille, pervenche, pied-de-lion, quinte-feuille.

—*Externes simples.* Les mêmes.

SUDORIFIQUES. — *Internes simples.* Les diaphorétiques; ache, ammi, angélique, aunée, bénoiste, buis, calaguala, camphre, camphrée, canne de Provence, carbonate d'ammoniaque, C. de potasse, C. de soude, chardon bénit, contra-yerva, douce-amère, garou, gayac, lobélie, musc, roseau à balais, salsepareille, saponaire, sassafras, sauge, squine.

— *Internes composés.* Les diaphorétiques composés; boisson sudorifique, confection d'hyacinthe, eau thériacale, élixir thériacal, gouttes d'*Eller*, infusion sudorifique du Dr *Caméra*, ratafia des Caraïbes, tisane sudorifique, vin sudorifique d'*Huxam*, vinaigre thériacal.

SUDORIFIQUES. — *Externes simples.* Bains chauds, B. de vapeurs, B. fumigatoires.

SUPPURATIFS, *voy*. EXCITANS EXTERNES.

T.

TONIQUES. — *Internes simples.* Absinthe, alcornoque, aloès, amandes amères, angustura, anis, aristoloche, arnica, aunée, bétoine, bile de bœuf, cachou, cannelle, câprier, cascarille, centaurée, chardon-bénit, chêne, chicorée, codaga-pâle, contrayerva, eaux minérales ferrugineuses, fer, fougère mâle, genièvre, gentiane, germandrée, girofle, ginseng, goudron, houblon, hysope, impératoire, ipécacuanha, ivette, kino, lierre terrestre, marronnier, matricaire, muriate d'ammoniaque, M. de potasse; muscade, noix vomique, noyer, oranger, patience, quassia, quinquina, rhubarbe, romarin, santoline, saponaire, sauge, saule, semen-contra, serpentaire, simarouba, sulfate de fer, tanaisie, tartrate de potasse et de fer, toxicodendron, trèfle d'eau, valériane, véronique, verveine, vins.

TONIQUES. — *Internés composés.* Bière de quinquina, B. sapinette, bol contre la chlorose, B. contre la fièvre quarte, confection alkermès, décoction amère, diascordium, gouttes amères, miel de longue vie, opiat de Salomob, osmazome, pastilles de cannelle, pilules chalybées, P. fondantes de *Richter*, P. de *Vicq-d'Azir*, P. toniques de *Bécher*, P. de Moscou, poudre d'ambre, P. corroborante de *Werlhoff*, sirop d'absinthe composé, sirop d'érysimum composé, S. de stéchas composé, teinture de mars de *Ludovic*, thériaque, vin fébrifuge de S...., vinaigre thériacal.

—*Externes simples.* Presque tous les toniques internes simples. Bains à la glace, B. froids, B. fumigatoires, B. alcalins, terre cimolée.

—*Externes composés.* Baume acoustique, vin aromatique, V. astringent.

V.

VERMIFUGES. — *Internes simples.* Absinthe, ail, alliaire, aloès, armoise, azédarack, camphre, carotte, cévadille, coraline, étain, fougère mâle, genièvre, gentiane, géoffroye, gra-

=tiole, mercure, mousse de corse, muriate d'é-
=tain, M. de mercure doux, mûrier, nerprun,
=noix vomique, papayer, pêcher, pétrole, rai-
=fort, ricin, sabine, santoline, semen-contra,
=tanaisie.

VERMIFUGES.—*Internes composés.* Baume de
=vie de *Lelièvre*, biscuits vermifuges, décoction
=amère, dragées vermifuges, élixir de *Stougthon*,
=gelée de mousse de corse, pastilles vermifuges
=de *Barthez*, pilules de *Béloste*, P. de panacée
=mercurielle du Dr *Lagneau*, poudre amère,
=P. anthelmintique, remède anthelmintique
=d'*Alston*, remède contre le tænia du Dr *Alibert*, du prof. *Bourdier*, de madame *Nouffer* ;
=sirop anthelmintique, S. d'armoise composé,
sucre vermifuge, teinture d'absinthe composée,
vinaigre thériacal.

— *Externes composés.* Lavement vermifuge,
suppositoire vermifuge.

VÉSICANS. — *Simples.* Bryone, cantharides, euphorbe, garou, pied de veau.

— *Composés.* Pommade de cantharides, P.
de garou.

VOMITIFS, *voy.* ÉMÉTIQUES.

FIN.

Pag. 79, *lign.* 2, cuniforme; *lis.* : uniforme.

Pag. 159, *dernière ligne*, liniment ℨ ij à j; *lis.* : ℨ ij à ℥j.

Pag. 174, *lig.* 21, teinture, ℨ à ℨij; *lis.* : teinture, ℨß à ℨ ij.

Pag. 178, *lig.* 4, ℨ ß à ℨj par ij d'eau; *lis.* : ℨ ß à ℨj par ℔ ij d'eau.

Pag. 210, *lig.* 12, j à ℥iv; *lis.* : ℥j à ℥iv.

Pag. 223, *lig.* 19, j à ℨß; *lis.* : Ɖj à ℨß.

Pag. 235, *lig.* 3, manip.; *lis.* : manip. j.

Pag. 250, *dern. ligne*, suc, ℥ß; *lis.* : suc, ℥ij.

Pag. 300, ajoutez après la dernière ligne, à l'article RATANHIE.

D. Extrait, ℨ ß à ℨj dans une potion.

A la pag. 301, au lieu de *obs.* peu usitée en France; *lis.* : *Obs.* usitée depuis peu en France.

Pag. 342, *lig.* 4, ß en pilules; *lis.* : ℨ ß en pilules.

Pag. 377, *aux trois dernières lignes*, āā manip.; *lis.* : āā manip. ij.

Pag. 392, *lig.* 11, acide sulurique; *lis.* : acide sulfurique.

Pag. 461, *lig.* 2, faites la poudre; *lis.* : faites la prendre, etc.

Pag. 488, *lig.* 3, ou cachou; *lis.* : au cachou.

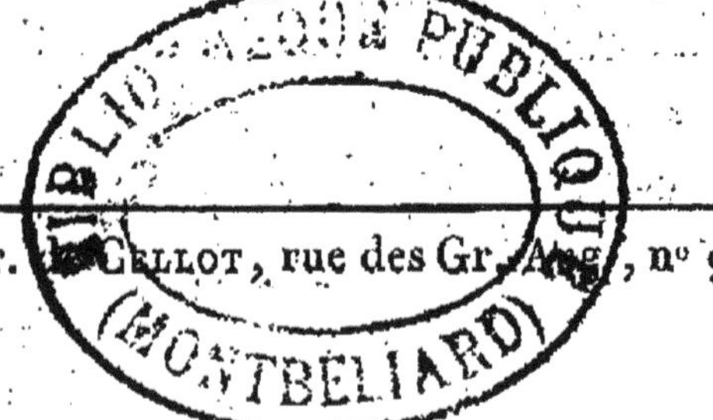

De l'Impr. de CELLOT, rue des Gr. Aug., n° 9.